Störungen systemisch behandeln

CARL-AUER

Für meinen Mann

Störungen systemisch behandeln
Band 13

Herausgegeben von
Hans Lieb und Wilhelm Rotthaus

Helke Bruchhaus Steinert

Sexualstörungen

2019

Reihe »Störungen systemisch behandeln«, Band 13
hrsg. von Hans Lieb und Wilhelm Rotthaus
Reihendesign: Uwe Göbel
Umschlag und Satz: Heinrich Eiermann
Printed in Germany
Druck und Bindung: CPI books GmbH, Leck

MIX
Papier aus verantwortungsvollen Quellen
FSC® C083411
FSC www.fsc.org

CPI klimaneutral
Mehr Bäume.Weniger CO_2

Erste Auflage, 2019
ISBN 978-3-8497-0307-3 (Printausgabe)
ISBN 978-3-8497-8196-5 (ePUB)

Bibliografische Information der Deutschen Nationalbibliothek:
Die Deutsche Nationalbibliothek verzeichnet diese Publikation
in der Deutschen Nationalbibliografie; detaillierte bibliografische
Daten sind im Internet über http://dnb.d-nb.de abrufbar.

Informationen zu unserem gesamten Programm, unseren Autoren
und zum Verlag finden Sie unter: **www.carl-auer.de**.

Wenn Sie Interesse an unseren monatlichen Nachrichten aus
der Vangerowstraße haben, abonnieren Sie den Newsletter unter
http://www.carl-auer.de/newsletter.

Carl-Auer Verlag GmbH
Vangerowstraße 14 • 69115 Heidelberg
Tel. +49 6221 6438-0 • Fax +49 6221 6438-22
info@carl-auer.de

Inhalt

Vorwort der Herausgeber

Ursprünglich ein querdenkendes Außenseiterkonzept, hat sich der systemische Ansatz heute in vielen Bereichen der Therapie und der Beratung theoretisch wie praktisch etabliert. Auch Vertreter anderer Schulen bereichert er mittlerweile in ihrer Arbeit. Die Etablierung eines Paradigmas birgt für dieses selbst aber auch Risiken, weil sie stets mit der Verfestigung von Denk- und Handlungsgewohnheiten einhergeht. Die Reihe *Störungen systemisch behandeln* stellt sich vor diesem Hintergrund zwei Herausforderungen: Nichtsystemischen Behandlern und Vertretern anderer Therapierichtungen soll sie komprimiert und praxisorientiert vorstellen, was die systemische Welt im Hinblick auf bestimmte Störungsbilder zu bieten hat. Innerhalb der Systemtherapie steht sie für eine neue Phase im Umgang mit dem Konzept von »Störung« und »Krankheit«.

Historisch gesehen war einer ersten Phase mit erfolgreichen Konzepten zu Krankheitsbildern wie Schizophrenie, Essstörungen, psychosomatischen Krankheiten und affektiven Störungen eine zweite Phase gefolgt, die geprägt war von einem gezielten Verzicht oder einer definitiven Ablehnung aller Formen störungsspezifischer Codierungen. In jüngerer Zeit wenden sich manche Vertreter der systemischen Welt wieder störungsspezifischen Konzepten und Fragen zu – und werden von anderen dafür deutlich attackiert. Diese neue Welle ist bedingt durch die Anerkennung der Systemtherapie als wissenschaftliches Heilverfahren, durch den Antrag auf deren sozialrechtliche Anerkennung und nicht zuletzt dadurch, dass viele im klinischen Sektor systemisch arbeitende Kollegen täglich gezwungen sind, sich zu störungsspezifischen Konzepten zu positionieren.

Die systemische Welt hat hierzu einiges anzubieten. Die Reihe *Störungen systemisch behandeln* will zeigen, dass und wie die Systemtheorie mit traditionellen diagnostischen Kategorien bezeichnete Phänomene ebenso gut und oft besser beschreiben, erklären und mit hoher praktischer Effizienz behandeln kann. Sie verfolgt dabei zwei Ziele: Zum einen soll systemisch arbeitenden Kollegen das große Spektrum theoretisch fundierter und praktikabler systemischer Lösungen für einzelne Störungen zugänglich gemacht werden – ohne das Risiko, die eigene systemische Identität zu verlieren, im besten Fall sogar mit dem Ergebnis einer gestärkten systemischen Identität. Gleichzeitig soll nicht-systemischen Behandlern und Vertretern anderer Schulen das umfangreiche systemische Material an Erklärungen, Behandlungskonzepten und praktischen Tools zu verschiedenen Störungsbildern auf kompakte und nachvollziehbare Weise vermittelt werden.

Verlag, Herausgeber und Autoren bemühen sich, einerseits eine für alle Bände gleiche Gliederung einzuhalten und andererseits kreativen systemischen Querdenkern die Freiheit des Gestaltens zu lassen.

An die Stelle der Abgrenzung und der Konkurrenz zwischen den verschiedenen Therapieschulen ist heute der Austausch zwischen ihnen getreten. Die Reihe »Störungen systemisch behandeln« versteht sich als ein Beitrag zu diesem Dialog.

Dr. Hans Lieb, Dr. Wilhelm Rotthaus

Vorwort

»Zwei Dinge sollen Kinder von ihren Eltern bekommen: Wurzeln und Flügel.«
J. W. von Goethe

Dieses Zitat von Goethe fiel mir in die Hände, als ich begann, meine Ideen für dieses Buch über die systemische Therapie von Sexualstörungen zu sammeln. Wurzeln lassen uns fest auf dem Boden stehen. Aus Wurzeln ziehen wir unsere Kraft zum Wachsen. Mit Flügeln schwingen wir uns in luftige Höhen hinauf, fühlen uns leicht und unbeschwert und können alles Vertraute einmal von oben kritisch betrachten.

Therapeutisch verantwortlich heißt zum Wohle der Patienten handeln. Dazu braucht es Psychotherapeuten und Sexualtherapeuten, die beides haben: Bodenständigkeit und den Mut zum Wagnis. Wir müssen genau hinschauen, vordergründig Plausibles hinterfragen und uns nicht vorschnell mit Erklärungen zufriedengeben. Wir müssen wagemutig „gegen den Strich" und „anders herum" denken, auch wenn wir riskieren, in eine falsche Richtung zu laufen. Jedem Patienten gebührt der Respekt, ihm mit unserer ganzen Aufmerksamkeit in seiner einmaligen Geschichte zu begegnen. Es braucht einen reichhaltigen Fundus an gutem Fachwissen und therapeutischen Fertigkeiten, damit Patienten kompetent geholfen werden kann, und eine gesunde Portion Selbstkritik, damit eine gute Selbstfürsorge und die Wahrung der eigenen Grenzen gelingt.

Das Schreiben war für mich ein großes Wagnis. Meine „Wurzeln" als Psychotherapeutin sind mir vertraut. Aber ich brauchte viel Mut, mir zuzutrauen, ein Buch über die systemische Therapie von Sexualstörungen zu schreiben. Dazu gehört mehr als klinische Erfahrung. Es braucht Disziplin, Konzentration und Zeit.

Diese Erfahrung machen zu dürfen, ist wunderbar. Für diese Möglichkeit bin ich einer Reihe von Menschen zutiefst dankbar. Allen voran danke ich den Herausgebern Hans Lieb und Wilhelm Rotthaus, dass sie diese Reihe ins Leben gerufen haben. Hans Lieb bin ich zu großem Dank verpflichtet. Er war es, der auf mich zukam und mich fragte, ob ich ein Buch über die systemische Therapie von Sexualstörungen schreiben möchte. Die Idee hat mich nicht mehr losgelassen.

Bei der Durchsicht des Manuskriptes hat er mir wertvolle Anregungen gegeben. Mein besonderer Dank gilt auch der Lektorin Veronika Licher für ihr präzises Gegenlesen.

Herzlich danken möchte ich meiner Kollegin Angelika Eck für die Begleitung des Projektes und ihr Mitdenken. Ihre kritischen wie ermutigenden Rückmeldungen haben mir sehr geholfen. Meinen Praxiskollegen Raphael Kurzawa, Susanne Pickert und Georg Hänny danke ich für die umsichtige Durchsicht des Manuskriptes und ihre hilfreichen Kommentare.

Der Illustratorin Janice Sidler danke ich für die grafische Gestaltung der Abbildungen und Skizzen. Sie hat die Ideen so wunderbar und verständlich in Bilder übersetzt. Der Fotografin Anja Müller danke ich für die Erlaubnis, ihr Fotografien verwenden zu dürfen.

Ein ganz besonderer Dank gilt den Patienten, die mir erlaubt haben, ihre Geschichten für die Fallbeispiele in diesem Buch zu verwenden. Alle Daten sind so anonymisiert, dass kein Rückschluss auf die Identität der Patienten möglich ist.

Meinen Mann Hans Steinert umarme ich für seine Geduld und große Unterstützung. Er übernahm als erster Leser die schwierige Aufgabe, mir zu vermitteln, was er gut und was er verbesserungswürdig fand.

Bei den Mitarbeitern des Carl-Auer Verlages bedanke ich mich für die gute und freundliche Zusammenarbeit.

Zürich, im Juli 2019
Helke Bruchhaus Steinert

1 Einleitung

Von Sexualität wird heute fast selbstverständlich gesprochen. Was aber genau ist damit gemeint? Welche Bereiche umspannt die Sexualität? Auf der Internetseite der Weltgesundheitsorganisation WHO heißt es:

> »Sexualität ist ein zentraler Aspekt des lebenslangen Menschseins. Sie umfasst Sex, geschlechtsspezifische Identitäten und Rollen, sexuelle Orientierung, Erotik, Vergnügen, Intimität und Fortpflanzung. Sexualität wird in Gedanken, Fantasien, Wünschen, Überzeugungen, Einstellungen, Werten, Verhaltensweisen, Praktiken, Rollen und Beziehungen erlebt und ausgedrückt. Obwohl die Sexualität alle diese Dimensionen beinhalten kann, werden nicht alle von ihnen immer erlebt oder ausgedrückt. Sexualität wird durch das Zusammenspiel biologischer, psychologischer, sozialer, wirtschaftlicher, politischer, kultureller, rechtlicher, historischer, religiöser und spiritueller Faktoren beeinflusst« (WHO, *Defining sexual health*, 2006).

Das Zusammenspiel vielfältiger Bereiche wird betont.

Darüber hinaus wird sexuelle Gesundheit nicht nur als Abwesenheit von Krankheit oder Dysfunktionen verstanden, sondern beinhaltet eine positive und respektvolle Haltung zu Sexualität und sexuellen Beziehungen, die Möglichkeit, lustvolle und sichere sexuelle Erfahrungen machen zu können, frei von Zwang, Diskriminierung und Gewalt (WHO, *Defining sexual health*, 2006).[1]

Für Ahlers lassen sich drei Funktionen von Sexualität unterscheiden: die Funktion der Fortpflanzung, die Erregungsfunktion und die Funktion von Kommunikation (Ahlers 2015). Dabei erachtet er Sexualität als die intimste Form menschlicher Kommunikation. Über den intimen Körperkontakt in der sexuellen Interaktion werden für uns Menschen psychosoziale Grundbedürfnisse nach Zuwendung, Zugehörigkeit und Zuneigung körperlich und seelisch erfahrbar. In dieser Intensität und Unmittelbarkeit werden diese Grundbedürfnisse wie in kaum einem anderen Bereich menschlicher Kommunikation erlebbar.

Dieses Buch handelt von sexuellen Funktionsstörungen. Es wird um sexuelle Wünsche und deren Bedeutung für die Personen gehen.

1 https://www.who.int/reproductivehealth/topics/sexual_health/sh_definitions/en/ [07.01.2019]

Dabei spielt die Einbettung der Sexualität in die Gestaltung der Beziehung eine wichtige Rolle. Zudem wird versucht, die Ängste und Schwierigkeiten, unter denen Menschen im Kontext ihrer Sexualität leiden, zu verstehen.

Die Anliegen der Patienten wirken bei der ersten Schilderung oft diffus. Es ist Aufgabe von uns Ärzten und Therapeuten, Orientierung, Struktur und Verständnis zu ermöglichen. Es lässt sich schwer sagen, ob immer mehr Menschen unter sexuellen Störungen leiden oder ob sie sich heute mehr mit ihren Leiden mitteilen und Hilfe suchen. Der Leidensdruck ist jedenfalls für die betroffene Person oft groß. Im Kontext sexueller Funktionsstörungen haben wir es häufig mit einem Paar oder Paarkonflikten zu tun. Deshalb ist es naheliegend, dass die Sexualtherapie in enger Verbindung zur Paartherapie steht. Manchmal will ein Partner eine Veränderung und der andere hat Angst davor, etwas zu verlieren. Manchmal wollen beide Partner etwas anderes, aber sie haben unterschiedliche Vorstellungen, wer was dazu beitragen soll. Meist ist es dann der andere, der etwas ändern soll.

Die systemische Psychotherapie bietet mit ihrem Fokus auf den Kontext eines Leidens, der Wirklichkeitskonstruktion um das Leiden, der Auftrags- und Lösungsorientierung für solche Probleme wertvolle Ansätze. Ihre zahlreichen Interventionen machen unterschiedliche Perspektiven sichtbar und bieten einen reichhaltigen Fundus für die Psychotherapie mit Menschen, die unter Störungen ihrer Sexualität leiden.

Die häufigsten Probleme drehen sich um folgende Themen: 1) Die Häufigkeit des Geschlechtsverkehrs. Der eine Partner wünscht sich öfter Sex mit dem anderen (nicht mit irgend jemandem). 2) Eine sexuelle Funktionsstörung, die ein unbeschwertes Erleben sexueller Interaktion für einen oder (meistens) beide Partner beeinträchtigt. 3) Eine Verletzung der intimen Exklusivität, wie sie durch eine Außenbeziehung oder Affäre, ein Chatten in expliziten Sexforen oder einem exzessiven Pornografiekonsum ausgelöst werden kann.

Die Begriffe Sex und Sexualität werden nicht immer scharf abgegrenzt verwendet. »Sex« meint im engeren Sinne nur »das Geschlecht«. Umgangssprachlich ist damit oft der sexuelle Akt gemeint, z. B. wenn es heißt »Sex haben« oder »Sex machen«, unabhängig davon, ob er als Masturbation oder als Interaktion stattfindet. Mit dem Begriff »Sexualität« ist meist das Erleben der Geschlechtlichkeit eines Individuums gemeint, in dem die Art und Weise, wie das Individuum seine Geschlechtlichkeit lebt oder leben möchte, mit einbezogen ist. In fachlichen Diskussionen wird bevorzugt der Begriff »Sexualität« verwendet

Was erwartet den Leser in diesem Buch? Es wird eine Gegenüberstellung der Klassifikationssysteme ICD-10 und DSM-5 geben. Auf die Neuerungen in der ICD-11 wird eingegangen. Es werden verschiedene Erklärungsmodelle sexueller Störungen vorgestellt, klassische wie aktuelle. Von der Autorin wird eine Gewichtung für die klinische Praxis vorgenommen. Hilfreiche systemische Grundannahmen in der Therapie werden ebenso vorgestellt wie relevante systemische Blickwinkel auf die Sexualität. Der größte Teil widmet sich der Therapie sexueller Störungen. Es werden zahlreiche Fallbeispiele aus der Praxis der Autorin vorgestellt, durch die die Interventionen nachvollziehbar werden. Die Darstellung erhebt keinen Anspruch auf Vollständigkeit. Es werden die Interventionen vorgestellt, die sich in der täglichen Arbeit mit Patienten als hilfreich und umsetzbar bewährt haben. Ein Schwerpunkt der psychotherapeutischen Arbeit der Autorin liegt auf der Paartherapie, was die klinische Perspektive mitbestimmt: Viele Patienten kommen gerade wegen dieses Schwerpunkts.

Es ist wichtig, dass der Leser selbst prüft, was für ihn geeignet und stimmig ist und sich auch im jeweiligen klinischen Alltag realisieren lässt.

2 Klinische Erscheinungsbilder sexueller Störungen

2.1 Phänomene im Zeitgeist

Mit der gesellschaftlichen Liberalisierung der letzten Jahrzehnte geht eine Enttabuisierung in vielen Bereichen der Sexualität einher. Sie ist Befreiung und neue Norm zugleich. Die Möglichkeiten, seine individuelle Sexualität ohne Angst und Repressionen leben zu können, sind so vielfältig wie noch nie. Aber damit geht auch der Druck einher, lustvoll sexuell aktiv zu sein. Gerade aber die sexuelle Lustlosigkeit gilt heute als eines der häufigsten Probleme.

Trotz der zunehmenden Vielfalt finden die häufigsten sexuellen Begegnungen nach wie vor in festen Partnerschaften statt (Schmidt et al. 2006). Zudem ist die sexuelle Aktivität in hohem Maße kontextabhängig. Für die meisten Menschen ist Sex eng verknüpft mit ihrem Beziehungserleben. Die Sehnsucht nach einer verbindlichen, von Liebe getragenen Partnerschaft ist ungebrochen. Sexuelle Funktionsstörungen haben einen starken Einfluss auf Beziehungen und umgekehrt. Ein sexuelles Phänomen wird meistens sogar erst durch das Leiden, das es in der Beziehung verursacht, zur Störung. So erhält eine vorzeitige Ejakulation erst aus der Perspektive der sexuellen Beziehung zu einer anderen Person das Merkmal »vorzeitig«. Für sich genommen wäre sie höchstens eine schnelle Ejakulation nach Beginn der Stimulation.

Über sexuelle Funktionsstörungen nachzudenken, geht nicht, ohne den gesellschaftlichen Kontext von Liebesbeziehungen zu berücksichtigen. Trotz der Möglichkeit großer individueller Freiheit und Selbstbestimmung suchen die Menschen in einer verbindlichen Partnerschaft emotionale Sicherheit und Intimität ebenso wie Exklusivität und erfüllte Sexualität. Die Erwartungen, denen sich eine Liebesbeziehung heute stellen muss, sind immens hoch. Die Befreiung der Sexualität in den letzten Jahrzehnten hat die Gefahr neuer Leistungsnormen mit sich gebracht. Sexuelles Funktionieren und sexuelle Erfüllung sind zu einem »Muss« geworden. Das schlägt sich auch in der Diagnostik nieder: Das Verständnis sexueller Störungen beruht auf dem aktuellen gesellschaftlichen Verständnis von Sexualität.

In den beiden wichtigsten diagnostischen Klassifikationssystemen, der Internationalen Klassifikation psychischer Störungen (ICD) und dem Diagnostischen und Statistischen Manual psychischer Störungen (DSM), werden sexuelle Störungen eng verknüpft mit der sexuellen Beziehung zu einem anderen Menschen. In der ICD heißt es: »Sexuelle Funktionsstörungen verhindern die von der betroffenen Person gewünschte sexuelle Beziehung« (Dilling et al. 2000, S. 215). Im DSM-5 wird die weibliche Orgasmusstörung beschrieben als »Auftreten eines der nachfolgenden Symptome [...], bei denen die Person mit einem Partner sexuell aktiv ist« (American Psychiatric Association 2015, S. 233).

Darüber hinaus wird die menschliche Sexualität von kulturellen Vorstellungen, Normen, Ängsten und Restriktionen beeinflusst. Was wir über Sexualität wissen und vor allem was wir als sexuell normal oder gestört ansehen, hat sich seit Mitte des letzten Jahrhunderts immer wieder stark verändert. In der Revision der ICD-10, der kommenden ICD-11, wird eine Neuordnung sexueller und Gender-assoziierter Störungen mit maßgeblichen Veränderungen in den letzten 25 Jahren sowohl im Bereich der Forschung als auch in der Gesellschaft, der Politik bis hin zur Gesetzgebung begründet (Reed et al. 2016). Welches sexuelle Verhalten heute als normal oder abweichend beurteilt wird, ist stark vom Zeitgeist geprägt.

Die verschiedenen Lesarten der weiblichen Lustlosigkeit durch die Diagnosemanuale des DSM verdeutlichen das zeitgeschichtliche Verständnis eindrücklich. Lustlosigkeit wurde im DSM-3 als »gehemmtes sexuelles Verlangen« gesehen. Dem natürlichen sexuellen Verlangen stand ein hemmender Konflikt im Wege. Das DSM-4 beschrieb Lustlosigkeit als »zu geringes sexuelles Verlangen«. Die Lesart war hier: Ein bestimmtes Maß sexuellen Verlangens gilt als gesund (und somit wünschenswert). Im DSM-5 wird von »sexuellem Interesse« gesprochen. Ein Interesse kann vorhanden sein oder auch nicht, darin liegt noch keine Unterscheidung zwischen krank und gesund. Erst das subjektive Leiden unter dem Nichtinteresse wird bestimmend für die Lesart als Störung. Zudem ist die Vorstellung des sexuell-natürlichen Triebes verlassen worden (Clement 2014).

Im systemischen Denken gibt es keine Wirklichkeit ohne die Personen, die diese Wirklichkeit erleben und beschreiben. Das subjektive Erleben, das »Narrativ« aus der Sicht jedes Beteiligten wird stärker beachtet als eine objektive Diagnose eines Symptomträgers. Für den Blick auf sexuelle Funktionsstörungen bedeutet dies vor allem, den Beziehungskontext zu beachten, in dem eine »Störung« auftritt und welche Bedeutung sie darin erhält.

2.2 Anlässe für eine Sexualtherapie

Sexuelle Probleme sind Beziehungsprobleme! Diese Verkürzung ist stark vereinfachend, deckt sich aber mit der Erfahrung aus der Praxis. Einzelpersonen und Paare suchen heute in den meisten Fällen therapeutische Hilfe im Zusammenhang mit sexuellen Problemen auf, wenn ihre Beziehung dadurch anhaltend belastet oder gefährdet ist. Ein anderer Grund ist das Leiden, wenn Menschen sich vor einer verbindlichen intimen Beziehung scheuen, sie aber gleichzeitig ersehnen.

Paare melden sich an, weil die sexuelle Lust des einen so weit entfernt von der des anderen ist, dass beide darunter leiden und die Beziehung anhaltend unter Spannung steht. Der Partner mit der größeren Lust fühlt sich ausgebremst. Er erlebt sich ständig als einer, der zu viel will. Die Folge ist oft ein emotionaler und kommunikativer Rückzug aus der Beziehung. Der Partner mit der geringeren Lust fühlt sich einerseits auf die Position des Lustfeindlicheren festgeschrieben, gegen die er sich wehrt. So beklagt er entweder die verlorene Intimität und begründet damit seinen Rückzug aus der Sexualität oder er beklagt das Drängen, weil er gar nicht mehr die Zeit erhält, die eigene Lust zu spüren. In dieser Dynamik entsteht der Konflikt erst durch das zirkuläre Muster der Positionen der Partner.

Auch Affären stellen einen häufigen Anlass zu einer Paartherapie dar, in der die Intimität und Sexualität des Paares bilanziert und neu verhandelt werden will. Eine sexuelle Außenbeziehung wird auch heute noch als eine der stärksten Erschütterungen des Vertrauens in den Partner erlebt. Dabei spielt meist der Umstand, dass die Außenbeziehung geheim gehalten wurde, emotional eine entscheidendere Rolle als der Umstand der sexuellen Untreue selbst (Bruchhaus Steinert 2012). Nicht selten wird die gemeinsame Sexualität nach einer Affäre belebter und intensiver. Jedoch kann auch ein stärkerer Rückzug die Folge sein. Therapeutische Hilfe wird dann gesucht, weil die Partner ihre Beziehung erhalten wollen.

Die Präsenz von Sex in den Medien und die Verfügbarkeit von Sex durchs Internet spielt eine zunehmend größere Rolle. Immer häufiger ist ein anhaltender Pornografiekonsum mit begleitender Masturbation Anlass für eine Sexualtherapie. Mit diesem Problem suchen weit mehr Männer als Frauen Hilfe. Zum Anlass für eine Paartherapie kommt es, wenn die Partnerinnen ein geringeres Interesse des Partners am gemeinsamen Sex und an ihnen beklagen oder es zu Erektionsstörungen im partnerschaftlichen Geschlechtsverkehr kommt. Dafür wird dann der Pornografiekonsum verantwortlich gemacht. Frauen erleben den Pornografiekonsum häufig als »Fremdgehen«, als Hinweis darauf, dass ihr Partner sie nicht genügend attraktiv findet.

2.3 Sexuelle Störungen in der ICD-10

Die ICD-10 gliedert sich generell in Kapitel, Krankheitsgruppen, Kategorien und Subkategorien.

Störungen, die im Zusammenhang mit der Sexualität stehen, werden in der ICD-10 in zwei Krankheitsgruppen des Kapitels V der psychischen Störungen erfasst: in der Gruppe der Verhaltensauffälligkeiten mit körperlichen Störungen und Faktoren (F50–F59) und in der Gruppe der Persönlichkeits- und Verhaltensauffälligkeiten (F60–F69) (Dilling et al. 2000).

In der Kategorie F52 sind die nichtorganischen sexuellen Funktionsstörungen (wie z. B. Mangel sexuellen Verlangens, Erregungs- und Orgasmusstörung) beschrieben. In der Gruppe der Persönlichkeits- und Verhaltensstörungen sind die Störungen der Geschlechtsidentität in der Kategorie F64, die Störungen der Sexualpräferenzen in der Kategorie F65 und die psychischen und Verhaltensstörungen in Verbindung mit der sexuellen Entwicklung und Orientierung in der Kategorie F66 erfasst.

Im vorliegenden Band wird der Fokus auf die in F52 aufgeführten sexuellen Funktionsstörungen gelegt, da sie in der allgemeinen psycho- und paartherapeutischen Praxis am häufigsten auftreten.

Transgender-Menschen, d. h. Menschen, die sich in ihrer Geschlechtsidentität dem anderen als ihrem biologischen Geschlecht zugehörig fühlen, werden heute nicht mehr als grundsätzlich psychisch krank angesehen. Ihnen wird zunehmend mit Toleranz begegnet. Sie setzen sich für Gleichstellung, Anerkennung und die Aufhebung von Restriktionen ein. Wenn sie therapeutische Hilfe aufsuchen, liegt der Grund selten in Schwierigkeiten mit ihrer Geschlechtsidentität an sich, sondern vielmehr in Problemen mit der sozialen Umgebung oder in der Partnerschaft. Störungen der Sexualpräferenz führen seltener zur Inanspruchnahme psychotherapeutischer Hilfe. Menschen mit einer pädophilen Sexualpräferenz kommen oft erst im Zusammenhang mit strafrechtlichen Maßnahmen (oder wenn sie diese befürchten) in eine Psychotherapie. Stattdessen suchen Menschen mit einer sexuellen Funktionsstörung immer häufiger sexualtherapeutische Hilfe, sei dies als Paar oder als Individuum.

Das Störungsverständnis in der ICD-10 impliziert, dass sexuelle Aktivität grundsätzlich als normal und wünschenswert gelten kann. Daraus ergibt sich ein gestörtes »Zuwenig« und ein gestörtes »Zuviel«. Verkürzt gesagt: Sex haben zu wollen und zu haben gilt als normal und gesund. Abweichungen von dieser Funktionsfähigkeit werden als Störung betrachtet. Diese Implikation wird insbesondere aus systemischer Perspektive immer wieder kritisch hinterfragt (Clement 2014; Eck 2016; Kleinplatz 2016). Im Weiteren wird unterschieden, ob für die Störung psychogene oder organische Faktoren verantwortlich sind, d. h. organische bzw. nichtorganische Ätiologien angenommen werden.

Die nichtorganischen sexuellen Funktionsstörungen lassen sich innerhalb der Kategorie inhaltlich in vier Bereiche einteilen, die im Folgenden, den jeweiligen Subkategorien der ICD-10 zugeordnet, näher beschrieben werden: 1) Störungen der sexuellen Lust (Appetenz), 2) Störungen der sexuellen Erregung, 3) Orgasmusstörungen und 4) Störungen mit sexuell bedingten Schmerzen.

1. Lust- oder Appetenzstörungen:
   - F52.0 Mangel oder Verlust von sexuellem Verlangen: Der Mangel sexuellen Verlangens wird als das Hauptproblem angesehen.

Sexuelle Aktivität wird selten oder gar nicht initiiert. Eine sexuelle Befriedigung oder Erregung ist aber möglich. Das Problem führt zum Leidensdruck in der Partnerschaft.

- Die sexuelle Hypoaktivität wird für beide Geschlechter beschrieben, tritt aber häufiger bei Frauen auf als bei Männern (Beck 1995). Allerdings wird die Luststörung bei Männern unterschätzt. Die klinische Erfahrung zeigt einen Anstieg geringen sexuellen Verlangens bei Männern.
- Im DSM-5 wird zwischen der Störung sexuellen Verlangens bei Mann und Frau unterschieden. Beim Mann wird eine Verminderung des sexuellen Verlangens als Hypoaktivität beschrieben, d. h. eine geringe Lust führt zu geringer Aktivität. Dem liegt ein lineares Verständnis sexueller Erregung beim Mann zugrunde (siehe auch Kap. 3). Die Beschreibung der Störung des Verlangens bei der Frau unterscheidet sexuelles Interesse und sexuelle, d. h. physiologische Erregung. Im DSM-5 heißt es: »Störung des sexuellen Interesses bzw. der Erregung bei der Frau«. Damit ist gemeint, dass sexuelles Interesse und die physiologische Reaktion der Erregung nicht in unmittelbarem linearem Zusammenhang stehen müssen. Mit dieser Unterscheidung wird neuen wissenschaftlichen Befunden Rechnung getragen, dass die subjektiv wahrgenommene Lust (sexuelles Interesse) und die physiologische Erregung bei Frauen voneinander getrennt ablaufen können (Basson 2000; Clement 2014). Das heißt, es kann ein geringes sexuelles Verlangen vorliegen, aber dennoch eine physiologische Reaktion auf Stimulation ablaufen. Oder anders ausgedrückt: Eine Frau kann körperlich mit Erregung, d. h. Lubrikation reagieren, ohne subjektiv sexuelle Lust zu empfinden. Darauf wird im Abschnitt 3.4 noch näher eingegangen.
- F52.1 Sexuelle Aversion und mangelnde sexuelle Befriedigung: Aus Angst vor der Vorstellung sexueller Aktivität mit einem Partner oder aufgrund zu starker negativer Gefühle wird jede sexuelle Handlung vermieden. Oder ein Orgasmus wird ohne jedes Lustgefühl erlebt.
- F52.7 Gesteigertes sexuelles Verlangen: Die ICD-10 führt das gesteigerte sexuelle Verlangen noch als eigenständige Diagnose

auf. Im DSM-5 (geplant auch in der ICD-11) wurde die Diagnose hypersexuelle Störung nicht aufgenommen. Begründet wurde der Entscheid damit, dass für eine hypersexuelle Störung als eigenständiges, abgrenzbares Krankheitsbild zu wenig Evidenz vorliege und die große Variabilität sexueller Verhaltensweisen nicht pathologisiert werden solle (Hartmann u. Hartmann 2017). In der sexualtherapeutischen Praxis melden sich aber immer häufiger Menschen, v. a. junge Männer, die unter ihrer Sexsucht und/oder den Belastungen, die ihr sexuelles Verhalten für ihre Beziehung darstellt, leiden. Allerdings weist eine klinische Stichprobe ein Verhältnis von Männern zu Frauen von 19:1 auf (Reid et al. 2012)Fifth Edition (DSM-5. Als Störungskriterien gelten »ein deutlich erhöhter Zeitbedarf für die Beschäftigung mit sexuellen Impulsen und Verhaltensweisen, der Einsatz exzessiven Sexualverhaltens als Reaktion auf negative Gefühle und belastende Lebensereignisse, erfolglose Versuche, das trotz negativer Konsequenzen fortgeführte Verhalten zu kontrollieren« (Hartmann u. Hartmann 2017, S. 61). »Sexsucht« (Selbstdiagnose der Betroffenen) ist häufig mit einem übermäßigen Pornografiekonsum verbunden und schädigt vor allem dadurch die Partnerschaft und die sozialen Kontakte. Experten fragen in diesem Zusammenhang auch, ob nicht »die Auswirkungen des Online-Pornografiekonsums bisher zu stark verharmlost wurden« (Hartmann u. Hartmann 2017, S. 60).

2. Erregungsstörungen:
   - F52.2 Versagen genitaler Reaktionen: Diese Kategorie gilt für beide Geschlechter. Beim Mann gilt die Erektionsstörung oder erektile Dysfunktion als die häufigste Störung. Bei der Frau kann der Mangel vaginaler Lubrikation psychogen oder Folge einer lokalen Infektion bzw. eines Östrogenmangels sein. Ein primärer Mangel an vaginaler Lubrikation ist selten, außer wenn es sich um einen Östrogenmangel in der Postmenopause handelt.
3. Orgasmusstörungen:
   - F52.3 Orgasmusstörung: Eine Orgasmusstörung, auch als gehemmter Orgasmus oder psychogene Anorgasmie bezeichnet,

kommt bei Frauen häufiger vor. Der Orgasmus tritt gar nicht oder nur stark verzögert ein. Tritt die Orgasmusstörung nur situativ auf, werden vor allem psychogene Faktoren angenommen, tritt sie immer auf, sollen auch körperliche und konstitutionelle Faktoren erwogen werden. In den 70er-Jahren des letzten Jahrhunderts galten Orgasmus- und Erregungsstörungen als die häufigste Diagnose sexueller Störungen bei Frauen (Arentewicz u. Schmidt 1986).

- F52.4 Ejaculatio praecox: Der vorzeitige Samenerguss wird als die »Unfähigkeit, die Ejakulation ausreichend zu kontrollieren, damit der Geschlechtsverkehr für beide Partner befriedigend ist« beschrieben (Dilling et al. 2000, S. 217). Die meisten Männer erleben ihre Masturbation als ungestört. Erst das Zusammenspiel mit einer Partnerin ist beeinträchtigt. Dieser Umstand untermauert eine psychogene Ätiologie. Ein Performancedruck, die Fokussierung auf die Befriedigung der Partnerin und die Angst, nicht zu genügen, werden als maßgebliche Faktoren angenommen. Es wurde wiederholt kritisiert, dass es für die Zeit zwischen Penetration und Ejakulation keine Werte gibt, die eine Ejaculatio praecox definieren. Dies ist im DSM-5 aufgegriffen worden. So wird von einer leichten Form gesprochen, wenn zwischen Penetration und Ejakulation 30–60 Sekunden vergehen, von einer mittleren, wenn die Ejakulation 15–30 Sekunden nach der Penetration erfolgt, und von einer schweren, wenn die Ejakulation vor der Penetration, unmittelbar danach oder innerhalb von 15 Sekunden erfolgt.
- In der ICD-11 wird nicht mehr von »vorzeitiger«, sondern von »früher« Ejakulation gesprochen.

4. Störungen mit sexuell bedingten Schmerzen:

- F52.5 nichtorganischer Vaginismus: Unter Vaginismus wird ein Spasmus der Beckenbodenmuskulatur verstanden, der eine Penetration unmöglich macht oder große Schmerzen verursacht. Wurde früher angenommen, dass es nur einen primären Vaginismus gebe, tritt heute in der klinischen Erfahrung ein sekundärer Vaginismus vermehrt auf. Von primärem Vaginismus wird gesprochen, wenn eine Penetration noch nie möglich war, und

von sekundärem Vaginismus, wenn die Störung erst nach einer Zeit normaler sexueller Aktivität aufgetreten ist. Insbesondere beim sekundären Vaginismus muss eine lokale somatische Ätiologie der Schmerzen (z. B. eine Infektion) ausgeschlossen werden.
- F52.6 Nichtorganische Dyspareunie: Von Schmerzen beim Geschlechtsverkehr können Frauen und Männer betroffen sein, wenngleich dies bei Männern sehr viel seltener vorkommt. Oft hat die Dyspareunie eine somatische Ursache (Infektion, Verletzung, Anatomie). Die Diagnose einer psychogenen Dyspareunie soll deshalb nur nach sorgfältigem Ausschluss somatischer Faktoren gestellt werden. Zudem müssen andere sexuellen Funktionsstörungen wie Vaginismus oder Mangel der Lubrikation ausgeschlossen werden.
- F52.8 Sonstige nichtorganische sexuelle Funktionsstörung und F52.9 nicht näher bezeichnete nichtorganische sexuelle Funktionsstörung: Der Logik der ICD-10 folgend können diese Kategorien gewählt werden, wenn die sexuellen Symptome keiner der bisherigen Diagnosen zugeordnet werden können, aber entweder eine spezifische (F52.8) oder unspezifische sexuelle Störung für das Leiden verantwortlich ist.

2.4 Neuerungen in der ICD-11 und dem DSM-5

Das DSM-5 ist die Klassifikation der American Psychiatric Association und erschien 2013. Es beschreibt ausschließlich psychische Erkrankungen. Im europäischen Raum wird es vor allem in der Forschung benutzt. Die ICD ist das Klassifikationssystem der WHO. Die ICD-11 wird demnächst erwartet. Sie findet in der Kommunikation der Fachpersonen im Gesundheitswesen breite Anwendung. Der Vorteil der ICD ist, dass sie ein umfassendes Klassifikationssystem aller Erkrankungen darstellt, somatischer wie psychischer. So werden Verbindungen zwischen psychischen und körperlichen Störungen möglich. In der ICD-11 wird bei den sexuellen Störungen auf die Unterscheidung »organisch« vs. »nichtorganisch« verzichtet, stattdessen werden ätiologische Faktoren (»etiological qualifiers«) vorgeschlagen. Zwei übergeordnete Kategorien sind vorgesehen:

<table>
<tr><th>ICD-10</th><th>ICD-11</th><th>DSM-5</th></tr>
<tr><td rowspan="2">F52.0 Mangel an oder Verlust von sexuellem Verlangen (bei Mann und Frau)</td><td rowspan="2">Störung mit verminderter sexueller Appetenz (bei Mann und Frau)</td><td>Störung mit verminderter sexueller Appetenz beim Mann</td></tr>
<tr><td>Störung des sexuellen Interesses bzw. der Erregung bei der Frau</td></tr>
<tr><td>F52.1 Sexuelle Aversion u. mangelnde sexuelle Befriedigung</td><td>entfällt</td><td></td></tr>
<tr><td rowspan="2">F52.2 Versagen genitaler Reaktionen (bei Mann und Frau)</td><td>Weibliche Erregungsstörung</td><td>Gehört zu: Störung des sexuellen Interesses bzw. der Erregung bei der Frau</td></tr>
<tr><td>Erektionsstörung</td><td>Erektionsstörung</td></tr>
<tr><td>F52.3 Orgasmusstörung (bei Mann und Frau)</td><td>Orgasmusstörung (für Mann und Frau; unterschieden wird beim Mann zw. subjektivem Erleben und Ejakulation)</td><td>Weibliche Orgasmusstörung</td></tr>
<tr><td rowspan="2">F52.4 Ejaculatio praecox</td><td>Frühe Ejakulation</td><td>Vorzeitige (frühe) Ejakulation</td></tr>
<tr><td colspan="2">Verzögerte Ejakulation</td></tr>
<tr><td>F52.5 Vaginismus</td><td>Schmerz-Penetrationsstörung (Vaginismus)</td><td rowspan="2">Genito-pelvine Schmerz-Penetrationsstörung (Dyspareunie, Vaginismus)</td></tr>
<tr><td>F52.6 Dyspareunie</td><td>ist im Kapitel zu urogenitalen Störungen erfasst</td></tr>
<tr><td>F52.7 gesteigertes sexuelles Verlangen</td><td>entfällt</td><td></td></tr>
<tr><td>F52.8 sonstige nichtorganische sexuelle Funktionsstörung</td><td>Andere spezifische sexuelle Störung</td><td>Andere spezifische sexuelle Störung</td></tr>
<tr><td>F52.9 nicht näher bezeichnete nichtorganische sexuelle Funktionsstörung</td><td>Unspezifische sexuelle Störung</td><td>Unspezifische sexuelle Störung</td></tr>
</table>

Tab. 1: Vergleich sexueller Funktionsstörungen in ICD-10, ICD-11 und DSM-5

»Störungen in Verbindung mit der sexuellen Gesundheit« und »Paraphile Störungen«. In ersterem werden zwei Unterkategorien vorgeschlagen: »Sexuelle Funktionsstörungen« und »Störungen der Geschlechtsidentität«. Luststörungen, d. h. »hypoactive sexual desire dysfunction«, werden weiterhin für Männer und Frauen gelten, im Gegensatz dazu führte das DSM-5 hier eine Geschlechtsunterscheidung ein (»Male hypoactive sexual desire disorder <> Female sexual interest/arousal disorder«). Die Orgasmusstörung wird zudem weiterhin für Männer und Frauen aufgeführt. Zusätzlich soll es die frühe und die verspätete Ejakulation geben. Die ICD-11 unterscheidet zwischen dem subjektiven Erleben des Orgasmus und der Ejakulation. Die Erregungsstörungen werden in eine weibliche sexuelle Erregungsstörung und die Erektionsstörung unterschieden. Vaginismus soll in einer eigenständigen Kategorie sexueller Schmerzstörung geführt werden (Reed et al. 2016). Die Dyspareunie soll nicht mehr unter den sexuellen Funktionsstörungen, sondern unter den Störungen des Urogenitalbereichs aufgeführt werden.

2.5 Differenzialdiagnose

Die Diagnostik sexueller Störungen muss mögliche somatische Ursachen mitberücksichtigen. Eine Abklärung möglicher gynäkologischer, urologischer, endokrinologischer, neurologischer oder anderer somatischer Erkrankungen gehört zum sorgfältigen Vorgehen.

Psychische Störungen wie depressive Erkrankungen, Angststörungen, Zwangsstörungen oder Traumafolgestörungen, z. B. nach sexueller Traumatisierung, stellen ein hohes Risiko für das Auftreten einer lebenslangen sexuellen Störung dar (Burri a. Spector 2011). Ebenso sind zahlreiche somatische Probleme mit sexuellen Störungen assoziiert. Bei einer Luststörung ist an eine depressive Erkrankung zu denken. Ein Libidoverlust gilt als Symptom einer depressiven Störung. Ein übermäßiges und promiskuitives Verhalten kann bei einer Manie auftreten oder mit einem demenziellen Prozess assoziiert sein. Ebenso beeinträchtigen vaskuläre und endokrinologische Erkrankungen die sexuelle Funktionsfähigkeit. Allgemein bekannt ist der Einfluss von Diabetes und Bluthochdruck auf Störungen der sexuellen Funktion. Der Einfluss von Schilddrüsenerkrankungen auf die Sexualität dagegen ist wenig bekannt. Sowohl die Unter- wie die Überfunktion der Schilddrüse gehen mit sexuellen Funktionsstörungen bei mehr als 50 % der Patienten einher (Gabrielson, Sartor a. Hellstrom 2018).

Sexuelle Störungen können auch durch die Einnahme von Medikamenten bedingt sein. Antidepressiva vom Typ der SSRI (Serotonin-Wiederaufnahme-Hemmer) und Neuroleptika gehen häufig mit Ejakulations-, Erektions- und Libidoproblemen einher. Erektionsstörungen können eine Nebenwirkung von Antihypertensiva und zahlreichen anderen Medikamenten sein.

Antiparkinsonmedikamente können zu einer Hypersexualität führen. Zu einer differenzierten Sexualanamnese gehört deshalb die Frage nach Medikamenten immer dazu.

Auch im Rahmen von Anpassungsstörungen kommt es zu sexuellen Störungen. Psychosozialer Stress allgemein beeinflusst das Sexualleben. Männer suchen unter Stress öfter Sex als eine Möglichkeit zur Ablenkung und Entspannung. Frauen hingegen reagieren eher mit verminderter Lust auf Stress.

Eine sexuelle Traumatisierung oder Grenzverletzungen in der persönlichen Geschichte können zu einer sexuellen Störung führen. Allerdings ist die Erfahrung einer sexuellen Grenzverletzung nicht per se eine ausreichende Erklärung für eine sexuelle Störung.

Zu einer sorgfältigen Diagnostik gehören die Erhebung der Sexualanamnese durch einen Arzt oder Psychotherapeuten und eine somatisch-medizinische Untersuchung. Der Einsatz von Fragebögen kann die Diagnostik ergänzen, wird aber eher in der Forschung eingesetzt. Das persönliche Gespräch ist nie zu ersetzen.

Im Erstgespräch steht für den systemischen Therapeuten der Aufbau einer tragfähigen Beziehung im Zentrum sowie die Erfassung der Anliegen der Patienten, d. h. ihrer Veränderungsziele, die Erfassung ihrer subjektiven Erklärungsmodelle, ihrer bisherigen Lösungsversuche und des Auftrags an den Therapeuten. Die oft postulierte Trennung von Abklärungs- und Therapiephase gibt es aus systemischer Sicht nicht.

1. Aktuelle Problematik:
   - Sexuelle Symptomatik (bei Paaren beider Partner)
   - Auslöser und aufrechterhaltende Faktoren
   - Aktuell gelebte Sexualität
   - Auswirkung der sexuellen Symptomatik
2. Partnerschaft:
   - Zufriedenheit beider Partner
   - Ressourcen
   - Gemeinsam Geschaffenes
   - Weitere Belastungen
3. Individuelle Situation jedes Partners:
   - Individuelle sexuelle Biografie bis zur jetzigen Partnerschaft
   - Sexuelle Neigungen und Abneigungen, sexuelle Fantasien
   - Sexuelle Identität
   - Psychische und somatische Gesundheit
   - Aktuelle Medikation
4. Subjektives Erklärungsmodell jedes Partners
5. Bisherige Lösungsversuche
6. Veränderungsmotivation:
   - Bereitschaft zu eigenem Einsatz
   - Befürchtungen
   - Erwartungen an Therapeuten

Tab. 2: Sexualanamnese mit Fokus auf Anliegen und Ziele des/der Patienten

Die Sexualanamnese dient der Erfassung und Gewichtung der relevanten Bereiche für das jeweilige Leiden des Patienten resp. des Paares. Sie ist nicht als abzuhandelnde Checkliste, sondern als Richtschnur relevanter Aspekte zu lesen. Tabelle 2 gibt einen Überblick über die Aspekte einer Sexualanamnese.

2.6 Diagnostische Verfahren

Sexuelle Funktionsstörungen lassen sich am sichersten durch eine ausführliche Sexualanamnese erfassen. Diese bildet das Kernstück einer sorgfältigen Diagnostik. Eine sexualmedizinische und sexualtherapeutische Kompetenz ist wichtig.

Psychometrische Fragebögen können die Diagnostik ergänzen und helfen den Schweregrad oder begleitende Aspekte zu erfassen. Es gibt zahlreiche Fragebögen, die insbesondere als Screeningmethoden zur Erfassung sexueller Störungen eingesetzt werden. Weitere Erhebungsinstrumente dienen vor allem Forschungszwecken. Die Vielzahl macht allerdings die Vergleichbarkeit der Forschungsergebnisse für den klinisch-praktischen Therapeuten manchmal schwierig.

Eine umfassende Übersicht von diagnostischen Instrumenten, die im deutschsprachigen Raum evaluiert sind, haben Richter, Brähler und Strauss zusammengetragen (Richter, Brähler u. Strauss 2014).

Die Fragebögen erfassen verschiedene Dimensionen wie Selbst- und Körperbild, sexuelle Aktivität und sexuelle Zufriedenheit oder Partnerschaft und Sexualität. Zudem können Fragebögen sexuelle Störungen oder traumatische Erfahrungen im Zusammenhang mit Sexualität erfassen helfen.

Zu den bekanntesten Fragebögen zählen der *Sexual Behaviour Questionnaire SBQ-D*, der *Female Sexual Function Index FSFI* und der *Multidimensionale Fragebogen zur Sexualität MFS*.

Der Sexual Behaviour Questionnaire SBQ-D ist ein Selbstbeurteilungsfragebogen, der der Erfassung sexueller Funktionsstörungen dient. Er erfasst die Bereiche Libido, Erregung und Befriedigung für Männer und Frauen. Er ist mit 10 Items für Frauen und 11 Items für Männer übersichtlich. Der Wunsch nach Geschlechtsverkehr, die Häufigkeit des Geschlechtsverkehrs und der Masturbation, die Genussfähigkeit beim Geschlechtsverkehr und der Masturbation und die Zufriedenheit mit dem Sexualleben werden erfragt. Für Frauen werden weiter die Leichtigkeit des Orgasmuserlebens und die Zufriedenheit mit der Intensität sowie Schmerzen erfasst. Für Männer wird nach Erektionsfähigkeit, vorzeitiger oder verzögerter Ejakulation und der Zufriedenheit mit der Intensität gefragt.

Der Female Sexual Function Index FSFI gilt als Standardverfahren zur Erfassung der weiblichen sexuellen Funktion. Er bildet sechs Dimensionen ab: Verlangen, Erregung, Lubrikation, Orgasmus, Schmerzen, Befriedigung. Er legt eine Toleranzgrenze, einen Cut-off-

Wert fest, unter dem eine klinisch relevante Symptomatik besteht. Gerade dieser Cut-off-Wert wird aber auch kritisch gesehen, weil dadurch fast die Hälfte der Frauen praktisch als sexuell gestört beurteilt werden, da ihr Score unter dem Cut-off-Wert liegt (Velten 2018).

Der Multidimensionale Fragebogen zur Sexualität MFS ist ein international anerkanntes Instrument. Auch die Reliabilität der deutschen Version ist inzwischen gut belegt. Er erfasst insgesamt 12 Aspekte der Sexualität: eigene sexuelle Wertschätzung, gedankliche Beschäftigung mit Sexualität, Sexualbewusstsein, sexuelles Selbstbewusstsein, sexuelle Motivation, Sexualangst, sexuelle Depression, interne sexuelle Kontrolle, externale sexuelle Kontrolle, Wahrnehmung öffentlicher Reaktionen bezüglich der eigenen Sexualität, Furcht vor sexuellen Beziehungen und sexuelle Zufriedenheit (Briken u. Berner 2013).

Der Einsatz psychometrischer Instrumente kann die Sexualanamnese ergänzen, aber nicht ersetzen. Im klinischen Alltag können kurze Screening-Fragebögen dazu beitragen, sexuelle Probleme nicht zu übersehen, wenn der Patient zunächst wegen anderer psychischer Probleme in Behandlung kommt.

2.7 Epidemiologie

Sexuelle Probleme sind nicht automatisch gleichbedeutend mit sexuellen Funktionsstörungen. Als vorübergehende Phänomene kommen sexuelle Probleme häufig vor, z. B. nach der Geburt eines Kindes, bei beruflichem oder familiärem Stress oder bei körperlichen Erkrankungen und/oder deren Therapie bzw. im höheren Alter. Die Betroffenen erleben solche Schwierigkeiten als zum Leben gehörend. Eine sexuelle Funktionsstörung ist von subjektivem Leidensdruck und interpersonellen Konflikten begleitet. Es gelingt der Person nicht mehr, ihre gewünschte Sexualität zu leben.

Deshalb variieren die Prävalenzzahlen (die Häufigkeit einer Erkrankung zu einem bestimmten Zeitpunkt) für sexuelle Funktionsstörungen stark, je nachdem wie eng oder weit die Kriterien gefasst werden. So ergeben sich wesentlich unterschiedliche Prävalenzzahlen, je nachdem ob nur nach sexuellen Schwierigkeiten gefragt wird oder zusätzlich persönliches Leiden und relevante Belastungen für die Partnerschaft berücksichtigt werden. Für die klinische Definition sexueller Funktionsstörungen werden konsistent Prävalenzzahlen von 10 bis 11 % für beide Geschlechter angegeben (Burri a. Spector 2011).

Die Lustlosigkeit gilt bei Frauen und die Erektionsstörung bei Männern als das häufigste Problem. In einer sexualmedizinischen Spezialambulanz litten 40 % der Frauen, die sich wegen einer sexuellen Problematik dort vorstellten, unter sexueller Lustlosigkeit. 54 % der Männer, die sich vorstellten, klagten über eine Erektionsstörung (Driemeyer u. Signerski-Krieger 2013). Oft wird die Lustlosigkeit begleitet von anderen sexuellen Störungen wie Erregungs- und Orgasmusstörungen. Es wird davon ausgegangen, dass sich die Leiden gegenseitig verstärken.

Eine Frau, die mehrmals Schmerzen beim Geschlechtsverkehr erlebt hat oder keinen Orgasmus mehr erlebte, verspürt weniger Lust auf Sex mit ihrem Partner. Sie wird seltener Sex von sich aus initiieren und weniger ansprechbar für Signale des Partners sein. Ein Mann, der öfter Erektionsprobleme erlebt hat, wird eher versuchen, sexuellen Begegnungen mit seiner Partnerin aus dem Weg zu gehen. Die Angst vor einem erneuten Auftreten des Symptoms (*performance anxiety*) geht mit einer verstärkten Selbstbeobachtung und meistens mit einer Symptomverstärkung einher. Die Erwartung eines positiven Erlebens sinkt. Die Vermeidung negativer Erlebnisse leitet in der Folge das Verhalten stärker.

Partnerschaftskonflikte und sexuelle Probleme stehen in einem stetigen Wechselspiel. Sie bedingen sich gegenseitig. Partner z. B., die in ihrem sexuellen Verlangen sehr unterschiedlich sind, können in einen unauflösbaren Konflikt geraten. Beide fühlen sich mit ihrem Bedürfnis nicht mehr gesehen und als Person ungenügend vom anderen respektiert. Die Zufriedenheit in der Partnerschaft sinkt. Eine größere emotionale Distanz der Partner voneinander entwickelt sich. Anhaltende Unzufriedenheit in der Beziehung wiederum gilt als der wichtigste Prädiktor für eine sexuelle Funktionsstörung bei Frauen (Burri a. Spector 2011).

Schwierig ist oft die Differenzierung, inwieweit Partnerschaftskonflikte der sexuellen Störung zugrunde liegen oder aus ihr hervorgehen. Hier liegt der Gewinn systemischen Denkens darin, dass weniger nach der linearen Kausalität als nach den wechselseitigen Auswirkungen gesucht wird.

Sexuelle Störungen beeinträchtigen in hohem Maße die Lebens- und Beziehungsqualität. Sie bilden eine relevante Gruppe psychischer Störungen und betreffen meistens Partner und Partnerinnen. Schon deshalb sind systemische Interventionen, die psychische Störungen in ihren beziehungsgestaltenden Kontext stellen, geeignet und erfolgreich. Viele Behandlungsansätze sexueller Störungen sind paartherapeutische Ansätze. Deshalb werden in den Kapiteln zur Therapie sexueller Störungen zahlreiche paartherapeutische Interventionen vorgestellt. Patienten, die eine Therapie aufsuchen und aktuell nicht in einer Beziehung stehen, leiden oft darunter, dass sie durch ihre sexuelle Störung nicht in der Lage sind, eine dauerhafte Beziehung aufzubauen oder aufrechtzuerhalten.

3 Erklärungsmodelle sexueller Störungen

Erklärungsansätze, die sich an der Unterscheidung der psychotherapeutischen Schulen wie tiefenpsychologisch, verhaltenstherapeutisch und systemisch orientieren, sind für das Verständnis sexueller Funktionsstörungen schon seit Längerem verlassen worden. Deshalb folgt dieses Kapitel einer modifizierten Einteilung: Sie stellt die klassischen den neuen Ansätzen gegenüber. Die meisten Ansätze basieren auf einem verhaltenstherapeutischen Hintergrund und integrieren tiefenpsychologische wie systemische Konzepte. Aus der Sicht der Autorin eignet sich das biopsychosoziale Modell am ehesten, die Komplexität sexueller Störungen zu verstehen.

Viele Modelle nehmen heute eine störungsübergreifende Perspektive ein. So können ungelöste Paarkonflikte oder intrapsychische Konflikte zu verschiedenen Störungsbildern führen, z. B. Luststörungen oder Erregungsstörungen. Den spezifischen Konflikt, der zu einer spezifischen Störung führt, gibt es nicht. Das heißt aber umgekehrt nicht, dass ein bestimmtes Problem nicht mit einer spezifischen kränkenden oder schambesetzten Erfahrung in der persönlichen Geschichte eines Partners oder des Paares in Zusammenhang steht.

Die Einteilung in diesem Kapitel folgt zudem einer zeitlichen Logik. Zunächst werden die klassischen, frühen Ansätze beschrieben, danach wird auf die neuen, späteren Ansätze eingegangen. Ergänzt werden sie durch zwei Ansätze aus der neurobiologischen Forschung, die zum Verständnis sexueller Reaktionen beitragen.

3.1 Klassische Ansätze

3.1.1 Das Modell von Masters und Johnson

Die moderne Sexualtherapie begann mit den Forschungen von William Masters und Virginia Johnson in den 50er- und 60er-Jahren des letzten Jahrhunderts. William Masters war Gynäkologe und Virginia Johnson Wissenschaftlerin. Ihr Ziel war es, die sexuelle Reaktion des Menschen in ihrem regelhaften Ablauf zu verstehen und beschreiben zu können. Dazu erhoben sie bei Versuchspersonen verschiedenste physiologische

Parameter während deren sexueller Aktivität. Die Menschen wurden quasi beim Sex vermessen. Im gesellschaftlichen Kontext eines prüden Amerikas der damaligen Zeit war dies ein mutiges und gewagtes Unterfangen. 1966 wurde ihr erstes Hauptwerk *Human Sexual Response* veröffentlicht, auf Deutsch »Die sexuelle Reaktion« (Masters u. Johnson 1984). Sie beschrieben darin den »Human Sexual Response Cycle« (HSRC) als lineare Abfolge von vier Phasen: 1) Erregungsphase, 2) Plateauphase, 3) Orgasmusphase und 4) Refraktärphase. Dieser Reaktionszyklus läuft natürlicherweise ab, wenn er nicht gestört oder unterbrochen wird. Der Zyklus wurde im Kern für Männer und Frauen gleichermaßen angewendet, auch wenn Hartmann betont, dass Masters und Johnson die größere Variabilität der weiblichen sexuellen Reaktion bewusst war (Hartmann 2017).

Aus ihren Forschungsergebnissen heraus entwickelten sie ein Therapiekonzept, den sogenannten *Sensate Focus*, der im deutschsprachigen Raum seine Weiterentwicklung vor allem im »Hamburger Modell« fand. Im Deutschen wird meist von »Sensualitätsübungen« gesprochen. Im Zentrum ihres Erklärungsmodells sexueller Funktionsstörungen steht die sog. *performance anxiety* - gemeint sind Versagensängste und ein übermäßiger Leistungsdruck, die den natürlichen Ablauf des sexuellen Reaktionszyklus behindern. Als weitere Behinderung sahen sie die restriktiven moralischen Gebote der damaligen Zeit an, der sie eine körperfreundlichere, sexuell offenere Haltung entgegensetzen wollten. Ihr Therapieprogramm, der Sensate Focus, wurde ein Erfolgsrezept und konnte für die klassischen Funktionsstörungen sehr gute Erfolge verzeichnen. Das Therapieprogramm sah immer die Therapie des Paares vor und beruhte auf einer schrittweisen Abfolge von Übungen, die das Paar zu Hause durchführen sollte. Dadurch sollten die hindernden Versagensängste Schritt für Schritt abgebaut werden. Dabei wird jeweils ausgewogen zwischen der aktiven und rezeptiven Position der Partner abgewechselt. Das Programm wird von einem Koitusverbot begleitet. Schrittweise werden die Partner im Sensate Focus durch die Übungen geführt, von einer wertfreien Wahrnehmung des eigenen Körpers und Befindens über die erweiterte Wahrnehmung auch des Partners bis hin zu gerichteter sexueller Stimulation und schließlich dem Koitus. Das Ziel besteht in korrigierenden körperlichen Erfahrungen, die über das Erleben von Entspannung, Vertrautheit und Selbstsicherheit den Zugang zur natürlichen Sexualität ermöglichen sollen. Clement kritisiert zu Recht, dass diesem Denkmodell eine starke Defizitorientierung zugrunde liegt, die sexuelles Funktionieren als den normativen Anspruch setzt (Clement 2004). Dennoch ist unbestritten, dass korrigierende Erfahrungen körperlich erfahren und verankert werden müssen. Es scheint, als ob sich verschiedene Ansätze für die störungsspezifischen Interventionen auf die klassische Therapie mit dem Sensate Focus zurückbesinnen. So entwerfen Maß und Bauer eine »modifizierte Sexualtherapie nach Masters und Johnson« (Maß u. Bauer 2016) und Hartmann integriert in seinem »Hannover-Ansatz« (s. u.) Elemente des Sensualitätsfokus, wie er Sensate Focus übersetzt (Hartmann 2017).

Der klinische Nutzen des Modells von Masters und Johnson liegt meiner Erfahrung nach darin, dass Patienten mithilfe eines gut verständlichen Modells der Ablauf einer sexuellen Reaktion erklärt werden kann. Ebenso kann damit gut die Bedeutung körperlicher Erfahrungen plausibel gemacht werden. Nicht sexuelle Wünsche und paardynamische Konflikte lassen sich aber weniger gut integrieren.

3.1.2 Der Ansatz von Helen Singer Kaplan

Helen Singer Kaplan, Psychologin, Ärztin und Psychoanalytikerin, gründete die erste Klinik für sexuelle Störungen an einer medizinischen Universität in den USA, an der Payne Whitney Clinic am New York Hospital. Ihr Verdienst war die Integration der Sexualtherapie in die Psychotherapie. Sie war maßgeblich dafür verantwortlich, dass »gestörtes sexuelles Verlangen« ins DSM-III als eigene Kategorie aufgenommen wurde. Sie erkannte, dass der Ablauf der sexuellen Reaktion bei Frauen von einer psychischen Komponente, dem sexuellen Verlangen (*desire*, Libido), beeinflusst wird. Sie sah dieses als einen angeborenen Trieb an, durch den eine sexuelle Reaktion ausgelöst werden kann. Als Erste beschrieb sie sexuelle Lustlosigkeit als Folge psychischer Konflikte als *Inhibited Sexual Desire* oder als *Hypoactive Sexual Desire Disorder*, wenn keine Ursachen erkennbar waren. Sie betrachtete sexuelle Funktionsstörungen als multifaktoriell bedingt, integrierte analytische und verhaltensbezogene Konzepte in ihre

Therapie. Auf sie geht der bekannte Begriff des »Bypassing« zurück. Damit meint Kaplan, dass eine Symptombesserung auf der Ebene der Sexualität erreicht werden kann, wenn es möglich ist, die Folgen eines Konflikts zu bearbeiten, ohne dass dazu der Konflikt selber aufgelöst werden muss (Maß u. Bauer 2016). Wenn z. B. eine vaginistische Frau mithilfe der Therapie und eines geduldigen, zugewandten Partners sich für die Penetration des Penis zu öffnen beginnt, bedarf es keiner Bearbeitung tieferliegender Konflikte ihres Vaginismus. Erst wenn die Bearbeitung der Sexualität (als Folge eines Konflikts) keine ausreichende Besserung bringt, sollte die psychotherapeutische Arbeit am Grundkonflikt erfolgen. Dazu muss man auch das Umfeld der therapeutischen Arbeit von Kaplan beachten, die mit Patienten und Patientinnen arbeitete, die sich eine teure Behandlung bei Masters und Johnson nicht leisten konnten. Sie war gezwungen, mit deutlich weniger Aufwand Erfolge zu erzielen.

3.1.3 Das Hamburger Modell

Überzeugt vom Konzept von Masters und Johnson begannen Schmidt und sein Team in Hamburg Anfang der 70er-Jahre des letzten Jahrhunderts, deren Therapieansatz umzusetzen und wissenschaftlich zu untersuchen. Das »Hamburger Modell« kann als Paartherapie entlang körperorientierter Übungen beschrieben werden (Arentewicz u. Schmidt 1986). Es wird angenommen, dass hinter den sexuellen Störungen innerpsychische und/oder Partnerkonflikte liegen, die es in der Paartherapie zu bearbeiten gilt. Folgerichtig war das Ziel weniger die alleinige Auflösung des sexuellen Symptoms. Die Sexualität und die Übungen dienten als Grundlage für die psychotherapeutische Arbeit im Paarsetting. Bei Therapieabschluss hatten sich für 90 % der Paare ihre sexuellen Schwierigkeiten vermindert, für 60 % sehr verbessert, aber nur für 10 % behoben, wie schon Arentewicz und Schmidt kritisch festhielten (Arentewicz u. Schmidt 1986). Abgesehen vom Symptom gaben immerhin 80 % der Partner (Symptomträger wie Partner) eine Verbesserung ihrer Beziehung im Hinblick auf die Kommunikation, Gefühle von Zuneigung und den Austausch von Zärtlichkeiten an. Die Übungen folgten in ihrem Aufbau im Wesentlichen den Schritten des Sensate Focus. Das »Hamburger Modell« wurde im Laufe der Zeit immer wieder durch die Erkenntnisse in Wissenschaft und Therapie weiterentwickelt (Hauch 2006).

Die Behandlung sexueller Luststörungen stellt heute das weitaus häufigste Problem dar. Hier hat das Konzept allerdings seine Grenzen, für diese Patienten ergaben sich die schlechtesten Ergebnisse.

Das »Hamburger Modell« folgt einem gut strukturierten Aufbau - Schritt für Schritt. Für die Behandlung funktioneller Störungen wie Vaginismus oder Ejaculatio praecox bietet es einen hilfreichen Ansatz. Besonders die Entpathologisierung des Symptomträgers ist wertvoll. Heute kommen aber die meisten Personen mit einer Luststörung oder einer Kombination von Luststörung und nicht sexuellen Paarkonflikten in Therapie. Diese komplexen Dynamiken können meines Erachtens im klassischen »Hamburger Modell« zu wenig aufgenommen werden.

3.2 Neue Ansätze

3.2.1 Der Hannover-Ansatz

Die Theorie der emotionsfokussierten Therapie (EFT) und der emotionsfokussierten Therapie für Paare (EFT-P) bilden das Gerüst der Sexualtherapie, wie sie Hartmann in seinem »Hannover-Ansatz« entwickelt hat (Hartmann 2017). Die emotionsfokussierte Therapie EFT wurde von Greenberg und Johnson in Kanada entwickelt und weist inzwischen eine gute wissenschaftliche Evidenz für viele Störungsbilder auf (Greenberg u. Goldman 2010). Im Kern der EFT entstehen psychische Störungen, wenn entweder der Zugang zu den Emotionen verschüttet wurde, es zu maladaptiven Emotionen gekommen ist oder wenn die Emotionsregulation dysfunktional geworden ist. Für die Therapie zentral sind der Aufbau einer tragfähigen therapeutischen Beziehung, das bewusste Erleben von Emotionen im Hier und Jetzt sowie die Transformation der maladaptiven Emotionen durch andere Emotionen. Wenn z. B. ein Partner darüber klagt, dass er immer wieder vom anderen entwertet werde, und sich deshalb sexuell verschließt, wird durch empathisches Verstehen das Gefühl der Entwertung so lange vertieft, bis tiefere Verletzungen spürbar werden, z. B. die Angst davor, verlassen zu werden. Erst dann ist es möglich, der Angst den Wunsch nach Nähe und Intimität gegenüberzustellen. So könnte der Partner sich sexuell wieder einbringen, weil er seine Angst besser integrieren kann. Entscheidend sind dann die korrigierenden Erfahrungen mit anderen Menschen, die schlussendlich helfen, dysfunktionale Überzeugungen und Emotionen zu verändern. Einsicht alleine reicht nicht aus. Die Sexualtherapie des »Hannover-Ansatzes« integriert Neurobiologie, klassische Sexualtherapie, emotionsfokussierte Paartherapie und allgemeine Wirkfaktoren der Psychotherapie. Die Komponenten bestehen in »den beiden Achsen des störungsübergreifenden Therapiemantels sowie des störungsspezifischen Vorgehens bei den einzelnen sexuellen Störungen« (Hartmann 2017). Mit dem Therapiemantel sind die Elemente der emotionsfokussierten Paartherapie gemeint. Diese können durch Übungsaufgaben ergänzt werden, um die angestrebten Ziele der Patienten zu erreichen.

Der Gewinn dieses Ansatzes liegt in der Beachtung nichtsexueller emotionaler Bedürfnisse in einer Paarbeziehung. Für mich kommen aber die Spannungen, die durch unvereinbare sexuelle Wünsche im Paar entstehen, zu kurz.

3.2.2 Crucible Approach

David Schnarch, ein Sexualtherapeut aus den USA, nennt seinen Ansatz **Crucible Approach** (*crucible* = dt. Schmelztiegel). Sein Ansatz beruht auf der Annahme einer konflikthaften Spannung zwischen zwei unterschiedlichen emotionalen Bedürfnissen, wie sie in langjährigen Paarbeziehungen unvermeidbar sind. Dem Wunsch nach Intimität, Sicherheit und Bindung steht der Wunsch nach Autonomie und Selbstbestimmung gegenüber. Diese Wünsche sind naturgemäß bei den Partnern verschieden ausgebildet. So können sich Hierarchien wie oben - unten, mehr - weniger, stark - schwach ausbilden. Zentral in seinem Modell ist deshalb die Differenzierung des Selbst. Er sieht es als wichtige Reifungsaufgabe jeder Person an, in der Konfrontation mit dem intimen Partner zu sich selber stehen zu lernen. Dies gerade dann, wenn der Partner auf die eigenen Wünschen mit Ablehnung oder Widerstand reagiert. Dieses Differenzierungsmodell des Selbst wurde ursprünglich von Murray Bowen begründet und von Schnarch übernommen (Maß u. Bauer 2016). Im Erwachsenenalter bedeutet eine verbindliche Liebesbeziehung für viele Menschen die wichtigste, innigste Beziehung. Wie mit der Spannung der widerstreitenden Wünsche umgegangen werden kann, hängt maßgeblich vom Grad der persönlichen Differenzierung ab. Übersetzt heißt das: Kann eine Person die Spannung aushalten, wenn ihr Partner ihren sexuellen und partnerschaftlichen Wünschen sowohl nach Nähe wie nach Distanz Widerstand entgegensetzt? Kann die Person bei sich selbst bleiben, sich selbst beruhigen und mit bedachter Ausdauer ihre Anliegen gegenüber dem Partner vertreten?

Schnarch unterscheidet zwischen der Intimität, die durch den Partner bestimmt ist, und der selbstbestimmten Intimität, wobei er damit einen geringen bzw. größeren Grad persönlicher Differenzierung meint. Selbstunsichere Partner orientieren sich an den Wünschen des Partners. Sie sind auf Harmonie bedacht, auf Gleichklang. Sie wollen sexuell das, von dem sie sicher sind, dass es auch der Partner will. Oder aber sie fordern - affektiv aufgeladen oder devot - vom Partner ein Eingehen auf die eigenen Wünsche, oft moralisch legitimiert: »Wenn du mich liebst, dann gehst du auf mich ein!« Dahinter steht eine nur geringe (Angst-)Toleranz gegenüber der Individualität und Andersartigkeit des Partners. Demgegenüber entspricht die selbstbestimmte Intimität einem hohen Differenzierungsgrad des Selbst, der die Nichtübereinstimmung der Wünsche mit denen des Partners toleriert und ihm trotzdem mit »offenen Augen«, d. h. konfrontativ begegnen kann. Die Sexualität als der Bereich höchster Intimität stellt für diese Differenzierungsaufgabe den »Schmelztiegel« dar. Hier verdichten sich Konflikte, sodass ein Differenzierungsschritt unausweichlich wird. Gelingt er, können Partner zu einer intensiven vertieften partnerschaftlichen Intimität (und Sexualität) finden, die vom Interesse am Unterschied lebt.

Das Ziel der Therapie liegt vor allem in der Förderung persönlicher Reifung der Partner und nicht in einer Harmonisierung sexueller Wünsche. Insofern gilt der Ansatz als explizit konfrontativ.

Die Unterscheidung der Intimität, die durch den Partner bestimmt wird, und der selbstbestimmten Intimität ist ein brauchbares Konzept in der Erfassung der wechselseitigen Dynamik von Paaren. Die Abbildung 1 und 2 veranschaulichen die Unterschiede. Der

Ansatz ist entwicklungsorientiert und auf die Differenz sexueller und nicht sexueller Wünsche ausgerichtet. Damit steht er einem systemischen Verständnis in mehreren Punkten nahe. Der Ansatz hat meiner Erfahrung nach dort Limitationen, wo in der therapeutischen Arbeit mit Paaren aus inneren oder äußeren Umständen realistische Entwicklungsmöglichkeiten begrenzt sind. Dies gibt etwa, wenn es einem Partner krankheitsbedingt, z. B. durch eine psychische oder körperliche Erkrankung, nur begrenzt möglich ist, selbstständig zu leben. Oder wenn ein Partner dauerhaft vom anderen ökonomisch abhängig bleibt, kann eine Selbstbestimmung nur beschränkt möglich sein.

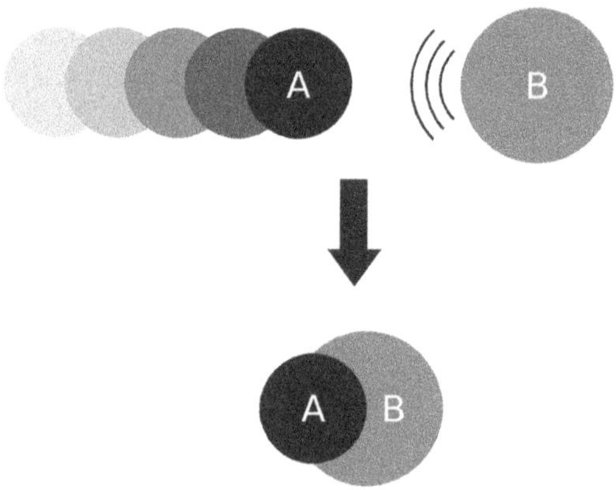

Abb. 1: Durch den Partner bestimmte Intimität

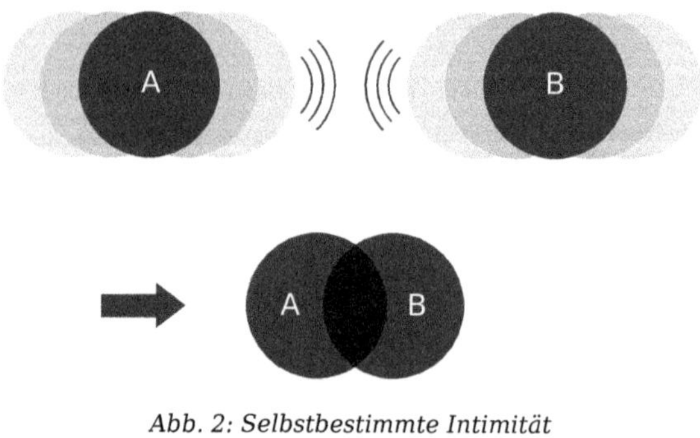

Abb. 2: Selbstbestimmte Intimität

3.2.3 Sexocorporel

Das Modell des Sexocorporel kann als ein lerntheoretisches Konzept mit körperorientiertem Fokus gesehen werden. Es geht auf den Kanadier Jean-Yves Desjardins zurück (Maß u. Bauer 2016). Die Therapie fokussiert auf das Individuum und seine sexuelle Kompetenz. Der therapeutische Zugang ist primär als Einzeltherapie angelegt. Dem Sexocorporel liegt die Idee zugrunde, dass die sexuelle Entwicklung des Menschen ein lebenslanger Lernprozess ist, der sich untrennbar auf körperlicher wie seelischer Ebene abspielt. Dieser bereits früh einsetzende Lernprozess werde aber oft von sexualfeindlichen Reaktionen der Umgebung begleitet. Verunsicherung, Scham und Ablehnung behindern eine freie, gesunde sexuelle Entwicklung, wodurch das Individuum in seiner sexuellen Funktionsfähigkeit eingeschränkt bleibt. So ist z. B. das Erleben sexueller Lust keine angeborene Fertigkeit, sondern eine durch Lernschritte erworbene Fähigkeit. Sie entsteht durch lustvolle Erfahrungen mit und durch den eigenen Körper. Sexuelles Begehren wird als Vorwegnahme erotischer (lustvoller) Erfahrungen angesehen. Übersetzt heißt das: Ich begehre das, von dem ich weiß, dass ich es mag. Bischof bringt es im Titel eines Buchbeitrages folgendermaßen auf den Punkt: »Lust auf Sex durch Lust am Sex - Das Begehren und die Neurophysiologie der Erotik« (Eck 2016). Lust am Sex körperlich positiv wahrnehmen zu können, muss gelernt sein. Die Therapie ermöglicht durch die Anleitung von Körperübungen dieses Lernen.

Im Sexocorporel werden vier in der psychosexuellen Entwicklung aufeinander aufbauende Erregungsmodi unterschieden: der archaische, der mechanische, der ondulierende und der wellenförmige Modus. Dem archaischen Modus liegt eine entwicklungsgeschichtlich frühe, wenig differenzierte Erregungsform zugrunde, vermittelt durch Druck und Pressen. Im wellenförmigen Modus hingegen erlebt die Person in einem Wechselspiel feiner und heftiger, den ganzen Körper erfassender Bewegungen eine sexuelle Erregung, die auch mit intensiven Lustgefühlen verbunden ist. Stehen einer Person ausschließlich frühe Erregungsmodi, wie das archaische oder mechanische, zur Verfügung, bleibt sie in ihrem sexuellen Erleben eingeschränkter. Die Anleitung dieser körperlichen Fluidität steht in der Therapie im Zentrum. Im Sexocorporel wird die Meinung vertreten, dass Menschen mit sexuellen Funktionsstörungen nicht als psychisch krank, sondern als psychisch gesund anzusehen sind. Es gilt, die »direkten Kausalitäten«, das heißt die körperlichen Lernschritte der Erregungsfunktionen, zu erfassen und zu verbessern. Eine Erektionsstörung kann z. B. durch übermäßige Anspannung bei ungenügender Entspannung entstehen. Das Erlernen eines verfeinerten Wechselspiels von körperlicher Anspannung und Entspannung, besonders im Beckenboden, kann helfen, die Erektionsstörung zu beheben.

Beziehungsprobleme, psychische Konflikte oder traumatische Erfahrungen werden als »indirekte Kausalitäten« angesehen, denen eher eine untergeordnete Rolle zugeschrieben wird.

Aus der klinischen Erfahrung der Autorin spielen begleitende Faktoren bei sexuellen Funktionsstörungen aber eine wichtige Rolle. Persönlichkeitsmerkmale, Paarkonflikte, individuelle psychische Konflikte und gerade auch physisch traumatische Erfahrungen können anhaltenden Stress verursachen und bedürfen einer angemessenen Berücksichtigung in der Sexualtherapie.

3.3 Neurobiologische Modelle

Mit den Möglichkeiten bildgebender Verfahren konnten in den letzten Jahrzehnten neurobiologische Modelle zum Verständnis der Sexualität entwickelt werden. Wie reagiert unser Gehirn auf sexuelle Stimuli? Wo findet deren Verarbeitung statt? Gibt es Unterschiede zwischen Männern und Frauen? Lassen sich sexuelle Funktionsstörungen mit neurobiologischen Modellen erklären? Die zentrale Frage ist dabei: Wie kann das Wissen hilfreich sein für die Therapien?

Inzwischen ist gut belegt, wie – neben den Sexualhormonen Testosteron und Östrogen – die Neurotransmitter Dopamin, Adrenalin, Serotonin und Oxytocin an sexueller Erregung und Reaktion sowohl aktivierend wie hemmend beteiligt sind.

Das Dual Control Model von Bancroft und Janssen (Bancroft et al. 2009) geht davon aus, dass es im Zentralnervensystem einerseits exzitatorische (erregende) und andererseits inhibitorische (hemmende) Systeme für die sexuelle Reaktion gibt. Beide Systeme sind für ein situationsadaptives Reagieren wesentlich. Vereinfacht ausgedrückt: Wenn sich ein Autofahrer auf den Verkehr konzentrieren muss, sollte er sich nicht durch eine attraktive Person (sexueller Reiz) auf dem Trottoir ablenken lassen. Das inhibitorische System sorgt dafür, dass er die attraktive Person nicht als sexuellen Reiz wahrnimmt. – Wenn ein junger Mann am Samstagabend durch die Stadt zieht, um vielleicht ein (sexuelles) Abenteuer zu erleben, wird er eine attraktive Frau (sexueller Reiz) mit erhöhter Aufmerksamkeit ansehen. Hier überwiegt das exzitatorische System.

Für das Verständnis von sexuellen Funktionsstörungen ist erstens relevant, dass sich die exzitatorischen oder inhibitorischen Effekte auf neurobiologischer Ebene individuell unterscheiden. Zweitens ist die neurobiologische Inhibition einer sexuellen Reaktion eine notwendige adaptive Leistung und arterhaltend. Sie ermöglicht es, in Situationen von Gefahr nicht durch sexuelle Reize abgelenkt zu werden. Und drittens bestehen interpersonelle Unterschiede darin, ob eine Person eher zu exzitatorischer oder inhibitorischer Reaktion neigt. Exzitatorisch veranlagte Menschen neigen eher zu sexuellem Risikoverhalten, während inhibitorisch veranlagte Menschen zu sexuellen Funktionsstörungen neigen (Briken u. Berner 2013).

Erweitert wurde das Modell der dualen Kontrolle im 4-Komponenten-Modell von Stoléru (Stoléru et al. 2012). Er integrierte je eine kognitive, emotionale, motivationale sowie autonome Komponente sexuellen Erlebens und wies sie bestimmten Hirnarealen zu. Bei der kognitiven Komponente sind die Aufmerksamkeit und die Bewertung eines sexuellen Reizes gemeint. Die emotionale Komponente schätzt den Belohnungseffekt ein. Erwarte ich Glück und Wohlbefinden? Die motivationale Komponente führt zu zielgerichtetem Verhalten. Die autonome Komponente bereitet den Körper auf eine sexuelle Reaktion vor.

Allerdings sind alle diese Hirnareale und ihre Aktivitäten nicht spezifisch für sexuelles Verhalten. Aber sie geben Hinweise darauf, dass unser sexuelles Erleben und Handeln ein hochkomplexes Geschehen ist, das von vielen verschiedenen Faktoren beeinflusst wird.

3.4 Das zirkuläre Modell nach Basson

Das lineare Modell des sexuellen Reaktionszyklus scheint für viele Frauen, v. a. für solche mit sexuellen Luststörungen, nicht zuzutreffen. Zum einen wurde kritisiert, dass dieses Modell zu wenig die Unterschiede im sexuellen Erleben von Männern und Frauen berücksichtigt. Zum anderen zwangen wissenschaftliche Befunde zu einem differenzierteren Modell für die weibliche Lust und Erregung. So zeigte sich, dass Frauen auf sexuelle Reize zwar mit einer genitalen Erregung reagieren können, aber sich dennoch nicht erregt fühlen. Männer hingegen reagieren auf entsprechende sexuelle Reize sowohl subjektiv wie genital erregt (Chivers et al. 2010). Übersetzt heißt das, dass Frauen keine sexuelle Lust empfinden müssen, aber trotzdem körperlich erregt reagieren können, d. h. zum Beispiel, dass die Scheide feucht wird. Anders ausgedrückt: Frauen können körperlich erregt reagieren, aber Lust verspüren sie noch lange nicht. Das heißt aber auch, dass Lust nicht als Eintritt in eine sexuelle Aktivität vorausgesetzt werden muss.

Das zirkulare Modell von Basson bietet hier einen Ausweg. Ursprünglich für beide Geschlechter entworfen, fand es zunächst v. a. Eingang in die Modellbildung der weiblichen Sexualität und erst seit Kurzem auch in die Konzeptualisierung männlicher Sexualität. Danach entsteht der Antrieb zu sexueller Aktivität weniger »von innen heraus«, »weil ich jetzt Sex will, weil ich an Sex denke«, sondern eher dann, wenn externe oder interne Stimuli sexuell gelesen werden und zusätzlich ausreichend intensiv sind. Eine Patientin, bei der ein sexueller Reiz nicht in ausreichender Intensität gelesen wurde, drückte es so aus: »Wenn ich dich [auf den Partner bezogen] von Weitem in der Menge sehe, empfinde ich eine Leidenschaft und denke an Sex. Aber wenn wir dann zu Hause sind und Sex haben könnten, finde ich hundert andere Dinge interessanter.« Die Bereitschaft zu sexueller Aktivität kann sich aus verschiedenen Motiven ergeben, u. a. dem Wunsch nach Nähe, Intimität, Gesehenwerden oder dem Wunsch, dem Partner eine Freude machen oder auch negative Folgen einer Abweisung vermeiden zu wollen. Damit wird die Bereitschaft, sexuelle Erregung zuzulassen, quasi erst einmal entschieden. Was dann als sexuelles Tun folgt, wird erregend wahrgenommen und kann als Lust erlebt werden. Dieses zirkuläre Modell weiblicher Sexualität folgt somit der Logik, dass die sexuelle Lust dem sexuellen Tun oder den sexuellen Fantasien folgt, anstatt ihnen vorauszugehen, anders gesagt: »Die Lust kommt beim Essen!« (Basson 2000). Klinisch bestätigen das viele Frauen: »Wenn ich mich einlasse, dann kriege ich schon Lust!«, manchmal mit dem Nachsatz: »Aber das will ich nicht immer.« Für Basson ist dadurch die weibliche Lust qualitativ eher reaktiv und per se weniger initiativ. Zudem spielen der Kontext der sexuellen Begegnung und dessen Bewertung eine wichtige Rolle. Mit der Sexualität wird also ein positives Erleben mit dem Partner oder mit sich selbst erwartet.

Untersuchungen belegen, dass beide Modelle, das lineare von Masters und Johnson/Kaplan ebenso wie das zirkuläre von Basson, von Frauen als stimmig für ihr sexuelles Erleben evaluiert werden. Frauen mit sexueller Lustlosigkeit finden sich eindeutig stärker im zirkulären Modell wieder. Sie erleben Lust oft erst, nachdem sie sich für eine sexuelle Aktivität entschieden haben. Frauen ohne sexuelle Probleme identifizieren sich eher mit dem linearen Modell in der Abfolge »Lust - Initiative - Erregung - sexuelle Befriedigung«.

Inzwischen gibt es Untersuchungen, wonach sich Männer mit sexuellen Problemen auch eher im zirkulären Modell von Basson erkennen (Connaughton, McCabe a. Karantzas 2016; Giraldi, Kristensen a. Sand 2015). Immer häufiger ist von Männern zu hören, dass sie keine Lust auf einen Sex haben, bei dem es nur um ihre Befriedigung gehe. Sie wollen von der Frau (oder dem Mann) umworben sein, gewollt und auch die Lust des Partners spüren. Die klinische Erfahrung bestätigt diese Hinweise. Hartmann hat auch für die männliche Sexualität eine Adaptation des zirkulären Modells vorgeschlagen (Hartmann 2017).

Weder ausschließlich das lineare noch ausschließlich das zirkuläre Modell scheinen die sexuelle Reaktion des Menschen alleine erklären zu können. Einmal mehr gilt, dass dem individuellen Erleben der Menschen verschiedene Wirklichkeitskonstruktionen zugrunde liegen.

Fazit ist, dass ein integratives biopsychosoziales Verständnis, das die Vielschichtigkeit sexuellen Erlebens, sexueller Motive und sexuellen Handelns integriert, den Problemen und den Anliegen unserer Patienten am ehesten gerecht wird. Kein Modell reicht für sich alleine aus. Die Ergebnisse der Psychotherapieforschung belegen darüber hinaus konsistent, dass Therapiemodell und Technik den geringsten Effekt auf den therapeutischen Erfolg haben, sondern die therapeutische Allianz viel wesentlicher ist (Hartmann 2017). Entscheidender ist die Frage: Kann ich als Therapeut dem Patienten ein für ihn plausibles Erklärungsmodell seines Leidens anbieten? Erschließen sich die Ideen für die therapeutischen Veränderungsschritte schlüssig aus dem Erklärungsmodell? Ist der Patient überzeugt, dass sich die Therapie für ihn lohnt?

Auf der Seite des Therapeuten heißt das, dass er in einem Therapiemodell verankert sein muss. Zu wissen, was man wann warum tut und wann man davon warum abweicht, gibt die therapeutische Sicherheit.

In diesem Buch wird die systemische Psycho- und Sexualtherapie dargestellt. Die Grundannahmen des systemischen Modells werden im nächsten Kapitel beschrieben.

4 Grundannahmen systemischen Denkens

Eine ausführliche Darstellung der Grundannahmen systemischer Konzepte und deren erkenntnistheoretische Einbettung finden sich im Grundlagenband dieser Reihe (Lieb 2014). Hier soll auf die für die Sexualtherapie wesentlichen Begriffe eingegangen werden.

4.1 Wirklichkeitskonstruktion

Die Systemtheorie sieht sich als übergreifendes theoretisches Modell, zu dem wesentlich der Konstruktivismus gehört. Die Systemtheorie ist in vielen gesellschaftlichen Bereichen einsetzbar. Sie hilft in der therapeutischen und beratenden Arbeit mit Einzelnen, Paaren und Familien ebenso wie in der Pädagogik, Organisationsberatung und Supervisionsarbeit. Die störungsspezifische Systemtherapie ist so gesehen nur ein Anwendungsbereich von vielen (Lieb 2014). In der Systemtheorie ist die Beschreibung der Wirklichkeit nicht ohne den beschreibenden Beobachter möglich. »Alles Gesagte ist von jemandem gesagt« (Maturana u. Varela 2009). Das heißt, eine objektive Wirklichkeit, die losgelöst vom Betrachter existiert, gibt es nicht. Für die Darstellung von Problemen sind demzufolge die Personen, die diese Probleme schildern, und der Kontext, in dem sie auftreten, ebenso relevant wie die Probleme selbst, wenn nicht sogar noch wichtiger. Für die therapeutische Situation gilt das ebenso: Alle Beteiligten, Familienmitglieder, Partner und Therapeuten gestalten das Geschehen. Es gibt keinen objektiven Beobachter, der nur von außen ein lebendiges System beschreiben kann. Er ist als Beobachter bereits Teil des Systems.

In der Systemtheorie spielt der Begriff der Kybernetik eine wichtige Rolle. Die Kybernetik beschreibt die Wissenschaft von der Steuerung von Maschinen, lebenden Organismen und von sozialen Systemen. Es wurde mit dem Konzept der Kybernetik versucht, die in einem System, z. B. einer Familie, bestehenden Regeln, nach denen die Interaktionen ablaufen, zu erfassen. Die historisch frühere Kybernetik erster Ordnung ging noch davon aus, dass soziale Systeme von einem außenstehenden Beobachter objektiv beobachtet und beschrieben werden können. Die Erkenntnis, dass alle Beteiligten, also auch der

Beobachter selbst, Einfluss auf das Geschehen und die Beschreibung der Wirklichkeit haben, führte zum Konzept der Kybernetik zweiter Ordnung. Es gibt keine objektive Beobachtung, sondern immer nur eine von der Subjektivität des Beobachters mitbestimmte Beobachtung (von Schlippe u. Schweitzer 2013).

4.2 Autopoiese

Eine weitere Grundannahme der Systemtheorie ist das Prinzip der Autopoiese. Lebende Systeme erzeugen und organisieren sich autonom (Maturana u. Varela 2009). Ein Einfluss von außen ist auf direktem Wege, z. B. durch eine Instruktion, nicht möglich. Klienten und Patienten werden für ihre Bedürfnisse grundsätzlich als kompetent angesehen. Systeme können verstört, aufgerüttelt oder die Beteiligten zu neuen oder anderen Sichtweisen eingeladen werden. Die Verhaltensänderungen, die zu neuen Erfahrungen führen, können aber nur durch die Systemmitglieder selbst vollzogen werden. Alle Appelle »Versuchen Sie mal ..., jetzt machen Sie ...« bleiben erfolglos, wenn es kein intrinsisches Interesse der Beteiligten gibt, das die Aussicht auf Erfolg fürs System mit sich trägt (Lieb 2014). Symptome oder Konflikte können als Versuche verstanden werden, das Überleben des Systems zu sichern. Der Preis für eine Problemlösung kann manchmal so hoch sein, dass neue Probleme entstehen. »Die Lösung ist das Problem«, so hat es Watzlawik beschrieben (von Schlippe u. Schweitzer 2013).

4.3 Kontext

Die Betonung des Kontextes, in dem Verhalten gezeigt wird, Gefühle und Gedanken erlebt und Bewertungen vorgenommen werden, ist ein weiteres wesentliches Merkmal systemischen Denkens. Wie ein Verhalten, eine Äußerung bewertet wird, ob als angemessen oder unangemessen, ob als verstehbar oder unverständlich, hängt nicht nur vom Verhalten selbst ab, sondern maßgeblich von den Betrachtern und von der Situation. Dass eine Frau nach der Geburt eines Kindes keine sexuelle Lust empfindet, wird als völlig normal und angemessen bewertet, kann hormonell, emotional und/oder situativ bedingt sein.

Bei einer gesunden Frau von Mitte 30, die in einer Beziehung lebt und keine Kinder hat, wird ein Mangel an sexueller Lust als Störung gewertet, häufig auch von der Frau selbst. Das ist ein Beispiel für eine situative Kontextabhängigkeit. Der Pornografiekonsum eines Mannes wird möglicherweise ohne Probleme toleriert, solange er Single ist. In einer verbindlichen Partnerschaft aber würde das gleiche Verhalten wahrscheinlich von einer Partnerin als unpassend bewertet.

Allgemein hilft in der Psychotherapie die Beachtung des Kontextes, in dem Symptome auftreten oder Störungen als nicht mehr tragbar erlebt werden. Der Kontext erschließt die Bedeutung, warum etwas nicht mehr auszuhalten ist. Als Metapher mag das Bild des Tropfens, der das Fass zum Überlaufen bringt, dienen. Betrachtet man nur den Tropfen, ist das Erleben unverständlich oder überzogen. »Das ist doch kein Grund, sich so aufzuregen!« Erst der Kontext, dass es bereits ein ganzes Fass solchen Erlebens gibt, d. h. die Person schon viele Male sich so gefühlt hat, macht es nachvollziehbarer. »Es ist einfach ein Mal zu viel gewesen!«

Oft sind es auch nicht die Störungen an sich, sondern die anderen Umstände, die zum Anlass dienen, nach Veränderung zu verlangen.

Beispiel: Es meldet sich ein Paar zur Paar- und Sexualtherapie an. Beide Partner sind Ende 40. Die Therapie wurde vom Mann vorgeschlagen, nachdem eine kurze Affäre seinerseits von ihr aufgedeckt wurde. Nach einigen intensiven Gesprächen hatten sie sich beide entschieden zusammenzubleiben und die sexuelle Problematik, die in einer Lustlosigkeit des Mannes bestand, anzugehen.

Das Beispiel verdeutlicht gut, dass nicht die Lustlosigkeit an sich der Anlass für die Therapie war, sondern erst die Aufdeckung der sexuellen Affäre. Erst im Kontext der starken Verletzung, welche die Frau durch sein Fremdgehen empfand, wurde seine Lustlosigkeit anders »gelesen«. Zur Störung mit Behandlungsbedarf wurde sie erst im Kontext der Verletzung.

4.4 Störungsrelevanz versus Störungsspezifität

Lieb (2014) setzt sich im Grundlagenband zu dieser Reihe mit der Unterscheidung von Störungsrelevanz und Störungsspezifität auseinander. Was störungsrelevant ist, muss nicht störungsspezifisch sein. Eine Intervention kann in relevanter Weise auf eine Störung einwirken, ohne dass sie nur bei dieser Störung wirkt. Für die systemische Haltung von Kontextbezogenheit und Neutralität schlägt Lieb eine Position des Sowohl-als-auch vor. Er nennt es die Position der »sowohl Störungsorientierung als auch Nicht-Störungsorientierung« (Lieb 2014, S. 14). Das bedeutet nicht Beliebigkeit, sondern fragt nach dem hilfreichen Nutzen der einen wie der anderen Betrachtung im jeweiligen Kontext. Wenn ein Patient sein Symptom, z. B. eine Erektionsstörung, als körperliches Problem darstellt, gilt es zunächst zu verstehen, welchen Nutzen diese Beschreibung für ihn hat. Es könnte ihn vielleicht von zu hohen Erwartungen entlasten. Das Symptom ist für ihn eine »körperliche Störung« und könnte störungsorientiert z. B. mit einem erektionsfördernden Medikament behandelt werden. Diese Medikamente, sogenannte PDE-5-Hemmer, fördern den Bluteinstrom in den Penis. Das sind z. B. Sildenafil (Viagra®), Vardenafil (Levitra®) oder Tadalafil (Cialis®).

Wenn derselbe Patient sein Symptom Erektionsstörung aber als Ausdruck einer Beziehungskrise vorstellt, würde dem Hintergrund der Beziehungskrise nachgegangen. Die Bearbeitung des Beziehungskonfliktes ist eine relevante »nicht störungsorientierte« Intervention.

In der Systemtheorie gelten die Systeme Körper, Psyche und soziale Welt als eigenständige Systeme, die auf spezifische Weise miteinander interagieren und sich gegenseitig Umwelt bedeuten. Für sich selbst kennen sie nur die Unterscheidung »Überleben und Nichtüberleben«, nicht die Unterscheidung »krank oder gesund«. Ein Verhalten erhält erst in seinem sozialen Kontext die Bedeutung »krank« oder »gestört«, für sich alleine genommen kann es das gar nicht sein. Lieb (2014) empfiehlt deshalb eine deutliche Trennung zwischen Beschreibung, Bewertung und Erklärung, wenn von »Krankheit« und »Störung« gesprochen wird. So widerspricht es der Systemtherapie nicht, wenn Phänomene als »Störung« beschrieben werden. Aber der Rückschluss, bestimmtes Verhalten, Fühlen oder Denken als Ausdruck einer Krankheit anzusehen, ist unzulässig. Das würde heißen, bestimmtes Denken und Fühlen als gesund oder krank zu bewerten. Im Sinne der Autopoiese ist aber jedes Denken und Fühlen für den Organismus dienlich, auch wenn das Verhalten, das sich daraus ergibt, von außen als »Störung« angesehen wird.

Lieb (2014) schlägt für die störungsspezifische Systemtherapie folgenden Umgang mit Diagnosen vor: Zum einen sollen Klienten so abgeholt werden, dass für sie eine positive Entwicklung begünstigt wird, zum anderen soll aber auch die Kommunikation unter den medizinischen und psychologischen Fachleuten der Systeme in der Gesundheitsversorgung gelingen. Diagnosen sollen im Bewusstsein verwendet werden, dass sie »mögliche Wirklichkeitskonstruktionen« im Sinne einer Zuschreibung von außen darstellen, aber keine Wahrheit an sich bedeuten.

Therapie ist das Resultat einer Veränderung des Systems durch die Kommunikation zwischen Therapeut und Klient, resp. Klienten. Der Wert eines Therapieansatzes bestimmt sich letztlich durch seinen Nutzen für die Patienten. Lieb nennt das die »evaluative Nützlichkeit« (Lieb 2014, S. 20). Wenn andere Therapieschulen nützliche Interventionen bieten, gilt es, diese ins therapeutische Repertoire aufzunehmen, wenn sie der systemtherapeutischen Haltung entsprechen. Weniger die Abgrenzung voneinander als ein hilfreiches Miteinander bringt den therapeutischen Gewinn.

Sexuelle Funktionsstörungen umfassen alle drei Systeme Körper, Psyche und soziale Welt. Die Systemtherapie hat sich lange schwergetan mit der Beachtung und Integration des Systems Körper. In der Psychologie setzt sich immer stärker die Einsicht durch, dass psychische und kognitive Prozesse immer in ein körperliches Erleben eingebettet sind. Dies wird mit dem Begriff Embodiment umschrieben. Das Embodiment-Konzept legt nahe, dass Verstörung und neue Erfahrungen nicht nur durch Einsicht erfolgen, sondern auch durch die Verankerung und Integration körperlicher Erfahrung. So zeigt die Embodimentforschung eindrücklich, wie Körperhaltungen und Bewegungen Empfinden und Entscheidungen beeinflussen (Tschacher u. Storch 2012). Um auf körperlicher Ebene korrigierende Erfahrungen zuzulassen, ist eine Bereitschaft der Person notwendig, sich zu öffnen und damit verletzlich zu zeigen. Diese Bereitschaft gelingt meistens erst dann, wenn dem Symptom, seiner Botschaft und seiner Berechtigung eine wertschätzende Würdigung entgegengebracht wurde und sein Sinn für alle verständlich geworden ist. Wenn z. B. ein Mann mit einer Erektionsstörung damit ein Scham- und Verletzungsgefühl verbindet, etwa als schwacher Mann dazustehen, muss er diese Gefühle annehmen und sie als Ausdruck von verständlicher Angst würdigen können. Erst dann kann er bejahen, dass er trotzdem eine sexuelle Begegnung wünscht und riskieren will, weil er neben Angst auch Mut und Energie kennt und seiner Erektion vertrauen kann.

4.5 Symptom als Kompetenz

Die systemische Therapie betrachtet ein Symptom oder ein problematisches Verhalten zunächst als etwas, das eine sinnhafte Botschaft übermittelt. Ein Symptom wird zwar als belastend erlebt, ist möglicherweise aber mit weniger Angst oder Risiko verbunden als die direkte Konfrontation mit anderen Bedürfnissen. So ist eine Leitfrage: »Für was bietet das Symptom in welchem Kontext einen Lösungsversuch an?« oder »Was stabilisiert das Problem in der Beziehung möglicherweise?«.

Für das Verständnis einer sexuellen Lustlosigkeit kann das z. B. heißen, dass die leidtragende Person mehr Lustvollem in ihrem Beziehungsleben Platz geben will, aber nicht so, wie es gegenwärtig gelebt wird, also im Sinne eines »So macht es mir keine Freude«. Da sie selbst in vielen Alltagspflichten gefangen ist, weiß sie nicht, wie ihrer Lust Platz geben. Die Kompetenz der Lustlosigkeit wäre hier der Hinweis auf etwas Neues. Es kann auch heißen, dass sie unsicher ist, wie ihr Partner auf ihre sexuellen Wünsche reagiert, die sie bisher nicht zu äußern wagte aus Sorge, er könne sich verletzt oder abgelehnt fühlen. Die Lustlosigkeit könnte dann als Appell an den Partner verstanden werden, dass er nachfragen sollte, was sie sich denn wünsche, sodass sie sich mit weniger Angst äußern könnte.

Als Systeme können hier sowohl die jeweils einzelne Person als auch das Paar angesehen werden. Durch das Miteinanderleben zweier Partner wird ein neues System geschaffen, das mehr ist als die Summe seiner Einzelteile. Die Bedeutung des Paarseins unterscheidet sich für die beiden Partner. Konflikte sind einerseits wegen der Unterschiedlichkeit der Partner unvermeidbar, andererseits auch wegen divergierender intraindividueller Wünsche. Sich als Teil einer Beziehung zu spüren, schafft Sicherheit und Bindung. Ein individuelles Bedürfnis nach Freiheit und Autonomie kann eine Paarbeziehung aber auch bedrohen. In der Konstruktion der Wirklichkeit einer Paarbeziehung spielt die Kommunikation der Partner in ihr und über sie eine wesentliche Rolle. Die große Bedeutung der Kommunikation der Partner miteinander und übereinander wird auch in der syndyastischen Sexualtherapie betont (Ahlers 2015).

Die Systemtherapie legt einen Schwerpunkt im Verständnis sexueller Störungen auf ihre kommunikative Botschaft und ihre Bedeutung in ihrem jeweiligen Kontext. Ein sexuelles Symptom kann als Botschaft an den Partner oder als Aussage über das Selbsterleben verstanden werden. Das Symptom Lustlosigkeit könnte heißen: »Ich habe keine Lust auf Sex mit dir!« Es könnte aber ebenso heißen: »Ich habe keine Lust auf Sex - egal ob mit dir oder mit jemand anderem!« Entscheidend ist zu verstehen, welche Botschaft von wem an wen gesandt werden soll. Die kommunikative Bedeutung erschließt sich erst im Kontext des Paares. Sexuelle Prozesse sind nie ohne den Kontext zu betrachten, in dem sie stattfinden.

Das Modell der doppelten Kontrolle sexueller Erregung, das sogenannte Dual Control Model von Bancroft beschreibt, dass sexuelle Erregung sowohl durch ein erregendes wie ein hemmendes neurophysiologisches System gesteuert wird. Die Steuerung dieser beiden Systeme erfolgt unabhängig voneinander. Eine sexuelle Hemmung stellt demnach eine physiologische Reaktion auf äußere Stressbedingungen dar (Bancroft et al. 2009). Sie ist nicht zwingend problematisch, sondern eine adaptive Leistung des Organismus unter bestimmten Umständen. Clement geht noch einen Schritt weiter und sieht in der sexuellen Hemmung »das Potential einer Lösung und einer Ressource« (Clement 2004, S. 33).

5 Systemische Perspektiven auf die Sexualität

5.1 Koevolution und Kollusion

Das sexuelle Leben der meisten Menschen findet in den westlichen Gesellschaften nach wie vor in verbindlichen und auf Liebe aufbauenden Beziehungen statt (Schmidt et al. 2006; Willi 2002). In der ökologisch-systemischen Psychotherapie von Jürg Willi wird der Wechselwirkung von Menschen in verbindlichen Beziehungen eine wesentliche Bedeutung für die psychische Gesundheit zugeschrieben. Partner unterstützen sich, sie fordern sich ermutigend und anregend heraus, aber sie begrenzen sich auch und leisten Widerstand gegen die Wünsche des Partners. Die persönliche Entwicklung vollzieht sich stets in Wechselwirkung mit der Entwicklung des Partners. Willi nennt dies »Koevolution« (Willi 1996). Partner schaffen sich eine gemeinsame innere und äußere Welt, die ihnen Identität, Sicherheit und Sinn gibt. Das gilt auch für die sexuelle Entwicklung. Eine Liebesbeziehung ist aber nicht nur Quelle von Glück und Zufriedenheit, sondern schließt Leid und Schmerz, Begrenzung und Verzicht ein.

Die Entstehung psychischer Symptome ist für Willi oft Ausdruck von bereits eingeleiteten, aber blockierten Entwicklungen in der Beziehungsgestaltung. Ereignisse im Vorfeld der jetzigen Problematik haben relevante Bedeutungen für das psychische Erleben der Partner sowie für ihre Beziehung mit sich gebracht und erzwingen eine Veränderung.

Deshalb fokussiert der Ansatz der Koevolution in besonderem Maße auf anstehende Entwicklungsaufgaben der Personen in ihrer Beziehung, d. h., für sexuelle Fragestellungen lässt sich die Suchbewegung folgendermaßen formulieren: »Wenn diese Luststörung/diese Erektionsstörung Sie auf eine wichtige anstehende Entwicklung für Sie persönlich und/oder in Ihrer Beziehung hinweisen möchte, welche könnte das sein?«

Mit »Kollusion« meint Willi ein Verharren in starren Beziehungsmustern, die aus Angst nicht aufgegeben werden und die deshalb eine Flexibilität und/oder notwendige Veränderungen in einer Beziehung verhindern.

Für ihn sind drei Dimensionen in der funktionalen Beziehungsgestaltung wesentlich: Erstens besteht eine gute Abgrenzung der Partnerschaft nach innen (der Partner zueinander) und nach außen (der Paarbeziehung von anderen Freundschaften). Zweitens werden Verhaltensweisen der Partner in einer »regressiv-kindlichen« und »progressiv-erwachsenen« Position nicht als starre Persönlichkeitszuschreibungen, sondern als flexible Positionen angesehen, die sich gegenseitig bedingen. Drittens sollten die Selbstwertgefühle der Partner in einer ausgewogenen Balance stehen. Verharren Partner in ihrem Verhalten unflexibel auf einem Pol, z. B. dem regressiven oder progressiven, wird die Beziehung über die Zeit unlebendig, rigide und oft sind psychische Symptome die Folge. Im Sexuellen kann das heißen, dass der eine Partner den Wunsch nach Sex besetzt mit der Position »Ich will« und der andere die Ablehnung »Ich will nicht«. Aus der starren Position kann keiner heraus, ohne Gefahr zu laufen, seine Selbstbestimmung aufzugeben. Wird die Perspektive auf eine Dynamik der Koevolution gerichtet, kann darauf umgelenkt werden, für welche Anliegen das »Ich will«, resp. das »Ich will nicht« stehen - in der Sexualität und in anderen Dimensionen der Beziehung.

5.2 Vom Nichtkönnen zum So-nicht-Wollen

Nach wie vor orientieren sich die meisten sexualtherapeutischen Ansätze an einem Paradigma sexuellen Funktionierens, in dem sexuelle Aktivität als normal, gesund und erstrebenswert angesehen wird. Und sie soll zufriedenstellend sein. Die Idee des »Nicht-könnens« passte in den Anfängen der Sexualtherapie gut zum Verständnis sexueller Funktionsstörungen. Es geht etwas nicht, was natürlicherweise gehen sollte. Für die heute am häufigsten vorkommenden Appetenzstörungen bietet diese Idee aber kein ausreichendes Modell. Wird Lustlosigkeit jedoch als eine Kompetenz der Person gesehen, kann sie als ein »Nichtwollen« oder ein »So-nicht-Wollen« verstanden werden, und es öffnet sich ein Fenster für die Suche nach dem, was denn stattdessen gewollt wird (auch wenn das nicht immer gleich benannt werden kann).

Häufig bringen Patienten ihre Klage mit den Worten vor: »Ich will ja, aber ich kann nicht!« Sie stellen einen Widerspruch zwischen ihrer (willentlichen) Absicht und ihrem (autonom funktionierenden) Körper dar. Aus der Sicht der Systemtherapie kann dieser scheinbare Widerspruch als Ausdruck einer Ambivalenz gelesen werden, die in etwa besagt: »Ich will, aber ich will auch nicht!« Körper und Psyche werden als zwei Seiten eines inneren Konfliktes angesehen. Es gilt der Ambivalenz Raum zu geben und das Wollen beider »Systeme« als relevant anzusehen. Eine weiterführende Frage würde allgemein gesprochen z. B. lauten: »Was möchte Ihnen Ihr Körper sagen, was er will oder nicht will?«

Diese Lesarten führen für die Partner zu einer größeren Konfrontation mit ihren unterschiedlichen sexuellen Wünschen. Der therapeutische Fokus verfolgt damit weniger das Ziel einer Angstminimierung als einer Angsttoleranz mit der Folge einer größeren Konflikttoleranz (Schweitzer u. von Schlippe 2012). Die Differenz der sexuellen Interessen der Partner wird stärker betont als ihre Übereinstimmung.

5.3 Die Differenz der sexuellen Profile

Das sexuelle Profil zweier Menschen ist so verschieden wie es auch die Fingerabdrücke sind. In einer sexuellen Interaktion begegnen sich zwei Menschen, deren sexuelle Profile, gesehen als Ganzheit ihrer sexuellen Wünsche und Vorlieben, unterschiedlich sind. Diese Unterschiede spielen in der Anfangsphase einer verbindlichen Beziehung kaum eine Rolle. In dieser Zeit dient die sexuelle Begegnung der Schaffung der Identität als Paar. Gemäß der Systemtheorie heißt das, dass überhaupt erst durch die Kommunikation der Partner über ihre Verbindung das »System Paar« erschaffen wird. Der gemeinsame Sex ist dabei höchst identitätsstiftend. Dieser Anfangsprozess lässt die Unterschiede der sexuellen Wünsche zugunsten der zu schaffenden Gemeinsamkeit in den Hintergrund treten. Mit der Zeit aber lassen sich die unterschiedlichen sexuellen Wünsche nicht verbergen und sie treten wieder mehr hervor. Wird aber die Unterschiedlichkeit der Partner dauerhaft vermieden, entsteht das, was Clement den Verbleib auf dem »kleinsten gemeinsamen Nenner« nennt (Clement 2004). Ein Kompromiss, der zwar Bedrohung vermeidet, aber Erotik und Begehren vermindert. Sehr häufig beschreiben Klienten in einer kritischen Phase ihrer Beziehung, dass »das Problem« schon von Anfang an bestanden habe, aber man dem wenig Beachtung geschenkt hatte oder hoffte, es werde sich noch verändern. Darin spiegelt sich die Vermeidung der Konfrontation gut wider.

5.4 Bekanntes und Ungenanntes

Jeder Mensch hat Seiten seiner Sexualität, die er mit seinem Partner auslebt, und solche, die er für sich behält. In einer lang dauernden Beziehung hat sich im Sex oft eine Vertrautheit und Routine eingestellt. Was sexuell miteinander geschieht, baut auf dem auf, was voneinander bekannt ist und was sich Partner schon als Gemeinsamkeit aufgebaut haben. Das schafft Sicherheit und Vorhersehbarkeit. Wenn sich die gelebte Sexualität aber auf der vertrauten Gemeinsamkeit ausruht, bleibt für Erotik und Begehren wenig Platz. Lust, Aufregung und Freude leben von der Unvorhersehbarkeit des Moments, von der Überraschung und dem Unerwarteten.

Wenn Partner selbstunsicher sind oder große Verlassenheitsängste haben, werden sie sich schneller von der unbekannten sexuellen Seite des Partners bedroht fühlen. Ebenso vermeiden sie, dem Partner eigene nicht gelebte sexuelle Wünsche zu offenbaren aus Sorge, er könne entsetzt oder mit Rückzug reagieren. Lebendigkeit und Bewegung entstehen allerdings erst an der Schwelle zwischen dem, was schon kommuniziert, d. h. bekannt ist, und dem, was bisher noch nicht benannt wurde. Abbildung 3 verdeutlicht diese Dynamik. Die Gründe dafür können vielfältig sein. Vielleicht wird das Ungenannte als bedrohlich angesehen, vielleicht entwickelte es sich erst im Laufe der Zeit. Clement nennt das den »exkommunizierten Bereich«. Die intime Begegnung der Partner an der Grenze zwischen bekannten und ungenannten sexuellen Wünschen braucht eine Bindungssicherheit. Mit der Öffnung intimer, höchst persönlicher Bereiche ist immer das Risiko der Verletzlichkeit verbunden. Allerdings ermöglicht auch erst diese Öffnung ein Erleben von tiefer Nähe, Hingabe und Verbundenheit.

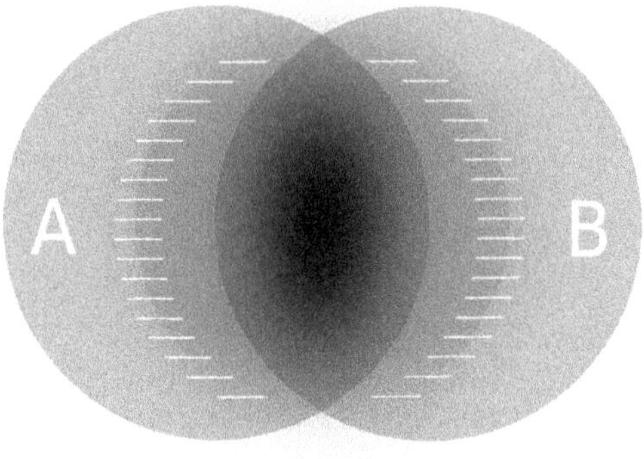

Abb. 3: Bekannte versus ungenannte Bereiche der Sexualität (modifiziert nach Clement 2014)

5.5 Der Unterschied zwischen Liebe und Sexualität

Liebe und Sexualität gelten in der romantischen Beziehungsvorstellung als eng miteinander verwoben. Lange galt die Überzeugung: Stimmt die Liebe, ist auch die Sexualität erfüllend. Eine Liebesbeziehung gehört im Erwachsenenalter heute zu den wichtigsten und innigsten Beziehungen. Das Gefühl, zu lieben und geliebt zu werden, nährt sowohl den Selbstwert wie das Gefühl der sicheren Bindung (Bruchhaus Steinert 2017). Die gemeinsame Sexualität wird auch heute noch für die meisten Paare als Bestätigung der Liebesbeziehung erlebt. Dennoch folgen die Bedürfnisse nach Liebe und nach Sex nicht der gleichen Logik. Im Kontext von Liebe wird an Nähe, Innigkeit, Vertrautheit, gegenseitige Fürsorge, Zugehörigkeit, kurz Bindung und Sicherheit gedacht. Das Wohlergehen des geliebten Menschen steht im Zentrum des eigenen Handelns. Zeitlich gesehen ist das Ideal der Liebe lang, »für immer«. Demgegenüber lebt das Gefühl des sexuellen Begehrens viel stärker von der Aufregung, der Neugier, dem Unbekannten, vom Verlangen, etwas haben zu wollen, was man noch nicht hat. Es ist egoistisch. Es wird belebt durch die Gratwanderung am Rande des Erlaubten. Die zeitliche Dimension ist der Moment im Hier und Jetzt.

In der Phase der Verliebtheit ist das sexuelle Begehren selten ein Problem. Dann steht das Neue, das Aufregende im Zentrum. Es wird zudem durch eine Mischung aus Mut zum Risiko und anregendem Angstlevel verstärkt. Die gemeinsame Sexualität wird als beziehungsbildend erlebt. In lang dauernden Beziehungen ist eine Identität als Paar entstanden, die auf Vertrauen und Bindung setzt. Neues, Fremdes oder anderes kann diese Bindung stärker bedrohen als am Anfang. So gesehen stehen sich Liebe und sexuelles Verlangen manchmal im Wege. Für eine erfüllte Partnerschaft sind beide wichtige Bereiche, aber sie sind nicht deckungsgleich. In einer lebendigen Beziehung bleibt eine Spannung zwischen Liebe und sexueller Anziehung bestehen.

Eine sexuelle Lustlosigkeit kann Ausdruck einer zu großen Harmonisierung und zu geringen Abgrenzung der Partner sein, sodass das sexuelle Verlangen gar keinen Spielraum mehr hat. Das Bedürfnis nach Sicherheit und Bindung ist dann so fragil, dass es die Wahrnehmung der grundsätzlichen Getrenntheit der Partner oder eines möglichen Verlustes nicht aushält. Jemanden zu begehren, der einem so wichtig und nah ist wie der Partner, macht das Risiko offensichtlicher, ihn verlieren zu können. Dieser zentralen Gefahr emotionalen Lebens lässt sich aber nicht ausweichen (Mitchell 2004). Der Spannungsbogen zwischen Autonomie- und Bindungswünschen ist Teil jeder lebendigen innigen Beziehung.

Wenn es in der sexuellen Begegnung langjähriger Partner aber um mehr als die Performance gehen soll, nämlich um Hingabe und Authentizität, dann ist das Gefühl zu lieben und geliebt zu werden eine wichtige Grundlage. Auf dem Boden einer sicheren Bindung kann Sexualität als erotisches Spiel und »sicheres Abenteuer« genossen werden (von Sydow & Seiferth 2015).

5.6 Die Konstruktion des Unterschieds von Männern und Frauen

Die kanadische Sexualforscherin Peggy Kleinplatz fand heraus, dass es keinen relevanten geschlechtsbezogenen Unterschied in der subjektiven Bewertung von »optimalem Sex« zwischen Männern und

Frauen gibt. Die Unterschiede finden sich interindividuell, d. h., Männer unterscheiden sich von anderen Männern und Frauen von anderen Frauen (Kleinplatz et al. 2009).

So stellt sich die Frage: Ist die Herausstellung von Unterschieden zwischen weiblicher und männlicher Sexualität nur eine Konstruktion?

Studien zeigen, dass die subjektiv wahrgenommene und die genitale Erregung bei Frauen sehr diskrepant sein können. So wurde verglichen, ob und wie sich bei der Betrachtung von Bildmaterial sexuellen Inhalts die Reaktion von Männern und Frauen und die subjektive Wahrnehmung ihrer Erregung unterscheiden. Bei Frauen fand sich eine größere Diskrepanz zwischen subjektiv wahrgenommener Erregung (mentale Bewertung) und vaginaler Durchblutung (als Maß der genitalen Erregung), während Männer eine größere Übereinstimmung aufwiesen (Chivers et al. 2010). Wird aber anstatt in der Vagina die Messung der Erregung an den Schamlippen oder der Klitoris vorgenommen, ergibt sich eine viel größere Übereinstimmung der subjektiv wahrgenommenen und der genitalen Erregung bei Frauen. Auch die geschlechtsbezogenen Unterschiede verringern sich deutlich (Kleinplatz 2011; Kukkonen et al. 2007). Es stellt sich die Frage, ob hier nicht Unterschiede durch die Messmethode erzeugt wurden?

Kleinplatz setzt noch an einer weiteren Beobachtung an, um die Konstruktion eines Unterschieds zwischen Männern und Frauen infrage zu stellen. Mit der Einführung der PDE-5-Hemmer ist es für Männer leichter, ihre physische Erregung zu fördern oder aufrechtzuerhalten. Der Fokus der Sexualität wird dadurch stark auf Erektion, Penetration und Geschlechtsverkehr gelegt. Nach der subjektiven Erregung des Mannes wird kaum noch gefragt. »Will ich wollen? Spüre ich ein Verlangen?« ist unwichtig geworden. Es wird aufs Können, d. h. auf die funktionale Leistung fokussiert. Der Nutzen der PDE-5-Hemmer steht außer Frage. In der klinischen Praxis wird aber immer häufiger beobachtet, dass mehr Männer unter einer verzögerten Ejakulation und mangelnder Befriedigung leiden. Mit den PDE-5-Hemmern können Männer »leistungsfähiger« bleiben, aber manche empfinden weniger Lust dabei und kommen deshalb schwerer zum Orgasmus (Beckman et al. 2008; Kleinplatz 2008). Interessant ist darüber hinaus die klinische

Beobachtung, dass viele Männer ein Rezept über PDE-5-Hemmer gar nicht einlösen.

Auch das zirkuläre Modell sexueller Erregung von Basson, nach dem der sexuellen Aktivität nicht zwangsläufig eine sexuelle Lust vorausgeht, dient nicht für empirisch gesicherte Geschlechtsunterschiede in der sexuellen Reaktion (siehe auch Kap. 3). Etwa gleich viele Frauen bejahen jeweils das linear angelegte Modell von Masters und Johnson/Kaplan oder das zirkuläre von Basson (Sand a. Fisher 2007). Im zirkulären Skript kann der Beginn einer sexuellen Handlung durch Entscheid gefällt werden. Die sexuelle Lust wird erst im Laufe des sexuellen Tuns wahrgenommen. Gemäß einer dänischen Studie überwiegen für Männer die Modelle von Masters und Johnson oder Kaplan, bei Frauen teilt sich die Zustimmung zu gleichen Teilen auf (Giraldi, Kristensen a. Sand 2015). In beiden Studien bejahen Frauen, die unter einer sexuellen Störung leiden, das Modell von Basson häufiger. Im Gegensatz zu den Befunden der dänischen zeigt eine australische Studie, dass sich Männer mit und ohne sexuelle Dysfunktion in einem modifizierten zirkulären Modell am besten wiederfanden (Connaughton, McCabe a. Karantzas 2016).

Das Erleben von Sexualität scheint also vielfältig und lässt sich nicht in ein universelles Modell packen. Unterschiede zwischen männlicher und weiblicher Sexualität mögen existieren, aber es scheint, dass es ebenso viele Ähnlichkeiten gibt. Die Unterschiede von Mann zu Mann oder von Frau zu Frau scheinen größer als die Unterschiede zwischen den Geschlechtern.

Dem systemischen Leitsatz »respektvoll gegenüber Menschen und respektlos gegenüber Überzeugungen« folgend, hilft eine therapeutische Haltung von Unvoreingenommenheit und Neugier, um das Interesse für die Menschen mit ihren persönlichen Wirklichkeiten und mit ihren persönlichen Anliegen ins Zentrum zu rücken.

Wenn neben der sexuellen Funktionsfähigkeit auch die sexuelle Zufriedenheit beachtet wird, könnte die Sexualität in der ganzen Breite ihres Erlebens gesehen werden. Weniger die Frage »Was bringe ich sexuell?« als vielmehr die Frage »Wer bin ich als sexuelles Wesen?« wird wichtig.

5.7 Exkurs: Was ist großartiger Sex?

Wann wird das sexuelle Tun von einer Person als stimmiges sexuelles Sein erlebt? Wann fühlt sich eine Person mit dem, was sie in ihrer Sexualität erlebt, emotional erfüllt? Um welchen Sex geht es, wenn es weniger um die sexuelle Performance geht, also um die Frage »Funktioniere ich richtig und mache ich es gut«? Die Frage »Haben Sie Probleme beim Sex?« fokussiert auf ein Defizit. Wird gefragt: »Was ist für Sie guter Sex?«, rücken Kompetenz und erfüllende Sexualität in den Fokus der Aufmerksamkeit.

Kleinplatz hat sich dieser Frage gewidmet. Anstatt zu fragen, wann Personen zufriedenstellenden Sex hatten, wollte sie wissen, wann sie großartigen Sex erlebt haben. Ihre Leitfrage war: Welcher Sex ist so wunderbar, dass eine Person dieses Erleben gerne wiederholen würde und sich für diese Form sexueller Begegnung immer wieder aufs Neue einlassen möchte? Wie sieht der Sex aus, der es wert ist, gewollt zu werden, der »sex worth wanting« (Kleinplatz et al. 2009)? Sie führte dazu Interviews mit drei Gruppen von Personen durch, die sie als »besondere Experten« ansah. Ziel war es herauszufinden, welche Eigenschaften für die »besonderen Experten« das Erleben optimaler Sexualität ausmachen. Die ersten beiden Gruppen waren Personen, die »optimalen Sex« erlebt hatten. Die eine Gruppe waren Menschen, die über 60 Jahre alt und seit mindestens 25 Jahren mit ihrem Partner zusammen waren. Die andere Gruppe waren sogenannte »sexuelle Minderheiten« wie Homosexuelle, Bisexuelle, Polyamouröse u. Ä. Diese beiden Gruppen nannte sie die »großartigen Liebhaber«. Die dritte Gruppe bestand aus Sexualtherapeuten, die als professionelle und sachverständige Experten befragt wurden.

Kleinplatz überraschten zwei Ergebnisse: 1) In den ersten beiden Gruppen, den »großartigen Liebhabern«, zeigte sich wider Erwarten kein Unterschied bezogen auf die Aussagen zu optimaler Sexualität, weder zwischen Männern und Frauen noch zwischen heterosexuellen Langzeitpartnern und sexuellen Minderheiten. Ein unerwarteter Unterschied zeigte sich zwischen den Aussagen der »großartigen Liebhaber« und denen der Sexualtherapeuten. Letztere postulierten nämlich einen Unterschied zwischen den Geschlechtern. Sie glaubten, dass für großartigen Sex bei Frauen der Beziehungskontext wichtiger sei als bei Männern, dass für Männer jede Art von Sex gemeint sei und dass großartiger Sex sexuelles Funktionieren voraussetze. Sie gaben an, Ältere hätten weniger guten Sex aufgrund von Krankheit und sexueller Dysfunktion. Die »großartigen Liebhaber« selbst sahen das anders. Für sie war das Erleben von großartigem Sex keine Frage des Alters. Die Sexualtherapeuten erachteten zudem eine monogame, lang dauernde Beziehung als Voraussetzung für optimalen Sex. Die »großartigen Liebhaber« hingegen beschrieben, großartigen Sex sowohl mit langjährigen Partnern, einem guten Freund oder auch einem Fremden erlebt zu haben (Kleinplatz et al. 2013). Wie lässt sich dieser Unterschied erklären? Sexualtherapeuten haben es in ihrem klinischen Alltag mit sexuellen Dysfunktionen zu tun. Daraus entwickeln sie eine eher defizitorientierte Wirklichkeitskonstruktion.

1. Präsenz:	ganz auf den Moment fokussiert sein, körperlich und mental.
2. Verbundenheit:	sich mit dem Partner in dem Moment eng verbunden fühlen, synchron gehen, unabhängig davon ob die Beziehung einige Stunden oder viele Jahre dauerte.
3. Intimität:	gemeint als tiefe vertrauensvolle Nähe in langjähriger Beziehung, die Wertschätzung und gegenseitige Fürsorge umfasst.
4. Empathie und Kommunikation:	eine besonders intensive verbale und nonverbale Kommunikation, die als umfassendes Miteinandersein von den Partnern vor, beim und nach dem Sex erfahren wird.
5. Authentizität:	völlig sich selber sein können, ungehemmt und dabei ganz offen.
6. Transzendenz:	verbunden mit einem Gefühl von Glückseligkeit, Frieden und Zeitlosigkeit.
7. Risikobereitschaft:	sich dem anderen zu öffnen, mit Erkundungsfreude an sich selbst und dem anderen, verbunden mit Humor und Vitalität.
8. Verletzlichkeit und Hingabe:	sich ganz in die Hände des anderen begeben haben, wie das Gefühl von einer Klippe zu springen und doch ganz sicher zu sein.

Tab. 3: Komponenten großartiger Sexualität (nach Kleinplatz et al. 2009)

Die Aussagen der 44 befragten Personen ergaben übereinstimmend die in Tabelle 3 aufgelisteten acht Komponenten für das Erleben optimaler Sexualität (Kleinplatz et al. 2009).

Aufgrund der Befunde kommt Kleinplatz zu der Überzeugung, dass das erotische Potenzial der Menschen über die körperliche sexuelle Funktionsfähigkeit hinausgeht. Für die Sexualtherapie ist es eine lohnende Aufgabe, den vielschichtigen Dimensionen menschlicher Sexualität Rechnung zu tragen. Deshalb greift die alleinige Frage nach der sexuellen Funktionsfähigkeit zu kurz. Sie führt zu oft frustrierenden oder langatmigen Therapien mit mittelmäßigem Erfolg. In der Sexualität (wieder) Sinn und individuell Wertvolles zu erfahren, zielt auf eine sexuelle und persönliche Reife. Reife ist hier gemeint als eine gelassene, differenzierte Haltung und Akzeptanz der eigenen Person, die um ihre Stärken ebenso weiß wie um ihre Schwächen. Die Dominanz auf eine Sexualität, die sich an sexueller Leistung, Jugendlichkeit und Normalität orientiert, könnte durch Authentizität, Lebendigkeit und Kreativität ersetzt werden.

6 Systemisches Störungsmodell

Wie lassen sich nun sexuelle Funktionsstörungen mithilfe dieser Annahmen und Konzepte aus einer systemischen Perspektive verstehen?

6.1 Systemische Perspektive sexueller Störungen

Ein wesentliches Kriterium sexueller Funktionsstörungen ist die Beeinträchtigung der Sexualität mit einem Partner. Trotzdem fokussieren Erklärungsmodelle nach wie vor stark auf biologische oder individualpsychologische Faktoren. Die systemische Perspektive gewichtet die biologischen, die individualpsychologischen und die interaktionellen Faktoren gleichwertig. Dabei werden insbesondere auch die Folgen aufrechterhaltender Verhaltensweisen beachtet, wie sie sich oft in der interaktionellen Dynamik aufbauen. Das könnte z. B. bei einer Lustlosigkeit so zum Ausdruck kommen:

> »Ich habe immer wieder die Initiative für Sex übernommen. Aber du hast mich so oft zurückgewiesen. Ich will nicht mehr abgewiesen werden. Dann lasse ich es lieber sein, überhaupt anzufangen.« – »Du bemühst dich gar nicht mehr um mich, bist nie liebevoll zu mir und zeigst mir, dass du Lust auf mich hast. Für mich heißt das, du hast kein Interesse mehr an mir. Da kann ich aber auch nicht auf dich zugehen.«

Ob hier z. B. eine hormonell bedingte Luststörung des einen Partners (biologischer Faktor) der Auslöser war, eine vorübergehende Depression (individualpsychologischer Faktor) oder ein Beziehungskonflikt (interaktioneller Faktor), führt an diesem Punkt wahrscheinlich wenig weiter. Hilfreicher kann es sein, die erstarrten Positionen einer Vorwurfs- und Verteidigungshaltung als aufrechterhaltendes Schutzverhalten zu verstehen und Schritte der Partner aufeinander zu wieder zu unterstützen.

Seit der Jahrtausendwende wurden Konzepte sexueller Störungen aus systemischer Perspektive entwickelt (Clement 2004, 2016; Eck 2014). In der Dynamik von Luststörungen geht Clement zum einen von Ambivalenzen des Begehrens aus, die sich auf einer psychischen und einer biologischen Ebene erfassen lassen. Dabei funktionieren beide Systeme für sich autonom, d. h. autopoietisch. Das Lustsystem lässt sich hier als Repräsentant des biologischen Systems verstehen. Signale oder Fantasien werden körperlich als erregend oder nicht erregend erlebt. Diese Reaktion ist unwillkürlich, spontan und unbewusst. Sie ist somit nicht willentlich steuerbar oder beeinflussbar. Welche Signale und Fantasien als körperlich lustvoll erlebt werden, ist individuell verschieden. Demgegenüber funktioniert das Wertesystem auf der psychischen Ebene. Es orientiert sich an der Bewertung sexueller Interaktion und sexueller Aktivität und hat gelernt, zwischen gewünscht und unerwünscht zu unterscheiden. Das Wertesystem ist willkürlich beeinflussbar. Es ist subjektiv und orientiert sich zum einen an der sozialen Erwünschtheit und zum anderen an den Wünschen an die Paarbeziehung, wie z. B. Wünschen nach Sicherheit und Zugehörigkeit.

Wenn subjektives Lust- und Wertesystem zu stark im Widerspruch stehen und sich blockieren, kann es auf der Verhaltensebene zur Stagnation kommen. Der Ambivalenzkonflikt zwischen widersprüchlichen Bedürfnissen kann sich als Lustlosigkeit zeigen. Die Lustlosigkeit kann so als Opfer des sexuellen Begehrens zugunsten der Beziehungs- oder der Autonomiewünsche verstanden werden (Clement 2016; Meana 2010). Wenn z. B. eine Frau sexuell erregt wird durch die Fantasien und das Verhalten von Dominanz und Beherrschung, sie aber mit einem Frauenbild von Passivität groß geworden ist, so kann eine Konfliktspannung zwischen den sexuellen und den Beziehungswünschen entstehen, die in Form einer Lustlosigkeit die als unpassend bewerteten sexuellen Wünsche ausblendet.

Zum anderen spielt die Dynamik des Gebens und Nehmens auch in der sexuellen Beziehung eine Rolle. In jeder menschlichen Beziehung, die als befriedigend erlebt wird, muss auf lange Sicht die Balance subjektiv passen. Die Metapher einer Handelsbilanz kann das gut verdeutlichen: Gerät auf lange Sicht die subjektiv erlebte Balance von Geben und Nehmen in Schieflage, bestimmen Kränkungen das Verhalten, auch das sexuelle. Der eine bekommt nicht, was er will. Und der andere läuft mit dem, was er zu geben hat, ins Leere (Clement 2016). Vorwürfe, Schuldgefühle und Rechtfertigungen bestimmen dann die Kommunikation im Paar. Es kommt zu einer erstarrten und von Verteidigung gelenkten Kommunikation. Jeder Partner handelt so, dass er nicht noch mehr verliert, anstatt sich die Chance zu geben, (wieder) etwas zu gewinnen. In der sexuellen Kommunikation heißt das, dass die Verweigerung, das »Nein« zum Sex, das »Sichverschließen« zunächst die Kränkung im Ausgleich von Geben und Nehmen lindert.

Eine neue Haltung auf der Seite des Gebens könnte aus der Stagnation heraushelfen. Das wäre eine Haltung selbstgewählter Großzügigkeit. Sie würde nicht auf den Ausgleich von Geben und Nehmen fokussieren, sondern aus der Freude am Geben ohne Berechnung und Gegenleistung (Clement 2016). Geben wird als selbstbestimmtes Schenken gesehen, als die Lust am Geben und nicht mehr als Verlust, als »Nachgeben oder Hergeben«. Das Geben selbst wird zur Quelle von Lust. In der Folge kann auch das Nehmen als Geschenk angenommen werden, ist aber ebenso nicht mehr mit der Pflicht zur Gegenleistung verbunden.

In einer für beide Partner befriedigenden Sexualität müssen die Wünsche beider Partner Beachtung finden. In einer Haltung des »Gebenwollens« ist eine Selbstwahrnehmung der Fülle möglich, nach dem Leitsatz: »Ich habe viel zu geben und das macht mich selbst emotional immer reicher.« Aus der Haltung der Verweigerung wird eine Haltung der Großzügigkeit.

6.2 Die 9-Felder-Tafel als integratives Modell

Für eine übersichtliche und integrierende Erfassung der biologischen, individualpsychologischen und interaktionellen Faktoren hat Bitzer die »9-Felder-Tafel« entworfen (Bitzer, Giraldi a. Pfaus 2013). Sie hat sich in der klinischen Praxis sowie in der sexualmedizinischen und sexualtherapeutischen Weiterbildung bewährt. Sie hilft, die verschiedenen Ebenen eines integrativen, multidimensionalen Modells systematisch und in ihrer jeweiligen Bedeutung für das vorliegende Problem zu erfassen. Abbildung 4 zeigt die 9-Felder-Tafel zum Verständnis sexueller Störungen als Grafik.

Faktoren	Biologische Faktoren	Individualpsychologische Faktoren	Sozial-interaktionelle Faktoren
Prädisponierende Faktoren			
Auslösende Faktoren			
Erhaltende Faktoren			

Abb. 4: 9-Felder-Tafel (nach Bitzer, Giraldi a. Pfaus 2013)

Im Folgenden sollen exemplarisch für häufige sexuelle Funktionsstörungen mögliche Erklärungen aus systemtherapeutischer Sicht dargestellt werden - unter der Annahme, dass es sich jeweils nur um *eine* Hypothese handelt. Bestimmend ist immer die Perspektive des Patienten und ob eine Erklärung für ihn Sinn macht und sich daraus anschlussfähige Interventionen ergeben (siehe auch Kap. 4).

6.3 Störungen der männlichen sexuellen Funktion

Sexuelle Funktionsstörungen des Mannes sind kein neues Phänomen. Die erektile Dysfunktion gilt als alters- oder gesundheitsbedingtes Nachlassen der sexuellen Komponente von Männlichkeit. Mit den PDE-5-Hemmern kann die körperliche Komponente nachlassender Erektionsfähigkeit gut behoben werden. Jeder siebte Mann in höherem Alter hat gemäß einer amerikanischen Studie schon Medikamente zur Steigerung der sexuellen Funktionsfähigkeit eingenommen (Lindau et al. 2007). Darüber hinaus nehmen die Luststörungen bei Männern zu. Appetenzstörungen sind aber im üblichen Skript männlicher Sexualität nicht vorgesehen. Das sexuelle Verlangen des Mannes gilt als unkompliziert, als stets vorhanden und vor allem testosterongesteuert:

»Er kann immer!« Dieser Mythos herrscht auch in den Köpfen der Partnerinnen vor (Hartmann 2017). Hinter dem Symptom Erektionsstörung verbirgt sich nicht selten eine Luststörung. Denn bei Männern, die keine Lust auf Sex haben, bleibt die Wirkung der PDE-5-Hemmer oft schwach oder ganz aus. Eine Hypothese zur männlichen Luststörung bezieht sich auf die beziehungsdynamische Seite. Die sexuelle Aktivität in der Partnerschaft ist vorhersehbar und dadurch weniger interessant geworden. Die Lust wird in einen verborgenen Bereich verlagert, z. B. in die Masturbation und Pornografie. In der Folge fließt die sexuelle Energie noch weniger in die Partnerschaft, das Symptom Luststörung wird verstärkt. Klagen wie »Wir hatten am Anfang eine gute Sexualität, aber jetzt habe ich einfach keine Lust mehr« sind häufig. Wenn hier Leitfragen wie »Auf was genau haben Sie keine Lust mehr?« und »Auf welchen Sex hätten Sie Lust?« ins Zentrum gestellt werden, wird für die lebendigen Seiten der Sexualität mehr Raum geschaffen. Die Lust wird als Kraft angesprochen, die differenziert beurteilen kann, was sie anspricht und was nicht.

Die häufigsten sexuellen Probleme von Männern sind Erektionsstörungen, Luststörungen, eine Ejaculatio praecox (vorzeitiger Samenerguss) und Versagensangst (Hartmann 2017; Laumann, Paik a. Rosen 1999). Oft wird eine Kombination aus Lustminderung und Erektionsverlust beschrieben. Dabei lässt sich die Erektion als die biologische Reaktion auf sexuelle Signale sehen, während das Lustempfinden die subjektive Bewertung, d. h. die kognitive und emotionale Ansprechbarkeit widerspiegelt. Die soziale Komponente wird bestimmt durch die Kommunikation über die subjektiven Wünsche im Paar.

Ein Beispiel:

Fabian, 36 Jahre, 5 Jahre in harmonischer Beziehung: »Ich habe schon manchmal noch Lust. Aber wenn ich dann auf meine Partnerin zugehe, wir miteinander Sex haben und dann die Erektion weggeht, habe ich das Gefühl, ich enttäusche sie. Deshalb vermeide ich es, anzufangen. Ich will sie nicht noch mehr frustrieren.«

In der 9-Felder-Tafel könnte diese Problematik schematisch wie in Abbildung 5 dargestellt erfasst werden.

Faktoren	Biologische Faktoren	Individualpsychologische Faktoren	Sozial-interaktionelle Faktoren
Prädisponierende Faktoren	Keine	Harmonisierend, konfliktvermeidend	Fokus aufs Wohlergehen der Partnerin, tendenziell Verzicht auf eigene Bedürfnisse
Auslösende Faktoren	Mehrmaliger Verlust der Erektion beim Sex mit Partnerin	Schamgefühl durch Erektionsverlust, Unsicherheit, nicht zu genügen	Enttäuschung der Partnerin, Verlustangst
Erhaltende Faktoren	Keine	Fokussierung aufs Defizit, Verlust von sexueller Selbstsicherheit, Vermeidungsverhalten	Übernahme der Verantwortung für Befriedigung der Partnerin

Abb. 5: Beispiel Erektionsstörung

In diesem Narrativ wird die Angst vor dem Verlust der Erektion als Grund für die nicht mehr kommunizierte Lust erklärt. Zudem wird die Angst mit der (angenommenen) Erwartung der Partnerin verknüpft. Auf der Körperebene gibt es die Erfahrung, dass eine Erektion mal mehr, mal weniger stabil ist - eine unwillkürliche und natürliche körperliche Reaktion. Auf der kognitiven Ebene löst der Verlust der Erektion Unsicherheit und Sorge aus. In der Folge kommt es zu einer Fokussierung auf die »Störung«, auf den (möglichen) Verlust der Erektion. Beziehungsmäßig, also auf der Ebene der sozialen Interaktion, übernimmt der Mann die Zuständigkeit für die Befriedigung der Frau, wodurch seine Verantwortung noch mehr zur Last wird. Das spontane körperliche Gefühl von Lust stellt sich noch weniger ein, weil sich der Mann unmännlich fühlt. Dabei scheint der vermeintliche Anspruch der Partnerin nach einer Erektion als Ausdruck von Männlichkeit und Begehren unwidersprochen akzeptiert zu werden. Die Erwartung oder die Schonung der Partnerin bestimmen das Erleben stärker als die eigenen Wünsche. Wenn das Symptom hier als Hinweis auf ein berechtigtes Bedürfnis gesehen wird, kann es als stiller Protest gegen die alleinige Verantwortung gelesen werden, ohne dass aber eine offen geführte Auseinandersetzung erfolgen muss. Zudem könnte es übersetzt heißen: »Ja, ich bin gestört und habe ein Erektionsproblem. Aber auf das, was du willst, habe ich auch keine Lust!«

Stefan, 54 Jahre, seit 8 Jahren in Beziehung mit Ariane: »Ariane hat – finde ich – total altmodische Vorstellungen vom Sex. Sie will erobert werden. Sie wartet passiv ab, dass ich die Initiative übernehme. Sie sagt, sie kriege Lust, wenn sie sich von mir begehrt fühlt. Für mich ist das anstrengend und ich finde das einseitig. Ich möchte, dass sie auch mal zeigt, dass sie Sex will und dass sie auf mich zukommt. So alle zwei Monate mache ich dann Sex mit ihr, aber es fühlt sich an wie eine Pflicht zu erfüllen. Ich will einfach keinen Ärger. Und immer öfter habe ich dann Probleme, die Erektion zu halten. Manchmal kriege ich auch gar keinen Orgasmus mehr.«

Die Unlust von Stefan kann auf der körperlichen Ebene als mangelndes Ansprechen auf einen dargebotenen Stimulus beschrieben werden. Auf interaktioneller Ebene möchte er die Beziehung erhalten und Ärger vermeiden. Auf der kognitiven Ebene gibt es keine Gewinnerwartung mehr für ein lustvolles, mit Leichtigkeit und Freude begrüßtes Erleben. Stattdessen erwartet er Anstrengung und Frustration. Aufgrund der Starrheit in der sexuellen Interaktion verstärkt sich die Unlust. Die noch stattfindende sexuelle Begegnung ist eine Kompromisshandlung und dient der Vermeidung von Ärger. Hier verhält sich der Mann sexuell nach außen angepasst, der Protest findet über das Symptom statt. Würde die sexuelle Funktionsstörung als Ambivalenzkonflikt gelesen, ließe sie sich in etwa so formulieren: »Als moderner, verständnisvoller Mann akzeptiere ich deine Ansichten und bemühe mich, auf sie einzugehen. Ich mag dich und will dich nicht verlieren. Mein Körper antwortet nur leider anders, denn auf deine Ansichten und zu viel Verständnis hat er keine Lust.« Psyche und Körper drücken sozusagen die ambivalenten Sichtweisen aus.

6.4 Störungen der weiblichen sexuellen Funktion

Störungen der sexuellen Lust sind die häufigste sexuelle Funktionsstörung bei Frauen. Dabei gilt die Unzufriedenheit mit der Paarbeziehung als der stärkste Prädiktor (Burri a. Spector 2011). Darüber hinaus spielt die individuelle Wahrnehmung und Bewertung des eigenen Körpers eine wichtige Rolle (Pujols, Seal a. Meston 2010). Frauen lernen bereits früh in ihrer Sozialisation, sich durch die Brille der anderen wahrzunehmen und die soziale Erwünschtheit in ihr Selbstbild zu integrieren. Gemäß der Theorie der Objektifizierung, d. h. der Behandlung von Menschen als Objekten, übernehmen sie eine Außenperspektive auf ihren Körper und verinnerlichen diese: *»Ich sehe mich, wie ich denke, dass mich andere sehen (wollen).«* So laufen sie eher Gefahr als Männer, sich selbst überkritisch und mangelhaft zu bewerten. Bestimmen solche Gedanken nach Attraktivität für andere und Aussehen auch das Denken und Fühlen während der sexuellen Aktivität, ist eine Fokussierung aufs innere Erleben kaum mehr möglich (Stirn u. Pika 2016). Diese Frauen sind praktisch ständig dabei, sich zu bewerten, anstatt sich zu erleben. So können leichter Appetenz- und Erregungsstörungen entstehen. Frauen, die mit ihrem Körperbild zufrieden sind, sind sexuell aktiver und zeigen eine bessere Erregbarkeit, Orgasmusfähigkeit und Befriedigung (Woertman a. van den Brink 2012).

Folgende Ebenen sind bei der Erfassung weiblicher sexueller Störungen hilfreich:

- *Bezug zum eigenen Körper: Kann der eigene Körper lustvoll besetzt werden? Bestehen Informationsdefizite in Bezug auf anatomische und physiologische Vorgänge? Gibt es körperliche Erkrankungen, die das Körperbild belasten können?*
- *Biografische Erfahrungen mit Einfluss auf die Sexualität: Erfahrung sicherer Bindung, Erfahrungen sexueller und anderer Grenzverletzung (z. B. auch Cybermobbing), Depression, Angst, Essstörung, ungewollte Schwangerschaft.*
- *Beziehungserfahrungen: Wie wurden frühere Beziehungen erlebt – in Bezug auf Intimität und Sexualität? Was waren Gründe für Trennungen? – Wie wird die aktuelle Partnerschaft erlebt? Wie wird die Beziehung in Bezug auf Intimität und sexuelle Aktivität gestaltet? Wie zeigen sich die Partner ihre Zuneigung? Welche Wünsche werden erfüllt? Welche Wünsche bleiben unbeantwortet? Gibt es Belastungen durch äußere Umstände (z. B. Familiensituation mit kleinen Kindern, Patchworkfamilie, Konflikte in*

den Herkunftsfamilien, die die Partnerschaft belasten, Eifersucht, arbeitsbezogene Probleme)?

6.4.1 Appetenzstörungen

Die Luststörung ist die häufigste sexuelle Funktionsstörung der Frau (siehe auch Kap. 2). In der aufgeklärten westlichen Welt besteht heute für die Frau eine große Freiheit, ihre Sexualität leben zu können. Damit geht aber auch der Anspruch einher, sexuell aktiv zu sein und selbstbestimmt zu handeln. Die Frau soll selbstbestimmt Lust haben können und aktiv auf den Partner zugehen. Viele Männer wünschen sich eine sexuelle Aktivität, die von der Frau ausgeht. Der körperliche Trieb als Motiv zur Aufnahme sexueller Aktivität ist bei Frauen aber im Mittel weniger stark ausgeprägt. Demgegenüber spielen kontextbezogene Faktoren oft eine größere Rolle. Beziehungsorientierte Motive, ein stimmiges Befinden in der Partnerschaft, die Situation sowie die eigene emotionale Verfassung sind viel relevanter. Die weibliche Sexualität hat einen tendenziell reaktiveren Charakter. Die Ansprechbarkeit darauf, Stimuli als sexuell wahrzunehmen, muss oft erst durch eine entsprechende Atmosphäre geweckt werden. Das wird im zirkulären Modell von Basson gut beschrieben (siehe auch Abschnitt 3.4) und gilt besonders für Frauen mit Appetenzstörungen und Frauen in lang dauernden Beziehungen (Eck 2016).

Der Wunsch, sexuell passiv zu sein oder dominiert zu werden, wird heute für Frauen gesellschaftlich oft abgelehnt. Ebenso scheint es ein Tabu zu sein, erregende Fantasien zu haben, in denen die Frau sich als Objekt des Begehrens erlebt. Frauen sollten sich nicht dadurch erregt fühlen, dass sie der männlichen Macht ausgeliefert sind. Begehrt zu werden, ist aber ein zentrales und häufiges Motiv für die sexuelle Aktivität der Frau. Überwältigungsfantasien, wie sexuell dominiert oder zu Sex gezwungen zu werden, sind verbreitet (Joyal, Cossette a. Lapierre 2015). Wenn diese Fantasien allerdings für eine selbstbestimmte Frau als nicht angemessen bewertet werden, zensieren die Frauen ihre eigenen Fantasien, anstatt sie erregend zu nutzen. Die Folge kann eine negative Selbstbewertung sein, in der körperliche Signale verleugnet werden. Werden Überwältigungsfantasien aber als Kompetenz gesehen, können sie als Ausdruck der eigenen Unwiderstehlichkeit interpretiert werden (Clement u. Eck 2014). Dann erleben Frauen in diesen sexuellen Fantasien die ganze Kraft ihrer eigenen Attraktivität. Die Fantasie ist dabei nicht mit dem Wunsch nach Umsetzung in sexuelles Handeln zu verwechseln. Das wird oft vergessen. Eine Überwältigungsfantasie heißt noch lange nicht, dass die Frau auch real auf diese Weise überwältigt werden will. Nur bleibt durch das Tabu eine wesentliche Quelle sexueller Erregung ungenutzt.

Ein anderer Blick auf weibliche Luststörungen, der auch therapeutisch in eine neue Richtung führt, eröffnet sich, wenn die Luststörung als Kompetenz gesehen wird. Als Defizit gelesen, würde es therapeutisch darum gehen, die Störung zu beseitigen mit dem Ziel, damit wieder Lust zu aktivieren. Das Nein zur Lust als Kompetenz anzusehen heißt: 1) Die Frau sagt kompetent »Nein« zu dem, was sexuell stattfindet. Sie tritt gegen das Ziel an, mittelmäßigen Sex zu haben, oder dagegen, ihre Erwartungen herabzuschrauben. 2) Die Lustlosigkeit wird als Fürsprecherin für einen anderen, besseren Sex, für einen »sex worth wanting« verstanden (Kleinplatz 2012). 3) So kann die Lustlosigkeit bereits als erster aktiver Schritt hin zu einer stimmigeren Sexualität angesehen werden. Therapeutisch heißt das, dem Nein mit Interesse genauer nachzugehen.

Auf was genau hat die Frau keine Lust?

- *Hat sie keine Lust (mehr) auf den Partner?*
- *Hat sie keine Lust mehr auf Sex im Generellen?*
- *Sagt sie Nein zu bestimmten Abläufen in der Sexualität?*
- *Wehrt sie sich gegen einen Anspruch des Partners?*
- *Auf was hätte sie stattdessen Lust – sexuell und nicht sexuell?*

Das sexuelle Begehren der Frau wird von verschiedenen und oft nicht sexuellen Bedürfnissen bestimmt. Es ist in hohem Maße kontextsensibel und reagiert auf soziale und psychische Signale, die nicht unmittelbar sexueller Natur sind (Eck 2016). Eine sexuelle Lust muss der sexuellen Aktivität nicht zwingend vorausgehen. Insofern ist sie auch kein relevantes Kriterium für den Einstieg in ein sexuelles Tun.

In der klinischen Exploration haben die Beziehungsgestaltung und das nicht sexuelle Beziehungserleben einen wichtigen Stellenwert und sind für das Verständnis der sexuellen Problematik unentbehrlich.

- *Werden relevante Beziehungswünsche nach Intimität, Vertrauen und Sicherheit ausreichend beantwortet?*
- *Gibt es im Alltag Freiräume für sich selbst und für die Zweisamkeit?*
- *Wie ist die Kommunikation in der Partnerschaft über sexuelle wie nicht sexuelle Bereiche?*
- *Gibt es andere Paarkonflikte, die sexuell ausgetragen werden?*

Fallbeispiel Beat und Isabelle: *Das verheiratete Paar, beide Mitte 40, kommt auf das Bestreben von Isabelle hin zur Paartherapie. Sie sind seit 18 Jahren ein Paar, seit 15 Jahren verheiratet. Das Problem sei ihre sexuelle Lustlosigkeit, die in den letzten drei Jahren zugenommen habe. Zum Sex komme es nur noch selten, am ehesten während der Urlaubszeiten mit ihrem Campingbus. Beide sind in ihren Berufen zufrieden und engagiert. Beide betreiben intensiv Ausdauersport. Sie nimmt gelegentlich an Wettkämpfen teil. Ihre Partnerschaft erleben sie als stimmig, sie lieben sich und schätzen das Zusammenleben. Einige schwierige Zeiten haben sie gemeinsam gemeistert. So hat Isabelle aus einer früheren Ehe eine inzwischen erwachsene Tochter, die an einer psychischen Erkrankung leidet. Die Zeit der Pubertät sei sehr belastend gewesen. In dieser Zeit habe ihr Mann sie sehr unterstützt, obwohl es nicht seine Tochter sei. Dafür sei sie ihm dankbar. In dieser Zeit hätten sie auch manchmal wenig Sex gehabt, v. a. weil sie so angespannt und durch ihre Sorgen belastet gewesen sei. – Er würde gerne häufiger Sex mit seiner Frau haben, auch einmal ohne viel Aufhebens. Sex sei ein natürliches Bedürfnis. Da er aber so oft eine Zurückweisung erfahren habe, habe er mittlerweile aufgehört, die Initiative für den Sex zu übernehmen. Sie habe auch ein paar Kilo zugenommen, das störe ihn schon etwas. Er masturbiere, wenn er ein Verlangen spüre. Von seiner Frau würde er sich mehr Initiative und Aktivität wünschen. Dann merke er, sie wolle etwas von ihm, es käme auch zum Sex und er würde mit seinem Bedürfnis nicht enttäuscht. Denn er engagiere sich dann, wenn es sich lohne, wenn die Aussicht auf Erfolg bestehe, jedoch nicht für aussichtslose Sachen. – Sie habe viele Interessen und lasse sich schnell für etwas begeistern, besonders im Sport. »Wenn ich an Lustvolles denke, kommen mir 100*

Dinge in den Sinn, die ich gerne tue, Sex ist nur eines davon und nicht an erster Stelle.« »Manchmal, wenn ich dich in der Menschenmenge am Bahnhof sehe, spüre ich eine solche Freude, auch eine sexuelle Lust. Aber es reicht dann nicht bis nach Hause.« »Ich brauche das Gefühl, von dir begehrt zu werden, dass du dich um mich bemühst, nicht lockerlässt, auch wenn ich noch so viel anderes im Kopf habe. Ich muss spüren, dass ich gemeint bin, dass du mich willst, nicht dass du nur Sex willst.« »Körperlich kommt bei mir die Lust, wenn ich mich auf dich einlasse, und dann ist es schön. Wenn wir Sex haben, erlebe ich den gut. Ich mag eigentlich den Sex mit dir.« – Der Anlass zur Paartherapie war, dass sie sich in einem Trainingslager in einen anderen Mann verliebt hatte. Sie war selbst überrascht und erschrocken, dass sie noch von so intensiven Gefühlen übermannt werden konnte. »Er hat sich so um mich bemüht, ich fühlte mich umworben. Er hat mit mir stundenlang geredet und geflirtet. Das war schon heftig! Ich wollte aber nicht, dass was passiert. Aus Angst, ich könnte mich vergessen, bin ich dann früher abgereist. Ich hätte nicht mehr für mein Tun garantieren können.«

Wie lässt sich die Lustlosigkeit hier aus einer systemischen Perspektive verstehen?

Koevolution und Kollusion: Beide Partner fühlen sich in einer stabilen verbindlichen Beziehung verbunden. Sie schätzen die Partnerschaft als sicheren Hafen. Sie erleben Unterstützung, Kooperation und Freiraum für die individuellen Interessen. Die Beziehung ist friedlich. Das Nachlassen der sexuellen Aktivität hat jeder auf seine Weise mehr oder weniger akzeptiert. Sie haben sich auf dem »kleinsten gemeinsamen Nenner« eingerichtet. Zu Sex kommt es im Urlaub, dann wenn die Frau anderes loslassen und zur Ruhe kommen kann. Aus Angst vor Destabilisierung vermeiden beide eine konfrontierende Auseinandersetzung über Unterschiede ihrer sexuellen, möglicherweise auch nicht sexuellen Wünsche.

Die Differenz der sexuellen Profile: Die Partnerin zeigt sich durchaus als lustvolle Frau. Sie ist eine aktive, ehrgeizige Frau mit vielen Interessen. Der Sex, den er mit ihr möchte, interessiert sie nur wenig. Sie wird durch das Gefühl stimuliert, als Frau begehrt zu werden und gemeint zu sein. Sie sucht eine Lebendigkeit und ein Umworbenwerden. Für ihre sexuelle Lust braucht sie eine erotische Spannung, die Mehrdeutigkeit zulässt. Wenn sie »Nein« sagt, meint sie eher: »Kannst du mir noch etwas mehr von deinem Werben zeigen, damit ich spüre, wie groß deine Lust auf mich ist?« – Für ihn ist Sex ein natürlicher Trieb, der gelegentlich befriedigt werden will. Er zeigt sich als rationaler Mann, der ökonomisch Aufwand und Ertrag abwägt, auch in der Initiative für Sex. Viel Aufwand zu betreiben oder das Risiko auf sich zu nehmen, ein »Nein« zu riskieren, lohnt sich für ihn nicht mehr. Dann verzichtet er lieber. Füreinander sind sie sexuell im Urlaub ansprechbar, in einer sie nicht ablenkenden Umgebung.

Vom Nichtkönnen zum So-nicht-Wollen: Isabelle erlebt sich durchaus als lustvoll und lebendig, vor allem in körperlichen Aktivitäten wie Sport. Sie sucht Ziele und fordert sich persönlich heraus, z. B. indem sie an Wettkämpfen teilnimmt. In der Beziehung ergibt sich sexuell gesehen kaum eine Gewinnerwartung für sie, da sie sich erotisch durch die rationale Art ihres Mannes kaum abgeholt fühlt. Zu dem Sex, den ihr Mann ihr anbietet, sagt sie »Nein«.

Der Unterschied zwischen Liebe und Sex: Im Trainingslager wird ihre Erotik durch die Bemühungen eines anderen Mannes unerwartet angesprochen und sie spürt dadurch eine starke sexuelle Vitalität. Sie weiß aber um die Gefährdung für die Primärbeziehung, wenn sie eine Affäre eingehen würde. Sie will ihre Beziehung nicht in Gefahr bringen. Sie reist aus dem Trainingslager ab, um nicht Gefahr zu laufen, ihrer sexuellen Lust in der neuen Verliebtheit nachzugeben. So gesehen entscheidet sie sich für die Sicherheit, Verlässlichkeit und Treue in der Liebesbeziehung zu ihrem Mann. Die sexuelle Lustlosigkeit bleibt allerdings der Preis.

Fallbeispiel Kurt und Regina: *Das Paar, beide Ende 50, hat sich vor einem Jahr über eine Partnervermittlung im Internet kennengelernt. Sie leben in getrennten Wohnungen, jeder ist in Vollzeit berufstätig. Sie wurde vor Jahren geschieden, er steht in einem Scheidungskampf. Er leidet sehr unter den Folgen der Kampfscheidung, insbesondere unter den seltenen Begegnungen mit seinen Kindern. Die finanziellen Forderungen seiner Exfrau zwingen ihn dazu, sehr sparsam zu leben. Dadurch entsteht ein Gefälle im Paar zu seinen Ungunsten in Bezug darauf, was sie sich gemeinsam gönnen können. Sie erlebten* *am Anfang eine stürmische Zeit. Beide genossen die häufige Sexualität. Seine sexuelle Lust ist weiterhin hoch, ihre hat sich inzwischen verringert. Vor allem aber erlebt sie seine sexuellen Wünsche als Bedürftigkeit. Aus ihrer Sicht sucht er in der Sexualität v. a. Nähe und Geborgenheit, wenn er sich emotional schlecht und verloren fühlt. Diese Bedürftigkeit erlebe sie als unattraktiv, als seine ungenügende Fähigkeit, für sich selbst zu sorgen. Eine innere Abwehrhaltung baut sich in ihr auf, weil sie nicht die »fürsorgende Mutter« für seine Bedürftigkeit sein will. Ein »Nein« von ihr zum Sex halte er nicht aus, den Wunsch zu mehr Abstand noch weniger. Sie fühlte sich anfangs v. a. durch seine männliche Entschlossenheit und Stärke angezogen. Die Bedürftigkeit verursache in ihr eine größer werdende Aversion und sie habe immer seltener Lust auf Sex mit ihm.*

Aspekte der Koevolution: Dieses Paar ist noch nicht lange zusammen, die Selbstständigkeit der Frau groß. Eine längere gemeinsame Geschichte besteht noch nicht. Die Erfahrungen aus den Primärbeziehungen sind für eine neue verbindliche Beziehung mit gegenseitiger Fürsorge eher hinderlich. Sie befürchtet sogar, sich durch seinen Wünsch nach emotionaler Nähe, die er vor allem als sexuelles Bedürfnis ausdrückt, bedrängt zu fühlen.

Symptom als Kompetenz: Ihre beginnende Lustlosigkeit nimmt sie als Aversion gegen seine Bedürftigkeit wahr und als möglichen Hinweis darauf, dass ihr diese Beziehung längerfristig nicht guttun könnte.

Das Fallbeispiel beschreibt ein häufiges Phänomen bei Frauen. Der Wunsch des Mannes nach Sex aus emotionaler Bedürftigkeit heraus zerstört nicht selten das sexuelle Begehren der Frau. Sie erlebt sich dann in der Rolle der mütterlichen Fürsorgerin, aber nicht mehr als begehrenswerte Frau auf Augenhöhe. Wenn der Partner ein »Nein« kaum aushält, geht für die Frau die Freiheit verloren, »Nein« sagen zu können. Dann kann sie nicht ihrem Wollen nachgehen, sondern kommt in eine nährende Rolle, ähnlich einer Mutterfigur. Diese Dynamik findet sich klinisch häufig bei Paaren, die kleine Kinder haben. Das sexuelle Begehren der Frau nimmt nach der Geburt von Kindern aus verschiedenen Gründen (hormonell, situativ, im Selbsterleben) vorübergehend ab. Wenn der Mann sich beklagt, dass er sich hintangestellt fühlt, und der Frau vorwirft, sie sei nur noch für die Kinder da, erlebt sich die Frau noch mehr als diejenige, die für die Bedürfnisse anderer zuständig ist, d. h. in ihrer Rolle als Ernährerin. »Du kümmerst dich nur noch um die Kinder. Ich bin aber auch noch da!« Im Erleben der Frau ist der Mann dann so bedürftig wie ihr Kind. Sie fühlt sich noch weniger als begehrenswerte Frau gesehen. So lautet eine typische Antwort: »Ich will einen Mann an meiner Seite, kein weiteres Kind!«

Mit den beschriebenen Konzepten lassen sich aus systemischer Perspektive Appetenzstörungen in ihrer Vielschichtigkeit erfassen. Wichtig ist es, mit den Betroffenen die für sie relevanten Dimensionen herauszuarbeiten, ambivalente Bedürfnisse gleichberechtigt zu würdigen und gemeinsam Lösungen zu suchen.

6.4.2 Dyspareunie und Vaginismus

Die Symptome einer Dyspareunie und eines Vaginismus überlappen sich oft, weshalb sie im neuen DSM-5 in einer diagnostischen Kategorie, der genito-pelvinen Schmerz-Penetrationsstörung, zusammengefasst wurden. Gemäß epidemiologischen Studien betrifft die Störung 3,5 % der Frauen (Christensen et al. 2011). Es wird von einer multiätiologischen Genese ausgegangen. Die Tiefenpsychologie z. B. geht von einer Penetrationsphobie aus und in der kognitiven Verhaltenstherapie wird ein maladaptiver Lernprozess mit Kontrollverlust über die Beckenbodenmuskulatur im Bereich der Vagina angenommen. Die Frauen haben schmerzhafte Erfahrungen gemacht oder Angst davor, haben wenig Wissen über ihren Körper, eine negative Einstellung dazu oder sie haben sexuelle Übergriffe erlebt. Diese Lesart ist defizit- und pathologiezentriert. Demgegenüber schlägt Kleinplatz vor, Vaginismus als eine adaptive Leistung an Situationen oder Erfahrungen zu lesen (Kleinplatz 2016). Sie stützt sich dabei auf Beobachtungen, dass vaginistische Frauen oft in ihrer Primärfamilie die Rolle des »braven Mädchens« eingenommen hatten. Ihnen war der Ausdruck von Ärger erschwert. Der Vaginismus wird als Schutz, als Fähigkeit, »sich verschließen zu können«, gelesen. Es wird für die betroffenen Frauen so möglich, Grenzen zu setzen, ohne Aggressionen direkt ausdrücken zu müssen (Kleinplatz 2016; Silverstein 1989). Wird die protektive Funktion einer Dyspareunie als Fähigkeit, schützend Grenzen zu setzen, ins Blickfeld genommen – unabhängig von ihrer Genese –, kann eine Veränderung, wenn sie denn gewünscht ist, auf Ressourcen und Stärken aufbauen. Entscheidend ist es, die Funktion des Symptoms sorgfältig zu evaluieren und die adaptive Leistung durch das Symptom zu würdigen und plausibel werden zu lassen. Ziel der Therapie ist dann weniger die Beseitigung des Symptoms per se, sondern die Entwicklung der Selbstermächtigung, der Fähigkeit, für die eigenen Wünsche selbstbestimmt eintreten zu können. Dieser Zugang entspricht einem systemischen Symptomverständnis.

Nach Hauch ist eine Zunahme von sekundärem Vaginismus zu verzeichnen (Hauch 2005). D. h., eine ungestörte und mit Orgasmus erlebte Penetration war vorher möglich. Erst im Laufe der Beziehung tritt der Vaginismus auf, der eine Penetration verunmöglicht oder mit starken Schmerzen einhergeht. Betroffen sind oft junge, leistungsbezogene Frauen in harmonisierenden Paarbeziehungen. Hauch glaubt, dass der Vaginismus auf eine Lustlosigkeit hinweist, die aufgrund des harmonischen Beziehungsleitbildes unausgesprochen bleiben muss. Zudem legt die hohe Leistungsbereitschaft ein weibliches Selbstbild nahe, in dem sich die Frau als sexuell interessiert und erlebnisfähig präsentieren möchte. Der Vaginismus übernimmt als Symptom die Grenzziehung oder die Auflehnung, die die Frau weder sich noch ihrem Partner eingestehen kann. Der Vaginismus drückt so gesehen einen Ambivalenzkonflikt zwischen Auflehnung und Gehorsam aus.

Einer Dyspareunie geht oft eine Zeit von Schmerzen voraus, die körperliche Ursachen hatten, z. B. eine Infektion der Vagina, Wunden nach einer Geburt oder Operation. Aber die Schmerzen halten nach Heilung der Ursache an.

Wie lässt sich das psychodynamisch verstehen? Wenn die Erfahrung von Schmerzen, z. B. beim Geschlechtsverkehr, als körperliche Erinnerung verankert wird, tritt schon bei erneuter Erwartung eines Koitus (und des damit assoziierten Schmerzes) eine Abwehrreaktion in Form unwillkürlicher körperlicher Verspannung auf – analog einem Schmerzgedächtnis. Auf der psychologischen Ebene kann die Verspannung als Angst vor etwas Bedrohlichem interpretiert werden, das mit Kontrollverlust einhergeht. Die unmittelbare Reaktion ist das Bemühen, wieder Kontrolle zu gewinnen. Die Verhinderung einer Penetration dient somit einem unmittelbaren Schutzverhalten. Und schließlich wird in der Beziehung die Loyalität des Partners auf die Probe gestellt - nicht offen konfrontativ, sondern übers Symptom. Das Symptom bietet Schutz und ist ein Protest gegen vermeintliche Erwartungen des Partners.

Fallbeispiel Ruth und Bernhard: *Die 49-jährige Frau lebt seit 10 Jahren in der jetzigen Partnerschaft. Sie ist in ihrem Beruf in einer Führungsposition, engagiert und leistungsbezogen. Dem Partner war sie schon einmal im beruflichen Kontext begegnet und fand ihn »aufgeblasen und selbstüberzeugt«. Ein Teil von ihr war von diesem selbstüberzeugten Auftreten auch fasziniert, da sie sich selbst eher als fleißig, aber unscheinbar wahrnahm. Sie sei wenig vertraut mit ihrer Weiblichkeit. Sie habe kein gutes Selbstwertgefühl als Frau und erlebe sich als eher hart und unbeholfen. Bei einer späteren Begegnung verliebte sich Ruth in Bernhard und sie begannen eine Beziehung. Sie erlebte eine befriedigende Sexualität mit Orgasmen und konnte sich fallenlassen.*

Vor einigen Jahren traten Schmerzen im Unterleib wegen Myomen in der Gebärmutter auf, die immer häufiger auch zu Schmerzen beim Sex führten. Diese Schmerzen hielten auch nach einer operativen Entfernung der Gebärmutter an. Die sexuellen Kontakte wurden allmählich immer weniger. Der Partner übte sich in Geduld. Er stellte sich als den sexuell erfahrenen, gesunden und selbstbewussten Partner dar. Sie habe sexuelle Hemmungen zu überwinden und müsse etwas machen. Beruflich war die Frau durch eine Weiterbildung zeitlich sehr eingespannt und musste auch in ihrer Freizeit viel arbeiten. Die Partner waren zärtlich miteinander, aber eine Sexualität mit Erregung und Penetration fand nicht mehr statt. Anderen Formen von sexueller Erregung, wie z. B. einer oralen Befriedigung, stand sie unbeholfen oder ablehnend gegenüber.

Er begann einige Jahre später eine sexuelle Affäre. Als sie diese entdeckte und ihn konfrontierte, zog er aus und wollte die Beziehung beenden. Auch sie war zur Trennung entschlossen, wenngleich sie emotional sehr unter dem Verlust der Beziehung litt. Aber ihr Stolz gebot ihr, hart und entschlossen zu bleiben. Ihr geringes weibliches

Selbstwertgefühl wurde ihr deutlich bewusst und es begann eine innere Auflehnung dagegen.

Schon kurze Zeit später nahm er den Kontakt wieder auf und sie kamen als Paar wieder zusammen. Er vermisste die spannungsvollen Diskussionen miteinander ebenso wie die Nähe zu ihr. Sie stellte für das erneute Ja zu ihnen als Liebespaar Bedingungen: Sie wollte das Fremdgehen in einer Paartherapie aufarbeiten und ihre Sexualität verändern. Sie wollte sich nicht mehr als sexuell verklemmte Frau fühlen: »Mit 50 will ich mich als sexuelle Frau entdecken. So soll es nicht bleiben!« Als entschlussfreudige und zielstrebige Frau fing sie an, sich körperlich zu explorieren, ihre Genitalien im Spiegel zu betrachten und sich zu stimulieren. Sie versuchten im gemeinsamen Sex eine Penetration, die aber nach wie vor schmerzhaft war. Sie ließ sich daraufhin gynäkologisch nochmals abklären und wollte von der Psychotherapeutin wissen, wie sie ihre Schmerzen durch Übungen überwinden könnte. Zu diesem Anliegen wurden drei Einzelsitzungen mit Ruth vereinbart und die Paargespräche im Anschluss wieder fortgesetzt. Ruth konnte nach dieser Sequenz gegenüber ihrem Partner deutlicher und entschiedener auftreten, benannte ihre Unsicherheit und ihre Schwächen ebenso wie ihre Vorhaben und Ziele. Ihre Schmerzen traten seltener und nur bei bestimmten Stellungen auf. Sie gewann an Profil und stand stärker für ihre sexuellen Wünsche ein.

Die biologischen, individualpsychologischen sowie interaktionellen Faktoren für das Fortbestehen der Dyspareunie können erneut mit der 9-Felder-Tafel erfasst werden, wie in Abbildung 6 dargestellt.

Den Anstoß zu Veränderung und Bewegung hat aber erst ein weiteres Ereignis gegeben. Die vermeintliche Lösung von Ruth und Bernhard, nämlich auf ihre Sexualität miteinander zu verzichten, führte dazu, dass Bernhard eine sexuelle Außenbeziehung einging und Ruth diese entdeckte. Erst über die Verletzung der partnerschaftlichen Grenzen nach außen fand Ruth zu ihrer Entscheidungskompetenz zurück. Ihr Aufbegehren richtete sich nicht mehr gegen den Partner, sondern gegen ihre eigene Unsicherheit und sie sagte: »Mit 50 will ich mich als sexuelle Frau entdecken. So soll es nicht bleiben!« Sie

Faktoren	Biologische Faktoren	Individualpsychologische Faktoren	Sozial-interaktionelle Faktoren
Prädisponierende Faktoren	Keine	Leistung und Ausdauer als wichtige Werte, Fokus auf beruflichen Erfolg, geringe erotische Selbstsicherheit	Partnerwahl aufgrund ähnlicher Werte in Bezug auf Leistung und Erfolg, auf Koitus ausgerichtete Sexualität
Auslösende Faktoren	Schmerz verursachende Myome	Angst vor Schmerzen, Vermeidungsverhalten, Verstärkung des defizitären weiblichen Selbstbildes	Verzicht auf koitale Sexualität als Rücksicht des Mannes, Bringschuld der Frau entsteht
Erhaltende Faktoren	Postoperativ anhaltende Schmerzen	Weiterhin Vermeidungsverhalten, Selbstbestätigung durch Leistung in nicht sexuellen, intellektuellen Bereichen	Weiteres Vermeidungsverhalten auf beiden Seiten, Ausbleiben der Suche nach nicht koitaler sexueller Aktivität

Abb. 6: Beispiel Dyspareunie

ermächtigte sich selbst zu einem persönlichen Reifungsschritt, der nicht mehr auf den Partner bezogen war.

An diesem Beispiel wird auch der Ereignischarakter von Veränderungen deutlich. Oft sind es erst äußere Umstände und nicht die innere Selbsterkenntnis, die uns zu einer Veränderung im Verhalten oder in unseren Einstellungen zwingen.

7 Systemische Therapie sexueller Störungen

In diesem Kapitel werden therapeutische Interventionen vorgestellt, wie sie sich in der therapeutischen Arbeit mit Menschen mit sexuellen Störungen für die Autorin bewährt haben. Aus systematischen Gründen werden die folgenden Aspekte separat beschrieben, wohlwissend, dass sie in der Praxis gleichzeitig und nebeneinander beachtet werden. Im ersten Abschnitt (7.1) wird die praktische Anwendung der Kernkompetenzen systemischer Therapie mit dem Fokus auf sexuelle Funktionsstörungen dargestellt. Der zweite Abschnitt (7.2) greift spezifische Aspekte in der Therapie mit Menschen, die unter sexuellen Problemen leiden, auf. Und der letzte Abschnitt (7.3) möchte dem Leser ein Repertoire möglicher konkreter Interventionen im Detail vorstellen, aus dem er sich nach eigener Passung bedienen kann.

7.1 Bedeutung therapeutischer Haltung

Wichtige therapeutische Eigenschaften sind Empathie und Verständnis, aber nicht als zu rasches Verstehen. Eine geschilderte Problematik könnte als Mangel und Leiden eingefühlt werden. In einer Haltung von Neugier könnte ebenso nachgefragt werden, wodurch das Problem denn seine Bedeutung als Mangel überhaupt erst erhält? In einer Haltung von Neugierde, anteilnehmendem Interesse und kritischer Aufmerksamkeit kondensieren sich wichtige Grundannahmen systemischen Denkens.

Wie an früherer Stelle bereits theoretisch ausgeführt, finden sich wesentliche Grundannahmen der systemischen Therapie in der Theorie des Konstruktivismus begründet. Der Betrachter kreiert mit seiner Wahrnehmung und dem, was er für relevant hält, seine individuelle Wirklichkeit (siehe auch Abschnitt 4.1). Diese Wirklichkeit wird auch von dem bestimmt, was der Betrachter nicht beachtet, um seine Wirklichkeit zu beschreiben. Für den Therapeuten heißt das, dass die Schilderung eines Symptoms, eines Erlebens oder Verhaltens zuerst einmal der subjektiven Wirklichkeit des Patienten entspricht. Eine Frau, die wegen ihrer sexuellen Lustlosigkeit in Therapie kommt, erlebt diese wahrscheinlich als Mangel in ihrem Leben.

Für den Therapeuten heißt das erst einmal, dass sich die Frau mit einer subjektiven Wirklichkeit eines Mangels präsentiert. Es könnte aber ebenso eine Wirklichkeitskonstruktion von Kompetenz geben. Dazu müsste die Lustlosigkeit aber in einen anderen Kontext gestellt und der Mangel spezifischer erfasst werden: Woran genau besteht ein Mangel? Woran merkt sie, dass sie sich als lustlos beschreiben würde? Wann erlebt sie sich stärker lustlos, wann weniger? Bestand schon immer eine Lustlosigkeit oder stellte sie sich in einer Beziehung nach einer gewissen Zeit ein? Oder ist sie neu und erst in der jetzigen Beziehung aufgetreten? Erlebt die Patientin selbst sie als Mangel oder eher jemand anderes, z. B. der Partner? Will sie sich sexuell wieder lustvoll erleben oder will sie die Beziehung retten? Nicht selten erklärt sich auch der Symptomträger wie automatisch mit der Wirklichkeitskonstruktion des Partners einig und übernimmt die Rolle des »Symptomträgers«, meist im Interesse anderer Wünsche, wie z. B. Stabilität oder Harmonie.

Die Annahme, dass es keine Wirklichkeit ohne den Betrachter gibt, heißt auch, dass unterschiedliche Sichtweisen der am Geschehen beteiligten Personen ihre Berechtigung haben. Es gilt, sich für alle Perspektiven zu interessieren. Verschiedene Blickrichtungen sind bereichernd, vervollständigen ein Bild und helfen bei der Suche nach guten Lösungen. Besonders im Paarsetting liegen in der Perspektive des Partners wertvolle Hinweise zum Verständnis der Beziehungsdynamik. Ist das sexuelle Problem für beide Partner relevant oder für welchen Partner mehr? Die Frau gibt an, keine große Lust mehr auf Sex zu haben. Ist das für sie überhaupt problematisch, leidet sie darunter oder leidet der Partner, der sich mehr Sex mit und mehr Initiative von seiner Frau wünscht? Hat er z. B. aufgehört, den Sex zu initiieren, weil er keine Abfuhr mehr erhalten will, die ihn jedes Mal kränkt? Oder will er im Sex auch einmal eine passivere Rolle einnehmen, weil ihm diese Spielart gefällt, sie aber bisher sich diesen Wünschen verwehrt hat? Ist sie in ihrer eigenen sexuellen Identität unsicher und verweilt deshalb eher in der abwartenden Rolle? Oder hat sie keine Lust mehr auf die Routine im Sex, würde sich aber für andere sexuelle Spielarten durchaus interessieren? Für solche Fragen ist die Perspektive beider Partner unerlässlich.

Eine weitere Grundannahme der systemischen Therapie ist die Kompetenz der Klienten für ihre Anliegen: In der Logik der Autopoiese kann sich ein Mensch nicht »falsch« verhalten, auch wenn sein Verhalten von außen betrachtet irritierend oder unlogisch erscheint. Er kann aber im Konflikt mit sich widersprechenden Wünschen und Überzeugungen stehen, z. B. einerseits den Wunsch nach sexueller Selbstbestimmung hegen, andererseits sich als Person wertlos fühlen. In seiner Kindheit könnte er von seinem strengen Vater immer wieder gehört haben: »Du kannst eh nichts. Alles, was du anpackst, misslingt dir ja sowieso!« Nun glaubt er, dass jeder, der ihn nur richtig kennenlernt, merken muss, was für ein Versager er sei. Also lässt er niemanden zu nahe an sich heran. Zeigen könnte sich ein solcher Konflikt etwa in einem machohaften (männlich) oder einem sexualisiert flirtenden (weiblich) Verhalten, ohne sich aber auf eine verbindliche und intime Beziehung einzulassen. Sie wechseln häufig ihre Partner oder gehen rasche sexuelle Kontakte ohne Schutz ein. »Stetig auf der Jagd« erleben sie doch keine echte Zufriedenheit. Wenn aber hinter dem Verhalten berechtigte emotionale Bedürfnisse angenommen werden, kann diesem Verhalten mit Interesse und Neugier begegnet werden. Gemeinsam kann nach den unerfüllten Bedürfnissen gesucht werden. So könnte das flirtende Verhalten als Hilferuf nach Aufmerksamkeit und liebevoller Annahme gelesen werden. Sich nicht auf eine verbindliche Beziehung einzulassen, könnte als verständliche Angst interpretiert werden, von jemandem entwertet zu werden, der einem emotional wichtig ist. Hier könnte der Therapeut z. B. sagen: »Wenn man wie Sie erlebt hat, dass es einem nie gelingt, vom Vater ein anerkennendes Lob zu hören, egal wie sehr man sich angestrengt hat, sondern immer wieder gedemütigt wurde, dann macht es schon Sinn, niemanden mehr so nah an sich heranzulassen. Aber eine körperliche Nähe tut doch gut. So suchen Sie immer wieder sexuelle Abenteuer.«

Hinter einem Problemverhalten wird grundsätzlich ein sinnvolles Tun angenommen, auch wenn andere, z. B. Therapeuten, das Sinnhafte zunächst nicht sehen, geschweige denn verstehen können. Kurz gesagt: Symptome machen Sinn, denn sie weisen auf wichtige Anliegen und Bedürfnisse hin – wenn auch in verschlüsselter Form. Sie stellen Lösungsversuche für berechtigte Anliegen der Person dar, auch wenn sie selbst wiederum Leiden erzeugen. Symptome können deshalb erst aufgegeben werden, wenn für das dahinterliegende berechtigte Bedürfnis ein anderer Lösungsweg gefunden wird. Im Konzept der Koevolution von Willi werden Symptome sogar als bereits begonnene, aber unterbrochene Entwicklungsschritte in der Gestaltung von Beziehungen verstanden (Willi 1996).

Fallbeispiel Michael: *Der 54-jährige Unternehmer kommt wegen einer Erektionsstörung in die Therapie. Seit 10 Jahren sei er mit einer Künstlerin liiert. Sie sei eine attraktive Frau. Sie hielten sich beide gerne in Künstlerkreisen auf und liebten einen gewissen Luxus. Finanziell sei sie auf ihn angewiesen. Er würde sich schon lange von ihr mehr finanzielle Unabhängigkeit oder einen sparsameren Lebensstil wünschen. In den Diskussionen um diese Themen fühle sie sich sofort angegriffen, sei ungehalten und brause rasch auf. Ein konstruktives Gespräch sei nie möglich. Seine Partnerin wünsche sich von ihm mehr Sex und vor allem eine ausdauernde Erektion. Darin spüre sie sein Begehren und sie würde gerne erobert werden. Er fragt sich, warum seine Erektion seit einigen Jahren immer schwächer werde. Vor allem das Nachlassen der Erektion während des Sexes sei für ihn unangenehm und führe zu Klagen vonseiten seiner Partnerin. Körperlich sei alles in Ordnung. Bei der Masturbation erlebe er eine gute Steifigkeit. Allerdings stelle er sich in seiner Fantasie immer wieder seine frühere Partnerin vor, um sich zu stimulieren. Das irritiere ihn. Mit ihr sei der Sex sehr gut gewesen. Sie habe oft die Initiative übernommen und sei auch beim Sex sehr aktiv gewesen. Das habe er gemocht.*

Das Verhalten des Mannes lässt sich als sinnhafte Reaktion auf die Dynamik des Paares verstehen. Seine Erektion verweigert sich den Ansprüchen der Partnerin, die bisher aus seiner Sicht nie auf seine Anliegen eingegangen ist. Die heftige Emotionalität und Vorwurfshaltung der Partnerin in den Diskussionen tragen dazu bei, dass er immer stiller werde und »es halt ertrage«. Die Erektionsstörung hat hier seinen Protest und seine Verweigerung übernommen. Der Mann übernimmt vordergründig das Erklärungsmodell der Partnerin, dass er ein Problem habe, schließlich »funktioniere er sexuell nicht mehr richtig« und geht in eine Therapie, um das Problem loszuwerden. Andererseits ist es eine unwillkürliche, von ihm nicht willentlich beeinflusste körperliche Reaktion, für die »er ja auch nichts kann«. Therapeutisch ist es wichtig, die Erektionsstörung zunächst als sinnhaft zu verstehen. Denn für die berechtigen Anliegen braucht der Patient einen anderen Weg, diesen Gehör zu verschaffen.

Für die systemische Therapie erschließt sich der Mensch und sein Verhalten in erster Linie aus seinen Interaktionen mit seiner sozialen Umwelt. Das sind v. a. die Personen, mit denen er in relevanten Beziehungen steht. Beziehungen ermöglichen Bindungen, ohne die der Mensch nicht lebensfähig wäre. Beziehungen sind aber hochkomplexe und konflikthafte Interaktionen, in deren Gestaltung verschiedenste emotionale Bedürfnisse einwirken. Sie ermöglichen Anerkennung, Wertschätzung, Identität, Fürsorge, Liebe, Zärtlichkeit, körperliche Berührung und die Erfüllung sexueller Wünsche. Durch Menschen, zu denen wir in enger Beziehung stehen, erfahren wir ebenso Gefühle von Enttäuschung, Verletzung, Schmerz, Zurückweisung, Eifersucht, Misstrauen, existenzielle Angst, Zorn, Wut, Bedrohung der Identität und sozialen Existenz. Im Zusammenhang mit sexuellen Funktionsstörungen geht es um Beziehungen zwischen erwachsenen gleichgestellten Partnern. Deshalb stehen sich Sexualtherapie und Paartherapie so nahe. Und im Einzelsetting geht es bei sexuellen Funktionsstörungen oft um Aspekte in der Gestaltung der Paarbeziehung oder des unerfüllten Wunsches danach.

7.1.1 Kontext und Zirkularität

Für die Gestaltung der Paarbeziehung ist sowohl der Kontext des Paares als auch die zirkulär sich beeinflussende Interaktion der Partner wesentlich. Im Paarsetting muss der Therapeut deshalb auf drei Ebenen beobachten. Er muss die beiden Partner als Individuen beachten, die Beziehung der Partner untereinander und die therapeutische Beziehung zu beiden. Weber nennt das die »interaktive Präsenz« (Weber 2012).

Den Kontext zu beachten lohnt sich von Anfang an. Fragen zum Kontext können eine zeitliche Dimension betreffen: Warum kommt die Person / das Paar gerade jetzt? Was genau wird jetzt als Problem angesehen? Wie lange besteht es schon? Andere Fragen betreffen die situative Dimension: Welche Umstände lassen die Person / das Paar jetzt Hilfe suchen? Was sind die Umstände, weshalb es jetzt zur Anmeldung zu einer Therapie kommt? Eine dritte Dimension ist eine individuelle: Wessen Wunsch ist es, in eine Therapie zu gehen? Was bewegt den anderen mitzukommen? Wer leidet mehr darunter / wer weniger? Was steht für wen auf dem Spiel? Was wären Lösungsideen jedes Partners? Oft ergeben sich aus solchen Überlegungen wertvolle Hinweise für die Therapie. Bei genauem Hinsehen zeigen sich häufig Auslöser, auch wenn sie nicht auf den ersten Blick erkennbar sind. Das kann eine lebensphasenbedingte Veränderung sein wie die Umstellung des Paares auf die Elternschaft oder der Auszug der Kinder, der das Paar wieder auf das Leben zu zweit zurückwirft. Es treten Fragen auf wie: War's das jetzt im Leben? Will ich mit dem Mann / der Frau jetzt weiterleben? Mag ich das Leben an seiner / ihrer Seite? Erfüllt es mich? Will ich mit diesem Menschen alt werden? Es kann ein krisenhaftes Ereignis sein, das die Beziehung plötzlich erschüttert, wie eine Außenbeziehung oder deren Aufdeckung. Hier kann es hilfreich sein, sich mit dem Paar genauer zu überlegen, was für wen dadurch bedroht ist. Oft ist es weniger die sexuelle Untreue an sich als vielmehr der Verrat am Vertrauen. »Dass er mit einer anderen Sex gehabt hat, das ist schon schlimm. Aber viel schlimmer ist, dass ich ihm nicht mehr vertrauen kann.« Ein Auslöser kann auch eine Kränkung oder Beschämung sein, die subjektiv durch den Kontext besonders schwerwiegt, z. B. wenn sie im Beisein anderer geschieht.

Zirkulär sich bedingende Interaktionen sollten von Anfang an aufmerksam beobachtet werden. Wenn sich Partner etwa in unergiebigen Verteidigungs- oder Vorwurfszirkeln verstricken, im Sinne eines »Ja, aber …«, »Du hast auch …«, kann es sich lohnen, danach zu suchen, was es so intensiv zu verteidigen gilt? Welche Verletzlichkeit wird hier getriggert und was muss geschützt werden? Die zirkulären Prozesse zu beachten, heißt die Bedeutungsebene der Interaktion und die Kommunikation an sich deutlicher werden zu lassen.

Im Fallbeispiel von Kurt und Regina (siehe auch Abschnitt 6.4.1) lässt sich diese Dynamik gut beobachten. In einer späteren Sitzung geht es um das Thema Bedürftigkeit.

Fallbeispiel Kurt und Regina (Fortsetzung): *Regina fühlte sich anfangs von der männlichen Seite von Kurt sehr angezogen, auch sexuell. Sie nahm ihn als selbstbestimmten Mann wahr, der wusste, was er wollte. Seine intensive sexuelle Lust sah sie als Ausdruck seiner Männlichkeit an. Im Laufe der Zeit veränderte sich ihre Sicht darauf. Sie erlebte seine Lust als Ausdruck seiner emotionalen Bedürftigkeit, die er anders nicht erfüllen könne, und ihr Eingehen darauf als Notwendigkeit, um ihm Leid zu ersparen. Eine heftige Gegenwehr ihrerseits auf diese Bedürftigkeit war die Folge.*

»Ja, du bist in Not, das verstehe ich, aber ich bin nicht für deine Bedürfnisse zuständig.« Seine Reaktion: »Aber in einer Liebesbeziehung geht man doch Kompromisse ein und ist für den anderen da! Ich bin ja schließlich auch für dich da!« Therapeutin: »Ich möchte einmal mit Ihnen genauer hinschauen, was Sie so vehement verteidigen müssen?« Regina: »In meiner ersten Ehe habe ich immer gemacht, was mein Mann wollte, egal wie gemein er mich behandelt hat. Als er dann ging, habe ich lange gebraucht, um mich auf meine eigenen Beine zu stellen. Das hat mich viel gekostet [wird ruhig, hat Tränen in den Augen] und das will ich nicht aufgeben. Ich will nicht mehr so abhängig sein und ich will auch nicht, dass jemand von mir so abhängig ist. Dann will ich am liebsten nur die Flucht ergreifen.« Therapeutin: »Da dachten Sie, Ihren Schmerz hätten Sie überwunden. Und wenn Sie Kurt jetzt so in Not sehen, dann möchten Sie Ihrem eigenen Schmerz am liebsten nur davonlaufen?« Regina: »Ja, das stimmt genau.« Therapeutin an Kurt: »Und was denken Sie müssen Sie vehement verteidigen?« Kurt: »Bei mir zu Hause gab es Leistung, Leistung und Loyalität. Meinem Vater war aber nie etwas gut genug. Und ich war ein schwieriger Junge, bin oft aufgebraust, nirgendwo passte ich so richtig dazu. Das war auch später oft so. Meine Familie war für mich der sichere Hafen. Ich habe immer hart gearbeitet und versucht, ihnen alles möglich zu machen. Und jetzt werde ich als der hingestellt, der sich nicht gekümmert habe. Das halte ich kaum aus. Das ist total ungerecht. Wenn ich Sex habe, vergesse ich für einen Moment all das Drumherum und fühle mich Regina einfach nahe.« Therapeutin: »Da haben Sie ein gutes Mittel gefunden, mal all Ihre Not vergessen zu können, nämlich wenn Sie Sex haben. Da können Sie sich ganz auf die-

sen Moment einlassen. Sie sind ganz bei sich und fühlen sich Regina nahe. Da ist all die Kritik an Ihnen vergessen.«

Für beide, Regina und Kurt, wird in ihrer Interaktion zirkulär eine eigene Not und Angst getriggert, die sie zunächst in Form eines Vorwurfs, resp. eines Anspruchs an den anderen formulieren: »Du musst doch auch Kompromisse machen!« oder »Du bist viel zu bedürftig!«. Erst die Frage nach den guten Gründen für das eigene Erleben lassen die erfahrenen Verletzungen und die eigenen Ängste sichtbar werden. Es kann eine Atmosphäre von Akzeptanz entstehen, die einen Ausstieg aus dem Vorwurfszirkel möglich macht. Das könnte hier so aussehen, dass Regina sich ihre Angst vor der Bedürftigkeit eingestehen kann (anstatt sein Verhalten zu bekämpfen). Für Kurt könnte es heißen, dass er seine Not und seinen Schmerz annehmen kann und trotzdem gerne Sex haben mag mit Regina.

7.1.2 Neutralität und Allparteilichkeit

Im Zusammenhang mit Partnerschaft und Sexualität spielen die eigenen Einstellungen aufseiten des Therapeuten eine starke Rolle. Eigene Überzeugungen wie »Sex zu haben, ist in jedem Fall gut« oder »Eine Affäre ist doch heute ganz normal« bzw. »Liebe und Sex gehören nun einmal zusammen« u. Ä. kann die Sympathie für einen Partner erschweren, wenn dieser eine andere Wertvorstellung hat.

Die Allparteilichkeit oder besser ausgleichende Parteilichkeit meint die Fähigkeit des Therapeuten, den Sichtweisen, Erklärungen und Wünschen aller Beteiligten mit gleicher Wertschätzung und gleichem Interesse zu begegnen. Nur so können sich alle Beteiligten mit ihren Perspektiven ernst genommen fühlen. Das ist nicht damit zu verwechseln, dass alles Handeln und Verhalten für berechtigt angesehen wird. Es gilt immer wieder zwischen dem Verhalten einer Person und ihrem Wert als Person an sich zu unterscheiden. Oft ist es sogar wichtig, ein Verhalten deutlich zu verurteilen, wenn es andere in ihrer Integrität schädigt (z. B. Gewalt, Destruktivität oder massive Abwertungen). Aber dennoch kann eine wertschätzende Haltung der Person gegenüber eingenommen werden. Dies gilt grundsätzlich analog für die Therapie im Einzelsetting. Denn auch im Einzelsetting gilt der

Blick der Beziehungsgestaltung und der Bedeutung eines Symptoms im interaktionellen Kontext. Für die Therapie sexueller Luststörungen bei Frauen plädiert Eck für ein kombiniertes Setting von Einzel- und Paargesprächen (Eck 2014). Die Autorin hält ein gemischtes Setting für sinnvoll. Um ein solches gemischtes Setting therapeutisch führen zu können, müssen beide Partner sich mit ihren Anliegen wertgeschätzt und aufgehoben fühlen.

Im Kontext sexueller Störungen besteht die Gefahr, dass Therapeuten (und Therapeutinnen) rasch eine prosexuelle Seite einnehmen. Sie vermitteln oft selbst eine positive, aufgeschlossene Haltung und sehen sich als Anwälte einer selbstbestimmten, erfüllenden Sexualität in guter Achtsamkeit mit sich selbst und auf Augenhöhe zum Partner. Dabei wird außer Acht gelassen, wie komplex Sexualität, Paardynamik und individuelle Möglichkeiten verwoben sind. So kann z. B. auch die Erkenntnis am Ende einer Sexualtherapie stehen, dass das sexuelle Zusammenspiel in dieser Partnerschaft von Anfang an nicht das Wichtigste war und nun auch nicht mehr weiter belebt werden will. Es könnte dabei an zu vielen Fragen gerüttelt werden, die die Beziehung gefährden würden. Die eventuelle Belebung der Sexualität steht der Stabilität der Partnerschaft gegenüber. Oder mit einer Offenlegung sexueller Wünsche wird so viel Ablehnung durch den Partner erwartet, dass die damit verbundene Kränkung nicht erträglich wäre. Denn sich sexuell authentisch zu zeigen, ist ein risikoreiches Unterfangen. Die Risikoabwägung des erwarteten Gewinns einerseits und der Kosten andererseits gilt es zu respektieren. In der systemischen Therapie gilt die Neutralität gegenüber den Entscheidungen der Klienten deshalb als hohes Gut. In Verbindung mit einer Haltung von Neugier ermöglicht diese eine Offenheit für verschiedene Lösungswege. Nicht Therapeuten bestimmen gute Lösungen, sondern Patienten selbst. Gegenüber allen Ideen lässt sich eine fragende Haltung einnehmen, denn es könnte immer auch anders sein. Aber den Menschen selbst, die sich uns Therapeuten anvertrauen, gilt unsere Wertschätzung und unser Respekt, kurz gesagt: »Respektlosigkeit gegenüber Ideen, Respekt gegenüber Menschen« (von Schlippe u. Schweitzer 2013, S. 207). Der Therapeut ist für den Prozess verantwortlich, die Patienten für ihre Lösungen. Mit Fragen zu neuen Sichtweisen einladen bedeutet noch nicht, dass sie für die Patienten passen müssen. Das ist ein gemeinsamer Suchprozess. Mit einer Haltung des Respekts lassen sich auch belastende Gefühle wie Trauer, Verlust, Ohnmacht oder Wut besser ertragen. Es lässt sich z. B. ehrlicher würdigen, dass sie »diese tiefe Trauer mit Würde tragen« oder »diese Wut aushalten«.

7.1.3 Auftragsklärung und Zielorientierung

In der systemischen Therapie spielen das Ziel und der Auftrag des Patienten eine wesentliche Rolle. Das Ziel einer Therapie ist nicht unmittelbar gleichzusetzen mit dem Auftrag an die Therapie und den Therapeuten. Das Ziel beschreibt das gewünschte Ergebnis, das, was sich ändern soll. Der Auftrag umschreibt die Aufgabe, die dem Therapeuten zugedacht ist. Die Auftragsklärung ist ein aktiver Prozess, in den die Grundannahmen systemischer Therapie in konzentrierter Weise einfließen.

Ziele werden von Patienten meist als Zustand ohne Probleme, z. B. als »Ich will einfach wieder, dass es klappt im Sex« oder als Verschwinden der Beschwerden »Machen Sie die Schmerzen weg« formuliert. Etwas, das stört, soll nicht mehr da sein. Das entspricht einem linearen Störungsdenken. Psychotherapie ist aber keine Chirurgie, mit deren Hilfe Störendes weggeschnitten oder Ungeliebtes korrigiert werden kann. Solche Ziele müssen in einem gemeinsamen Suchprozess zu erreichbaren und möglichst konkreten Zielen umformuliert und aus den Zielen Aufträge für die therapeutische Arbeit gestaltet werden. Die Aufträge müssen wiederum auf Therapeutenseite annehmbar sein. Es lohnt sich, sich für die Zielformulierung und die Auftragsklärung genügend Zeit zu nehmen. Je konkreter Ziele und Aufträge formuliert werden können, desto besser lassen sich im Therapieverlauf die Fortschritte oder auch eine Stagnation benennen.

Indem von Anfang an auf die Ziele fokussiert wird, wird einerseits der Blick auf eine gewünschte Veränderung ausgerichtet und andererseits die aktive Mitwirkung des Patienten betont, diesen Zielen näherzukommen. Bei obiger Zielformulierung könnte z. B. weitergefragt werden: »Was würde es bedeuten, wenn ›es wieder klappt im Sex‹?«, »Was müsste genau wieder klappen?«, »Für wen wäre das wichtig?«,

»Was steht dem jetzt noch im Wege?«, »Wer kann da Ihrer Meinung nach einen Beitrag leisten?«. Solche und ähnliche Fragen helfen, Richtungen in Suchprozessen einzuschlagen, in deren Verlauf Etappenziele bereits als persönliche Erfolge erlebt werden können. Ebenso werden in diesen Suchprozessen andere Sichtweisen und neue Bewertungen von Symptomen eröffnet. Mit Fragen, wie sie oben beispielhaft formuliert sind, wird der Raum der Betrachtung erweitert. Als Psychotherapeuten können wir keine Schmerzfreiheit versprechen oder dass der Sex wieder klappt. Wir können eine gemeinsame Suche nach dem Sinn eines Symptoms und seines Nutzens anregen, sodass es dem Patienten möglich wird, für seine berechtigten Anliegen einen alternativen Weg zu finden. Erst dann können Symptome aufgegeben werden. Im Prozess der Auftragsklärung wird überprüft, ob dieser Suchprozess für den Patienten plausibel ist und wie seine ursprünglichen Ziele so umformuliert werden können, dass gemeinsam nach den berechtigten Anliegen gesucht werden soll.

Eine hilfreiche Umformulierung durch den Therapeuten könnte bei obigem Beispiel so aussehen: »Sie möchten gerne wieder guten Sex haben? Und mit meiner Hilfe möchten Sie besser verstehen, was Ihnen dabei im Wege steht und welche Bedürfnisse gegenwärtig zu wenig berücksichtigt werden? Dann schauen wir, was Ihnen hilft, wieder guten Sex haben zu können.« Oder »Ich kann Ihnen leider nicht versprechen, dass Sie einfach Ihre Schmerzen loswerden. Aber wir könnten den Schmerzen auf die Spur kommen, was die eigentlich von Ihnen wollen und auf was die Sie hinweisen könnten. Und dann sehen, ob Sie die wirklich so oft brauchen.« Aus solchen Zielen lassen sich Aufträge und Suchprozesse formulieren, die aktivieren und neugierig machen. Der Therapeut ist nicht der Experte, welche Ziele erreicht werden können. Er ist aber dafür verantwortlich, dass aussichtsreiche und realistische Ziele gemeinsam formuliert werden, sodass der Patient sich wahrgenommen fühlen kann, einen Erkenntnisgewinn hat und für neue Verhaltensweisen motiviert ist.

Fallbeispiel Christian: *Der 33-jährige Lehrer kommt zum Erstgespräch. Er hatte einige Male beim Sex einen Verlust der Erektion erlebt und jetzt habe sich in ihm die Angst, sexuell total zu versagen, breitgemacht. Er lebe mit seiner Partnerin seit mehreren Jahren* *zusammen. Sie sei eine tolle, attraktive Frau und er liebe sie. Aber inzwischen gehe er fast jeder Möglichkeit, Sex haben zu können, aus dem Weg. Er bereite abends länger den Unterricht vor, er sagte, er sei müde. Und wenn sie mal Sex begännen, dann mache es plötzlich »klick« und die Angst zu versagen sei da, die Erektion verschwinde. So empfinde er sich als Looser, obwohl er sich sonst nicht so kenne. Er könne sich durchsetzen und für seine Ansichten einstehen. Er wolle mithilfe von Inputs von außen sein Sexleben zurück.*

Die Therapeutin bietet nun Folgendes an: »Ich habe verstanden, dass Sie sich wieder einem unbeschwerten Sexleben hingeben wollen, wie Sie es schon kennengelernt haben. Gegenwärtig steht dem aber so was wie ein innerer Saboteur im Wege, Ihre Angst, sexuell zu versagen. Ich kann Ihnen anbieten, dass wir gemeinsam auf die Suche gehen, den Saboteur besser zu verstehen, was der will, wofür der gut ist. Und dann schauen wir mal, was noch in Ihnen steckt und was Ihnen hilft, wieder einen guten Handlungsspielraum zu bekommen. Wie hört sich das für Sie an?«

Hier zeigt die Therapeutin Verständnis für das Anliegen des Patienten (»wieder ein ausreichend angstfreies Sexleben führen zu können«) und gleichzeitig formuliert sie den Auftrag (»Inputs von außen«) so um, dass der Patient merkt, dass er aktiv am Therapieprozess beteiligt wird (»gemeinsam auf die Suche gehen«). Zudem signalisiert sie, dass sie dem Symptom eine Kompetenz zuschreibt, für die sie sich interessiert (»was der will, wofür der gut ist«). Am Ende bietet sie ein Ziel an, das Interesse wecken kann (»guten Handlungsspielraum zu bekommen«). Sie überlässt die Entscheidung aber vollumfänglich dem Patienten (»Wie hört sich das an?«). Er ist der Experte, der bestimmt, was richtig oder falsch ist.

In einer Paartherapie müssen die Ziele beider Partner zu einem gemeinsamen Auftrag zusammengebracht werden. Diese Aufgabe ist nochmals komplexer als in der Einzeltherapie. Der Therapeut muss die Ziele jedes Einzelnen präzise erfassen, daraus einen Auftrag formulieren, der beide Ziele berücksichtigt, und er muss den Auftrag erfüllen können. Zudem ist es im Paarsetting wichtig, sich über die Haltung beider Partner zur gemeinsamen Beziehung ein Bild zu machen.

Wie stehen beide Partner zur Partnerschaft? Wird die Partnerschaft von beiden grundsätzlich gewollt? Sind beide sicher im Boot? Hegt einer bereits Zweifel an der Beziehung oder denkt einer über Trennung nach? Ist einer ambivalent oder hat sich einer bereits innerlich getrennt? Partner wählen sich freiwillig, und es besteht grundsätzlich immer die Möglichkeit, die Beziehung auch wieder zu verlassen. So gilt dynamisch gesehen: Zum Zusammenbleiben braucht es zwei, zum Auseinandergehen reicht einer. Die Beachtung der übergeordneten Frage, ob beide Partner zur Beziehung verbindlich stehen, ist wichtig. Denn steht die Beziehung für einen der Partner infrage, hat dies möglicherweise eine höhere Priorität als z. B. die unterschiedlichen Wünsche in der Sexualität. Auftragsklärung kann hier heißen, in einem ersten Schritt einen Rahmen zu schaffen, in dem eine ausreichend sichere affektive Bindung hergestellt wird, damit die Diskussion der ursprünglichen Wünsche fruchtbar möglich wird.

In der Phase der Auftragsklärung sollte der Therapeut auf unterschiedliche weitere Faktoren achten, weil sie die Dynamik stark beeinflussen. Eine sexuelle Problematik kann in sehr unterschiedlichen Kontextbezügen auftreten. Es kann sich eher um eine individuelle Krise handeln oder um eine Beziehungskrise - was steht mehr im Zentrum des Erlebens? Sexuelle Störungen können eine Partnerschaft erheblich belasten, aber ebenso können Paarkonflikte sexuelle Störungen begünstigen. Wie lässt sich in der spezifischen Situation eines Paares die Wechselwirkung am besten erfassen? Gehen die sexuellen Probleme den Beziehungsschwierigkeiten voran? Bestanden Paarkonflikte bereits vor dem Auftreten der sexuellen Probleme und wenn ja, welche? Was bedeuteten sie für die Partner? Solche Faktoren sind für das Verständnis wichtig. Die Wahrscheinlichkeit für sexuelle Außenkontakte steigt bei Unzufriedenheit mit der sexuellen Aktivität in der Primärbeziehung. Sexuelle Außenkontakte wiederum sind einer der häufigsten Trennungsgründe. Wenn schon vorab Probleme in der Beziehung bestanden, dann umso eher (Kröger 2010). Wenn also ein Paar mit der Problematik einer Außenbeziehung kommt, ist es wesentlich, die subjektive Zufriedenheit jedes Partners in der Primärbeziehung zu erfassen. Dies sind nur einige Beispiele, welche weiteren Faktoren es zu beachten gilt.

Gerade in sehr emotionaler Spannung ist die Auftragsklärung besonders sorgfältig durchzuführen, um nicht Gefahr zu laufen, das Anliegen eines Partners aus den Augen zu verlieren. Nützlich ist es z. B., sich als »Anwalt der Beziehung« zu sehen, geleitet von der Frage: »Was braucht die Beziehung dieser zwei Menschen, unabhängig davon ob sie weitergeführt oder beendet werden wird?«

7.1.4 Umgang mit Scham und Verletzung

Sexuelle Störungen sind oft mit großen Schamgefühlen und besonderer Verletzbarkeit verbunden. Das muss im Verlauf einer Therapie sorgsam berücksichtigt werden. Es kann bedeuten, dass in der Phase der Auftragsklärung die Angst vor einer Veränderung vom Therapeuten angemessen gewürdigt und Geduld in Bezug auf Veränderungswünsche gezeigt wird. So kann die Entscheidung zugunsten einer Nichtveränderung z. B. als Schutz vor weiteren Verletzungen anerkannt werden. Die Veränderung sexuellen Verhaltens setzt Einsatz von Energie und Risikobereitschaft voraus. Neue Wege zu beschreiten, kostet Mut, besonders wenn es um die eigene Erotik und das Intimleben geht. Es ist nicht leicht, sich einem anderen gegenüber zu entblößen und verletzlich zu zeigen - im wahrsten Sinne nackt. Das ist manchmal einem vertrauten Partner gegenüber noch schwerer als einem Fremden gegenüber. Den Fremden kann man leichter wieder wegschicken. Wenn das Fundament der Beziehung auf sicherem, guten Grund steht, kann dieses »Entblößen« um der eigenen Entwicklung willen geschehen, mit Neugier und Interesse. Wenn aber die Partnerschaft infrage steht, wird sich der »Symptomträger« vielleicht auf sexuelle Wünsche des Partners nur aus Angst einlassen, sonst die Beziehung zu verlieren. Das sexuelle Tun ist defensiv ausgerichtet. Es dient dazu, eine Bedrohung (die Trennung) abzuwenden. Um ein Interesse am eigenen sexuellen Erleben geht es gar nicht. Solche Partner fühlen sich oft als Opfer des anderen und klagen ihn entsprechend an. Klagende fühlen sich unterlegen und bringen sich entsprechend in der Therapie ein. Eine mögliche therapeutische Steuerung kann darin bestehen, der Veränderung einen angemessenen Widerstand entgegenzusetzen, z. B. indem die Frage in den Raum gestellt wird, ob gegenwärtig schon die Zeit für eine Veränderung sei. Die klagende Person soll als entscheidungsfähig, d. h. kompetenzorientiert angesprochen werden. Es gilt zu überprüfen und transparent werden zu lassen, in wessen Interesse das veränderte Verhalten steht. »Möchten Sie Ihrem Partner sexuell mehr bieten, damit er Sie nicht verlässt, oder möchten Sie, unabhängig davon, wie sich Ihr Partner zu Ihrer Ehe entscheidet, Ihrer sexuellen Kompetenz neue Impulse verleihen?« Solche Fragen können selbstverständlich nicht in den Raum geworfen werden ohne eine sorgfältige affektive Rahmung. Der Patient muss sich ernst genommen und angenommen fühlen, denn eine solche Frage ist eine ausgesprochen konfrontierende Intervention. Im Kern geht es aber um den Willen zur Selbstbestimmung. In einer angemessenen affektiven Rahmung spricht eine solche Intervention den Patienten in seiner Kraft und Stärke an. Wenn sich eine Patientin nach obiger Frage z. B. enttäuscht zeigt: »Er findet mich eh langweilig. Was ich will, interessiert doch gar nicht. Aber ich kann mir nicht vorstellen, ohne ihn zu sein« könnte ein Nachhaken so aussehen: »Ich möchte gerne mit Ihnen herausfinden, was zu Ihrer sexuellen Kompetenz gehört und was Sie über sich als Partnerin denken, bei der ein kluger Mann bleiben will. Vielleicht sind das zwei verschiedene Seiten von Ihnen. Und dann schauen wir genauer hin, was Ihren Mann bewegt im Hinblick auf seinen Sex und seine Wünsche an Ihr Zusammenleben.«

Es gibt Therapeuten, die für die Therapie sexueller Störungen das Vorhandensein einer stabilen Partnerschaft ohne andere Probleme wie psychische Störungen oder Außenbeziehungen voraussetzen. Das ist im klinischen Alltag unrealistisch. Oft sind es sogar gerade die Krisen wie die Aufdeckung einer Außenbeziehung, eine psychische oder somatische Erkrankung eines Partners oder andere relevante Lebensereignisse, die eine Auseinandersetzung mit der bis dahin gelebten Sexualität im Paar unumgänglich machen. Die Aufdeckung einer Außenbeziehung gilt dabei als eine Krise, die Partner emotional am stärksten belastet (Kröger 2010). Solche Anlässe für Paartherapie bedürfen einer besonders sorgfältigen, behutsamen Auftragsklärung und Prozesssteuerung in der Therapie. Auf der einen Seite sind Verständnis und Empathie für beide Partner wichtig. Auf der anderen Seite sollte eine übermäßige Schonung des betrogenen Partners vermieden werden, weil es ihn schwächen kann. Es braucht Fingerspitzengefühl im Umgang mit den Emotionen und eine aktive Gestaltung der Therapie als sicheren Raum für beide Partner. Die Neutralität und Allparteilichkeit des Therapeuten ist hier besonders gefordert.

Die Bewältigung schwerer Krisen bietet aber auch eine außergewöhnliche Chance für die Belebung der Partnerschaft und der Sexualität. Nicht selten verhalten sich betrogene Partner, der Erfahrung der Autorin nach v. a. Frauen, im Sinne eines Aufbäumens, eines »Jetzt erst recht!« - und die Sexualität des Paares erfährt eine neue Vitalität: »So schön wie jetzt hatten wir es im Sex noch nie«, »Im Nachhinein müssen wir ja fast sagen, die Affäre hat uns gut getan«. Diese Menschen können in anderen Lebensbereichen, z. B. im Beruf, oft auf Erreichtes stolz sein. Sie wissen um ihre Stärken und stellen sich dem Problem. Für andere ist die gemeinsame Sexualität nach der Aufdeckung einer Außenbeziehung blockiert oder sie kommt ganz zum Erliegen. Weder eine einseitig positive Haltung im Sinne eines »Jede Krise ist auch eine Chance« noch eine pessimistische Haltung »Nach solchen Verletzungen bleiben immer Risse übrig« hilft weiter. Kleine Schritte und Etappenziele sind hilfreicher als das Endziel.

7.1.5 Ambivalenzen

Ambivalenzen werden verstanden als Zerrissenheit oder ein Spannungszustand zwischen verschiedenen Bestrebungen. Sie können intrapsychische Prozesse betreffen wie z. B. eine Zerrissenheit zwischen dem Wunsch nach Autonomie und dem nach Zugehörigkeit. Ebenso kann Ambivalenz als interpersonelles Geschehen auftreten, wenn z. B. ein Partner sich nicht entscheiden kann, zu bleiben oder sich zu trennen. Ambivalenzen werden mehrheitlich als energieraubend erlebt.

Der Umgang mit Ambivalenzen macht einen Großteil jeder therapeutischen Arbeit aus. Sich zu rasch auf die Seite einer Eindeutigkeit zu schlagen oder eine Entscheidung vom Patienten einzufordern, ist meistens kontraproduktiv. Hilfreich ist eine Haltung von Geduld und Gelassenheit, in welcher »der Therapeut weniger will als der Patient«. In einer Ambivalenz sollten immer alle Seiten angemessen berücksichtigt werden. Manchmal hilft es, raschen Lösungen von Patienten einen angemessenen Widerstand entgegenzusetzen. »Ist das wirklich schon eine gute Lösung, die alle Anliegen und Personen gebührend beachtet?« Damit ist nicht gemeint, dass sich in Lösungen immer alle Bedürfnisse und Beteiligten gleich durchgesetzt haben. Beachtung kann auch heißen, ein Anliegen als berechtigt anzuerkennen, auch wenn es nicht realisiert wird. Der Mann wünscht sich z. B. von seiner Frau eine bestimmte sexuelle Praktik. Die Frau will das nicht. Eine Anerkennung seines Bedürfnisses vonseiten der Frau könnte z. B. so aussehen: »Ich sehe, dir wäre das wichtig und du hättest Spaß dabei. Ich mag das aber nicht und ich will es auch nicht dir zuliebe tun. Können wir gemeinsam nach anderen Möglichkeiten suchen?« Eine solche souveräne Aussage setzt zugegebenermaßen ein gutes Selbstvertrauen voraus. Entscheidend dabei ist, dass die Frau das Anliegen des Mannes nicht verurteilt, sondern den Wunsch als berechtigt entgegennimmt und ebenso deutlich bei sich bleibt.

In persönlichen Beziehungen und besonders in der Sexualität spielen Emotionen viel mehr eine Rolle als in anderen Bereichen. Liebe, Vertrauen, Enttäuschung und Wut liegen manchmal nah beieinander. Der Verlust des Vertrauens wird als intensiver Schmerz z. B. im Zusammenhang mit einer Außenbeziehung erlebt. Wut und Enttäuschung können auftreten, wenn sich ein Partner mit intimen Details bloßgestellt oder verraten fühlt. Die Sexualität wird als ein einzigartig intimer und schützenswerter, persönlicher Bereich erlebt. Die Angst vor dem Verlust der Beziehung und die Wut auf den Partner sind gleichzeitig wirksam. Sie können als Ausdruck ambivalenter Gefühle verstanden werden. Einerseits wünscht sich der betrogene Partner das Vertrauen zurück und wieder Sicherheit und Zugehörigkeit zu spüren. Das würde bedeuten, sich selbst dem anderen gegenüber zu öffnen. Andererseits möchte sich der betrogene Partner vor weiterer Enttäuschung und erneuter Verletzung schützen. Das würde bedeuten, sich dem anderen gegenüber stärker zu verschließen.

Die Sexualität ist vulnerabel und voller Energie. Sie ist häufig durchzogen von Ambivalenzen. Sich jemandem hinzugeben, sich ihm auszuliefern, kann ein grandioses sexuelles Erlebnis bedeuten, aber ebenso Verletzung und Enttäuschung, wenn z. B. eine Frau beschreibt, es sei ein Knacks bei ihr drin, seit sie sich einmal am Anfang »wie bestellt und nicht abgeholt« gefühlt habe. Hingabe gelingt ihr seither nicht mehr. Es könnte sein, dass sich die Frau in dieser anfänglichen sexuellen Begegnung gegenüber ihrem Partner besonders weit geöffnet hatte und bereit war, sich hinzugeben. Aus dieser Perspektive wiegt das Gefühl einer Enttäuschung schwer. Sie könnte unbewusst beschlossen haben: »Das nie mehr!«, was ihr aber auch ihren Wunsch, sich hinzugeben, verunmöglicht. Sie steckt in einer innerpsychischen Ambivalenz zwischen dem Schutzbedürfnis einerseits und dem Wunsch nach sexueller Begegnung andererseits. Hier sei nochmals daran erinnert, was großartigen Sex ausmacht (siehe auch Abschnitt 5.7): eine absolute Präsenz und tiefe Verbundenheit in dem Moment, eine vertrauensvolle Nähe und umfassendes Miteinandersein, eine Risikobereitschaft, sich zu öffnen, sowie Verletzlichkeit und Hingabe (Kleinplatz 2012). Der Frau könnte angeboten werden, den Enttäuschungen nochmals nachzuspüren, was genau es bedeutet hatte, »sich wie bestellt und nicht abgeholt zu fühlen«, welches Bedürfnis damit einhergeht und wie sie diesem Bedürfnis einen angemessenen Platz in ihrer Sexualität einräumen kann.

Der Einsatz der 4-Felder-Tafel ist in der Arbeit mit Ambivalenzen verbreitet: Die Pros und Kontras werden in ihren Vor- und Nachteilen in vier Feldern aufgeführt und abgewogen. Ziel ist es, eine Entscheidung zu ermöglichen, indem möglichst umfassend Beweggründe, Motive und Konsequenzen berücksichtigt werden. Der Zugang ist ein rational-kognitiver.

Bei der Frau könnte das z. B. so aussehen, wie in Abbildung 7 dargestellt.

	Pro	Kontra
Sex ja	Intimität erleben körperlich schön Erhalt von Harmonie	Gefahr von Enttäuschung, sich stehengelassen zu fühlen
Sex nein	Schutz vor erneuter Enttäuschung, Widerstand	Spannung in der Beziehung, keine Intimität

Abb. 7: Beispiel einer 4-Felder-Tafel

Oft ergibt sich eine Pattsituation, da manche Argumente emotional schwerer wiegen als andere. Nun ließe sich mithilfe von Punkten, die den Argumenten zugeordnet werden, eine Klärung fördern, aber auch diese Ergänzung bleibt oft unergiebig.

Der Einbezug einer intuitiven Instanz, des sogenannten »Bauchgefühls« kann in der Arbeit mit Ambivalenzen weiterhelfen. Das Bauchgefühl wird dabei als nicht verbale, intuitive Instanz der gesammelten persönlichen Erfahrung auf körperlicher Ebene angesehen. Es symbolisiert eine Art »sechsten Sinn«. Mit dem Einbezug einer solchen intuitiven Instanz geschieht ein Wechsel auf eine andere Ebene. Die rein rationale Ebene der Pros und Kontras wird durch eine weniger sprachliche Dimension »emotionaler Weisheit« erweitert. Eine Frage nach dem »Bauchgefühl« kann wertvolle Hilfestellung zum Verständnis einer Ambivalenz geben. Es werden tiefer liegende biografische Erfahrungen angesprochen, die zum Verstehen beitragen oder die als Ressourcen genutzt werden können. Die Embodimentforschung hat in den letzten Jahren zahlreiche Belege dafür geliefert, wie hilfreich das »Bauchgefühl« für Entscheidungen genutzt werden kann (Tschacher u. Storch 2012). Emotionen, Erfahrungen und Einstellungen sind im Körper auf implizite Weise verankert. Das Nachspüren auf der körperlichen Ebene lässt sich für Ambivalenzen nutzen, als »Weisheit des Körpers«. In der Therapie führen deshalb Fragen wie »Was sagt jetzt Ihr Bauchgefühl dazu?« oder »Was wäre, wenn Sie auf Ihr Bauchgefühl hören würden?« neue hilfreiche Perspektiven ein.

Bauchgefühl: Mut oder Schutz	Pro	Kontra
Sex ja	Intimität erleben körperlich schön Erhalt von Harmonie	Gefahr von Enttäuschung, sich stehengelassen zu fühlen
Sex nein	Schutz vor erneuter Enttäuschung, Widerstand	Spannung in der Beziehung, keine Intimität

Abb. 8: Beispiel 4-Felder-Tafel mit der Integration des Bauchgefühls

Als Therapeut muss man manchmal ein wenig dranbleiben und darf sich nicht gleich mit der ersten Antwort zufriedengeben. Für Patienten ist dieser Zugang ungewohnt, wenn sie in kognitiven Abwägungsprozessen des Für und Widers gefangen sind. Nicht selten beginnen Patienten zu weinen, bevor sie weitersprechen. Gefühle von Trauer und Hilflosigkeit oder auch Wut und Ohnmacht kommen an die Oberfläche. Solche Momente sind meist berührend und müssen vom Therapeuten ausgehalten werden. Sie können aber Wendepunkte in der Therapie einleiten, weil andere, tiefer liegende und emotionale Aspekte einer Ambivalenz beachtet werden.

Hilfreich ist auch die therapeutische Arbeit mit dem »Inneren Team« oder der »Inneren Vorstandssitzung«, um verschiedene Anteile bei Ambivalenzen zugänglich zu machen (Schulz von Thun u. Stegemann 2004). Die Arbeit mit dem inneren Team ist nicht neu. Sie wird unter anderem in der Ego-State-Therapie verwendet. Wichtig ist eine wertungsfreie, neutrale Haltung gegenüber allen inneren Anteilen des Patienten. Für welche berechtigten Wünsche stehen die jeweiligen Gefühle ein?

Die Arbeit mit dem inneren Team wird eher im Einzelsetting angewendet, kann aber auch im Paarsetting genutzt werden. Die Metapher der »innere Vorstandssitzung« eignet sich gut bei Fragen, die auf eine Entscheidung abzielen. Denn der »Präsident« muss ja auch eine »Pressemitteilung« nach außen geben. Unterstützende Fragen sind z. B.: »Soll ich die Beziehung zu meiner Frau beenden?«, »Soll ich meine Affäre fortsetzen?«, »Will ich meinem Mann sagen, wie unglücklich ich mit unserem Sexleben bin?« In Abb. 9 ist exemplarisch ein »inneres Team« als »Vorstandssitzung« dargestellt. Auch Emotionen können dabei als »innere Stimmen« – ähnlich wie andere Anteile der Person – genutzt werden.

Wenn es in der Therapie um Persönlichkeitsanteile geht, die sich in der Beziehungsgestaltung und der Sexualität als widersprüchlich, hemmend oder verunsichernd auswirken, lässt sich das »innere Team« gut mithilfe von Figuren aufstellen. Diese Skulpturenarbeit ist z. B. in Form des Familienbretts bekannt. Es gibt zudem ein standardisiertes Set von Playmobilfiguren. Ebenso ist der Einsatz von Tierfiguren möglich. Als Therapeut sollte man mit dem arbeiten, was einem selbst am besten entspricht und was sich für den jeweiligen Fokus eignet. Die Autorin benutzt einfache Holzfiguren in zwei Farben (rot und blau) und verschiedenen Größen (klein, mittel, groß) (siehe auch Abschnitt 7.3.12).

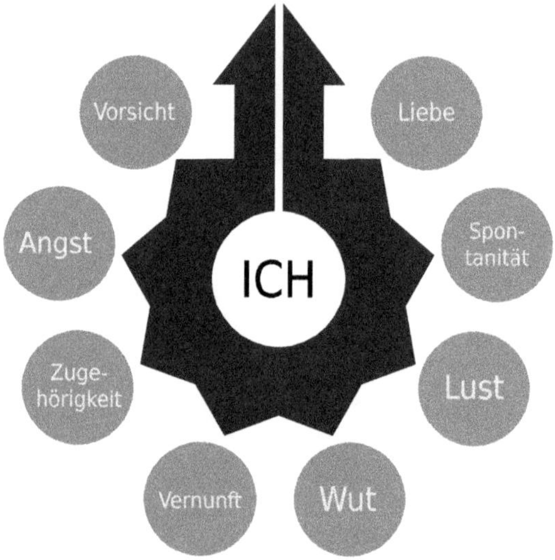

Abb. 9: Beispiel eines inneren Teams als »Vorstandssitzung«

Die Ambivalenz betrifft im folgenden Fallbeispiel die Spannung zwischen inneren Anteilen, die vom Patienten teils gewünscht und teils abgelehnt wurden.

Fallbeispiel Christian (Fortsetzung): *Nach einigen Stunden, in denen die Dynamik der Angst angesehen und seine Biografie vertieft wurde, schlug die Therapeutin ihm vor, die inneren Mitspieler seiner Männlichkeit und Sexualität anzusehen. Die Ambivalenz des handelnden »Ichs« bedeutet hier, dass verschiedene Teile wirksam sind, die sich mindestens teilweise blockieren. Die Aufgabe lautete: »Wenn Sie sich vorstellen, dass in Ihrer Sexualität viele verschiedene Anteile*[2]

2 Für Anteile lassen sich auch andere Begriffe wählen wie Facetten, Seiten der Persönlichkeit, Eigenschaften u. a. m. Der Sprachgebrauch muss zum Therapeuten und zum Patienten passen.

Ihrer Person mitspielen, die sich vielleicht auch widersprechen könnten, welche spielen da bei Ihnen eine Rolle? Für jeden Anteil wählen Sie bitte die passende Figur aus und stellen Sie sie hier in die Szene auf dem Boden auf«.

Dabei entstand das in Abbildung 10 dargestellte Bild.

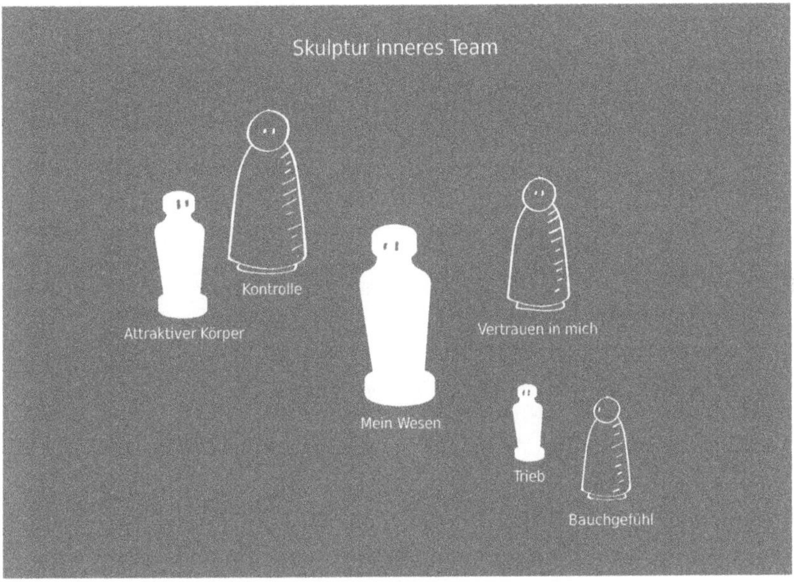

Abb. 10: Beispiel für die Arbeit mit inneren Anteilen

Für Christian wurde mit der Aufstellung die Vielfalt seiner Persönlichkeit deutlicher. Er sah im wahrsten Sinn des Wortes, welche Anteile ihm neben seiner »Kontrolle« zur Verfügung standen. Die »Kontrolle« in Verbindung mit seinem verlässlichen »Charakter« übernahm die Führung, wenn er dachte: »Klappt es jetzt?« Diese Kombination führte aber eher dazu, dass seine Erektion ihm abhanden kam. Wir überlegten, wie es ihm gehen könnte, wenn er seinen anderen Anteilen wie »sportlicher Körper«, »Selbstvertrauen«, »Lust« und »Bauchgefühl« mehr Raum zugestehen könnte. Er hatte bisher diesen Seiten viel weniger Beachtung geschenkt.

Auf die Aufstellung des inneren Teams konnte in den Themen der folgenden Stunden immer wieder Bezug genommen werden: die Angst davor, beurteilt zu werden, die triebhafte Seite, die ihm animalisch und unkontrollierbar erschien und die er wenig in Einklang mit seinem sonst recht kontrollierten Leben bringen konnte.

Es wurden nun Ideen gesammelt, wie er diese Erkenntnisse in der sexuellen Begegnung mit seiner Frau umsetzen wollte. Er meinte, sie müssten wohl einfach wieder üben. Sie begannen damit, sich bewusst einen Abend in der Woche Zeit zu nehmen, sich zu berühren, sinnlich zu streicheln – zunächst ohne die Absicht eines Koitus. In einem Paargespräch wurde deutlich, wie auch die Ehefrau aus Angst, ihren Mann in eine peinliche Situation zu bringen, ihre sexuelle Initiative eingestellt hatte. Die Absprache eines sinnlichen Abends war deshalb für beide hilfreich. Bald schon schliefen sie wieder im gemeinsamen Bett. Beim verabredeten Sex gab es regelmäßig eine Erektion und wie nebenbei kam es zu einer Penetration. Ihm half auch die Vorstellung, dass es weniger um ihn gehe, sondern um seine Frau. Beide genießen es wieder, intim miteinander sein zu können. Die Initiative geht von seiner Frau aus, aber im weiteren Ablauf ist er sehr aktiv. Christian war mit diesem Ergebnis zufrieden und beendete die Therapie.

Ambivalenzen sind mehr als nur ein Für und Wider in Entscheidungsprozessen. Sie können Ausdruck sich widersprechender Selbstanteile sein oder Anteile, die im Widerspruch zu kulturellen Normen stehen. Die Lust kann im Widerspruch zu Werten stehen. Im Beispiel von Christian stand seine triebhafte Seite im Widerspruch zu seinem Anspruch, ein fürsorglicher Partner zu sein. In der Sexualität, besonders wenn es um das Begehren geht, spannen sich Gegenpole auf, die geradezu von ihren Mehrdeutigkeiten leben. Es gibt selten ein eindeutiges Entweder-oder, meist ein Sowohl-als-auch oder situativ mal das eine, mal das andere. Diese Mehrdeutigkeiten sind sowohl intrapsychisch als auch zwischen den Partnern vorhanden. Einmal kann der Grund, sich auf Sex einzulassen, sein, dass man dem Partner seine Zuneigung zeigen will oder die Lust der sexuellen Erregung genießen möchte, ein anderes Mal will man vielleicht nur seine Migräne loswerden oder sich mächtig fühlen.

Die Lebendigkeit des Sexuallebens und die Erotik werden wesentlich durch die Spannung der Widersprüche und durch Mehrdeutigkeiten erzeugt. Gerade das Flirten lebt von der Mehrdeutigkeit: Wie weit werde ich kommen? Ist mit der Einladung »noch zum Kaffee hinaufzukommen« wirklich nur der Kaffee gemeint oder vielleicht mehr? Wer in der erotischen Interaktion Gesagtes ausschließlich wörtlich liest, handelt sicher korrekt. Mit Erotik und sexueller Lust hat das aber nur wenig zu tun.

Aus einer Perspektive der Ambivalenz lässt sich ein Nein nicht als abschließender Entschluss, sondern als »Nein zu diesem Sex« mit der Option zu einem »Ja zu einem anderen Sex« ansehen. Das Nein wird als Kompetenz gelesen. Der Mangel an Lust wird etwa als Auflehnung gegen Ziele und Wünsche, die der Person nicht entsprechen, verstanden. Das Nein wird zum Ausgangspunkt einer Suche nach dem anderen: »Wie denn dann?« Frauen haben oft auf die Frage »Wie denn dann?« nicht gleich eine schlüssige Antwort. Aber sie können zunächst besser formulieren, was sie nicht mehr wollen. Wenn es gelingt, Neugierde zu wecken im Sinne der Frage: »Wenn Sie schon wissen, was Sie nicht wollen, interessiert es Sie herauszufinden, was Ihnen mehr entspricht?«, können Männer wie Frauen sich angeregt fühlen, eine persönlich authentischere sexuelle Identität zu suchen. Dann geht es eher um einen Sex, der es wert ist, gewollt zu werden, um einen »sex worth wanting« (Kleinplatz 2012) (siehe auch Abschnitt 5.7).

Gerade das weibliche Begehren ist von Ambivalenzen durchzogen. Eck fasst sie in fünf Gegensatzpaaren zusammen: Trieb vs. Kontext, Passivität vs. Aktivität, Subjekt vs. Objekt, Lust vs. Werte und Bindung vs. Autonomie (Eck 2016). Der Widerspruch zwischen Lust und Werten besteht darin, dass das, was Frauen sexuell erregt, oft nicht mit ihren Werten, was sie erregen sollte, übereinstimmt. Das Wertesystem ist stark kulturabhängig und mit den gesellschaftlichen weiblichen Rollenerwartungen verknüpft. Frauen wird der Wunsch nach Intimität und Geliebtwerden zugeschrieben. Wenn Frauen Fantasien erregend finden wie z. B. Sex in der Öffentlichkeit, Sex mit mehreren Männern u. a. m. passen diese schlecht in das gesellschaftliche Rollenbild von Weiblichkeit. Das kann dazu führen, dass Frauen ihre lustvollen Seiten eher negieren, weil sie nicht mit den gewünschten Rollenerwartungen einhergehen.

Eine in der Therapie oft anzutreffende Ambivalenz umspannt die Frage danach, wer der aktive und wer der passive Partner ist. Dies berührt zwei Gegensatzpaare, die Gegensätze Trieb vs. Kontext und Passivität vs. Aktivität.

Fallbeispiel Christoph und Regula: *Das Ehepaar ist seit mehr als 30 Jahren verheiratet, hat drei erwachsene Kinder und 5 Enkelkinder. Christoph ist selbstständig, Regula hilft ihm in der Buchhaltung und ist in Teilzeit noch extern berufstätig. Christoph war nach einem Burn-out mehrere Wochen in einer Klinik. Dort hat er sich mit vielen Themen befasst, die ihn unzufrieden gemacht haben. Eines davon sei die Sexualität mit seiner Frau. Die Therapeutin in der Klinik habe ihnen deshalb eine Sexualtherapie empfohlen. Ich begrüße zwei Menschen in gebückter, abgearbeiteter Körperhaltung, die beide bedrückt und freudlos wirken. Auf meine Frage, was ein gutes Ziel der Therapie sei, antwortet zunächst Christoph.*

CHRISTOPH *Ich bin es leid, immer die Initiative für den Sex zu übernehmen. Warum muss immer ich anfangen? Wenn ich anfange, wird meine Frau schon erregt. Dann haben wir auch beide was davon. Ich will doch gar nichts Besonderes, einfach normalen Sex. Sie hat da irgendwie eine Hemmung. Das hat wahrscheinlich mit ihrer Familie zu tun. Warum kann sie denn nicht auch mal anfangen?*

THERAPEUTIN *Was würde es denn für Sie bedeuten, wenn Ihre Frau einmal die Initiative übernehmen würde?*

CHRISTOPH *Ich würde mich als Mann gesehen fühlen und dass sie mich auch körperlich will.*

THERAPEUTIN (AN REGULA) *Was wäre für Sie ein gutes Ergebnis dieser Therapie?*

REGULA (WIRKT UNSICHER) *Es ist ja schon besser seit der Klinik. Ich bin halt zufrieden, so wie es ist. Ich brauche nicht so viel Nähe und so. Na ja, ich weiß auch nicht. Aber was er will, das kann ich sowieso nicht erfüllen. Ich bin nicht so gut dadrin.*

THERAPEUTIN *Wenn es nur nach Ihnen ginge, würden Sie denn dann lieber auf Sex verzichten oder ist es für Sie stimmig, dass Ihr Mann den Anfang macht?*

REGULA *Na ja ..., nein ... Ich glaube, ganz ohne Sex wäre auch nicht gut.*

Dieses Beispiel gibt eine typische Anfangssequenz wieder. Oft wird auf die Frage nach dem Ziel mit einer Problembeschreibung geantwortet. Das entspricht einem Bedürfnis der Patienten, mit ihrem Leiden erst einmal anzukommen, und dies sollte angenommen werden. Im Verlauf des Erstgesprächs sollte der Therapeut aber wieder auf die Frage nach dem Ziel zurückkommen. In der Problembeschreibung zeigt sich der Mann über die Passivität seiner Frau frustriert und klagt ihre Initiative ein. Er tritt fordernd und ungeduldig auf. Die bisherige Rollenverteilung, in der er initiativ und aktiv war, will er (fast) gewaltsam umkehren. Die Frau wirkt unsicher und unvertraut darin, über sich und das Thema Sexualität zu reden. Sie verwehrt sich aber auch nicht. Christoph hat sich nach einer ernsten psychischen Krise verstärkt mit seinen Wünschen auseinandergesetzt und versucht nun, mehr für sich einzustehen. Schnell wird die Bedeutung des Wunsches von Christoph nach Initiative von Regula deutlich. Sich in eine passive Rolle begeben und die Verantwortung für den Sex an seine Frau abgeben zu können, würde für ihn bedeuten, sich weiterhin männlich und körperlich bestätigt zu fühlen. Sein Männlichkeitsbild hängt stark von seiner sexuellen Aktivität ab. Diese muss er also folgerichtig an seine Frau delegieren. Regula hat sich in ihrem Leben und in der Beziehung als Frau so verhalten, dass sie sich ihrem Mann unterordnet und genügsam ist, d. h. für sich selbst wenig in Anspruch nimmt. So hat sie sich auch im Sexualleben in der passiven Rolle führen lassen.

Es könnte eine Diskussion darüber beginnen, ob Regula die passive Rolle für ihre Lust schätzt oder ob es sie interessiert, sich mit einer aktiveren Rolle in der gemeinsamen Sexualität zu befassen. Die therapeutische Haltung spiegelt in Bezug auf die Ambivalenz zwischen Passivität und Aktivität eine Gleichwertigkeit beider Pole wider. Christoph könnte zu einer Reflexion über sein Bild von Männlichkeit eingeladen werden. Ist seine Männlichkeit von seinem sexuellen Trieb abhängig? Interessieren ihn weitere Möglichkeiten intimer und zärtlicher Begegnungen mit seiner Frau abgesehen vom Geschlechtsverkehr mit Penetration und Orgasmus?

In einer wertschätzenden Zusammenfassung, die auch Unterschiede und sich widersprechende Bedürfnisse berücksichtigt, kann ein Interesse für einen Prozess geweckt werden. Dazu muss sich jeder Partner angenommen fühlen und eine Gewinnerwartung aufbauen können.

THERAPEUTIN am Ende der 1. Stunde: Ich höre von Ihnen, dass Sie zusammen schon viele Schwierigkeiten in Ihrem Leben gemeistert haben. Dazu haben zum einen (an Christoph) Ihre Führungsstärke und Ihre Aktivität beigetragen und ebenso (an Regula) Ihre Genügsamkeit und Ihre Bereitschaft, sich führen zu lassen. In diesen Rollen haben Sie sich auch in Ihrem Sexualleben lange Jahre eingerichtet. Nun haben Sie, Christoph, als erster eine Unzufriedenheit ausgesprochen und es soll so nicht weitergehen. Sie suchen nach Wegen, wie Sie diese eingespielten Muster auch nach 30 Ehejahren noch einmal so verändern können, dass Sie jeder mit sich selber mehr im Einklang sind und glücklicher in Ihrer Beziehung. Habe ich das so richtig verstanden, dass es hier in unseren Gesprächen um diese Veränderung gehen soll?

Christoph und Regula stimmen dem zu.

In dieser Zusammenfassung werden die Positionen beider Partner für das gemeinsame Gelingen in der nicht sexuellen wie sexuellen Beziehung gewürdigt. Der Anlass zur Therapie, dass es nicht so weitergehen soll, wird benannt. Erst dann wird ein in die Zukunft gerichteter gemeinsamer Suchprozess angeboten, dessen Ziel eine für beide stimmigere Sexualität in der Beziehung sein kann, ohne das Ergebnis vorwegzunehmen. So kann aus unterschiedlichen Anliegen ein gemeinsamer Auftrag formuliert werden, der für beide Partner eine Gewinnerwartung bedeutet (siehe auch Abschnitt 7.1.3).

7.2 Schwerpunkte bei sexuellen Funktionsstörungen

Sexualität lässt sich als sehr persönliche Erfahrung verstehen, die jeden Menschen in seiner physischen, psychischen und zwischenmenschlichen Welt betrifft. Das macht ihre Faszination und ihre Komplexität aus. So geht es um die Wahrnehmung des eigenen Körpers im ganz konkreten Sinn. Es geht um körperliche Einflüsse durch Erkrankungen oder deren Behandlung. Es geht um den Unterschied zwischen dem Wert, den ich für andere darstelle: »Was biete ich dem anderen?« (Performance), und dem Selbstwert: »Wer bin ich und was möchte ich kennenlernen?« Und es geht um Fragen, wie persönlich stimmige Entscheidungen getroffen werden können.

7.2.1 Körpererleben

Der menschlichen Sexualität und ihren Ausdrucksformen wird heute in der Gesellschaft mehrheitlich eine größere Offenheit und Akzeptanz entgegengebracht, als das vor einigen Jahrzehnten noch der Fall war. Das schlägt sich auf vielen Ebenen nieder, wie z. B. in der Gesetzgebung oder im Krankheitsverständnis der diagnostischen Manuale (siehe auch Abschnitt 2.3). Das subjektive Leiden unter sexuellen Funktionsstörungen ist aber nach wie vor hoch und oft mit viel Scham besetzt. Gerade wegen des liberaleren Diskurses liegt der Anspruch an die sexuelle Funktionsfähigkeit beim Individuum noch höher. Attraktivität und körperliches Aussehen sind nicht nur für Frauen, sondern immer mehr auch für Männer wichtig für das Selbstwertgefühl. Die äußerliche Verschönerung des Körpers ist üblich geworden (z. B. durch Tattoos, Piercing u. Ä.). Unter den Peers spielt nicht selten auch das Aussehen der Geschlechtsteile eine besondere Rolle im Vergleich untereinander. Das äußere Erscheinungsbild, v. a. die Größe von Penis oder Brust oder das Aussehen der Labien, bietet oft Anlass für Gefühle von Minderwertigkeit und führt nicht selten zu Beeinträchtigungen in der Beziehungsgestaltung. Ängstlich-abwertende Selbstbeurteilungen können zu Leid und großer Scham bei den Betroffenen führen. Durch ein übermäßiges Kontrollverhalten kann es zu wiederholten Beziehungsabbrüchen kommen, die dann im Sinne einer selbsterfüllenden Prophezeiung die negative Selbstbeurteilung verstärken.

Fallbeispiel Jan: *Ein 31-jähriger Mann stellt sich in der Sprechstunde vor. Ich begrüße einen hochgewachsenen, schlanken, sportlichen und freundlichen Mann, der mir offen die Hand gibt. Nach einem kurzen Joining frage ich nach seinem Anliegen, woraufhin er unmittelbar im Gesicht errötet, die Hände zu kneten beginnt und zunächst in vagen Worten beschreibt, dass er wisse, dass sein Problem blöd sei, er es aber bisher nicht geschafft habe, es loszuwerden. Vor allem immer dann, wenn er eine Beziehung zu einer Frau einginge, stelle es sich wieder ein. Er nerve dann schon bald seine Freundin mit endlosen Fragen und reagiere ganz eifersüchtig. Auch jetzt habe es einen heftigen Streit gegeben, weil er seine jetzige Freundin nicht alleine in den Ausgang habe gehen lassen wollen.*

Ich frage ihn freundlich, ob er mir bereits jetzt schon sagen könne, was er denn als sein Problem erlebe? Er schaut nach unten und sagt, er denke immer, er habe einen zu kleinen Penis. Und er sei überzeugt, dass alle Frauen einen großen Penis wollen, und deshalb werde seine Freundin ihn sicher bald verlassen. Ich frage nach, ob er diese Erfahrung denn schon gemacht habe. Er: Nein, die zwei Freundinnen, die er schon gehabt habe, hätten ihn wegen seiner Eifersucht und seiner ewigen Fragerei, ob er gut im Bett gewesen sei, verlassen. – Er wisse ja, dass er blöd denke, aber er könne das einfach nicht abstellen.

Der Einbezug des Körpers ist in der Therapie sexueller Störungen unerlässlich. Wie bedeutsam das Zusammenwirken von Körper und Psyche für Wahrnehmung und Erleben ist, gilt durch die Embodimentforschung inzwischen als unbestritten. Der Körper ist nicht nur Ausdrucksort unseres Befindens, z. B. in der Mimik und Gestik, sondern körperliches Erleben wirkt auch auf unser Befinden zurück. So beeinflusst etwa die Körperhaltung Einstellung und Emotionen. Die hypnosystemischen Interventionen machen sich dieses Zusammenspiel auf vielfältige kreative Weise zunutze (Meiss 2017).

Sexuelles Erleben ist schon im Kern immer auch körperliches Erleben. Eine Veränderung sexueller Symptome vollzieht sich insofern nicht ohne eine Veränderung körperlichen Erlebens. Sexualtherapie muss so gesehen Interventionen einbeziehen, die unmittelbar auf das Körpererleben abzielen. Schon Masters und Johnson haben mit ihrem Sensate Focus auf das körperliche Erleben abgezielt (siehe auch Abschnitt 3.1.1). Allerdings greift die Instruktion rein körperlicher Übungen oft zu kurz. Es bedarf einer guten Verankerung und Plausibilität für Patienten, damit sie sich auf Körperübungen einlassen.

Die Instruktion von Körperübungen ist zudem nur so gut, wie sie durchgeführt werden. Erstaunlich oft erzählen mir Patienten von den Gründen, warum es jetzt leider nicht geklappt hat mit der Umsetzung, wie viel anderen Stress sie hatten, dass sie gerade wieder einen Streit ausgefochten hatten o. Ä. Das heißt übersetzt: Dieser Übung steht etwas im Wege. Es gilt dann erneut mit den Patienten zu überprüfen, ob für sie diese Körperübung die richtige ist und ob der Zeitpunkt passt. Das heißt, es findet eine erneute Auftragsklärung statt.

In den Therapiestunden selbst können nicht sexuelle Berührungsübungen eingesetzt werden, die eine emotional intime Begegnung auf einer körperlichen Ebene ermöglichen. Eingesetzt werden können jedoch zwei Übungen, die im Folgenden näher beschrieben werden: die »Exploration der Hand« und die »Faust-öffnen-Übung«. Damit wird eine sinnliche Erfahrung auf der Körperebene möglich, die oft eine Innigkeit im Paar entstehen lässt.

Die »Exploration der Hand des anderen« ist eine geführte Erfahrungsübung. Dabei setzen sich die Partner so gegenüber, dass sich ihre Knie gerade nicht berühren. Ein Partner legt seine Hände auf seine Oberschenkel und der andere Partner wird diese mit seinen Händen erforschend erkunden. Beide Partner haben ihre Augen geschlossen. Es wird abgemacht, wer der explorierende Partner ist. Der Therapeut führt die Erkundung durch Einladungen, wie die Hände exploriert werden können, und leitet am Ende die Erkundung auch aus, indem er den explorierenden Partner die Hände des anderen wieder auf seine Oberschenkel legen lässt. Er beachtet in seinen Kommentaren beide Partner und ermuntert sie zu einer wertungsfreien Wahrnehmung. Im Anschluss wird die Übung nachbesprochen. Die Übung kann wechselseitig oder einseitig ausgeführt werden.

Anleitung »Exploration der Hand«

»Schauen Sie noch einmal, ob Sie beide bequem sitzen und Ihnen wohl ist. Ihre Knie berühren sich gerade nicht. Sie sind mit Ihrer Wahrnehmung ganz bei sich selbst. Nun bitte ich Sie, Frau … (wenn der explorierende

Partner die Frau ist), die Hände Ihres Mannes auf dessen Oberschenkeln zu finden und langsam in Ihre Hände zu nehmen. Und Sie, Herr ..., halten Ihre Hände ruhig auf Ihrem Schoß für Ihre Frau bereit. – (Wieder an die Frau:) Beginnen Sie damit, die eine Hand Ihres Mannes in Ihre Hände zu nehmen und sie einmal in allen Einzelheiten tastend kennenzulernen ..., die Oberfläche der Haut ..., die Beschaffenheit der Innenseite und der Rückseite der Hand ... Ist die Haut rau oder weich, ist sie feucht oder trocken? ... ist sie an manchen Stellen anders? ... Jede Wahrnehmung ist richtig, es gibt kein Richtig oder Falsch, jede Wahrnehmung ist Ihre ganz persönliche Wahrnehmung. Und ebenso ist es auch für Sie, Herr ... Spüren Sie, wie es ist, wenn Ihre Frau Ihre Hand so genau erkundet. Wie fühlt es sich, wenn Ihre Frau Ihre Hand berührt? ... Und nun, Frau ..., gehen Sie ruhig auch die einzelnen Finger entlang ..., lassen Sie sich Zeit ... Und nun legen Sie diese Hand ruhig ab und nehmen die andere Hand in Ihre Hände. Was nehmen Sie an dieser Hand wahr ...? (nochmals gleiche Anleitung wie an für die erste Hand) ... Gibt es Unterschiede? ... Wie gesagt, es gibt nur Ihre jeweils persönliche Wahrnehmung, es gibt kein Richtig oder Falsch, jede Wahrnehmung ist richtig.

Und nun nehmen Sie noch einmal beide Hände Ihres Mannes in Ihre Hände, fahren noch einmal über die Innenseiten und die Rückseiten und legen zum Abschied Ihre Hände auf die Ihres Mannes und verabschieden sich von ihnen und nehmen Ihre Hände wieder zu sich ... Atmen Sie beide nun einige Male tief ein, bewegen, strecken und recken Sie sich, öffnen Sie Ihre Augen und kommen Sie wieder hierher in den Raum zurück.«

Die Übung »Faust öffnen« eignet sich, wenn auf eine nonverbale Art deutlich gemacht werden soll, wie Verführung gelingen kann. Der eine Partner macht mit einer Hand seiner Wahl eine Faust und der andere soll die Faust ohne Worte und grobe Gewalt öffnen. Beide Partner sitzen sich wieder gegenüber, sodass sich die Knie gerade nicht berühren. Der »Fäustling« legt seine Faust auf seinen Schoß. Beide Partner schließen die Augen. Der »Verführer« sucht nun ohne Worte die Faust und versucht sie durch Berührungen zu öffnen. Der »Fäustling« nimmt die Verführung des Partners wahr und prüft innerlich gut, ob er und wann er bereit wird, seine Faust zu öffnen. Er soll dabei seiner inneren Wahrnehmung und Bereitschaft folgen. Er soll seinem Partner keinen unnötigen Widerstand entgegensetzen, es ihm aber auch nicht leicht machen und die Faust öffnen, wenn er sich dazu nicht bereit fühlt. Die

Übung ist beendet, wenn der »Fäustling« seine Hand öffnet oder wenn der »Verführer« aufgibt. Auch diese Übung wird eingehend nachbesprochen.

Solche Übungen körperlicher Begegnung mit Berührungen sind eindrückliche Begegnungen zwischen den Partnern, die nicht zu unterschätzen sind. Ein Mann kommentierte die Übung der Exploration der Hand einmal so: »Das war jetzt eine wunderbare Erfahrung. Aber alleine zu Hause würde ich mich das nicht trauen. Dass Sie als Therapeutin das geleitet haben, hat mir erst die Sicherheit gegeben, das auch zu wagen.«

7.2.2 Sexuelle Funktionsstörungen und somatische Faktoren

Neben dem Fokus auf das Körpererleben stehen sexuelle Störungen in enger Wechselwirkung von somatischen Faktoren, anderen psychiatrischen Erkrankungen und Medikamentennebenwirkungen. Zahlreiche körperliche Erkrankungen wie z. B. Diabetes, Bluthochdruck, multiple Sklerose, Krebserkrankungen oder Störungen des Bewegungsapparates beeinträchtigen sexuelle Funktionen auf allen Ebenen (Appetenz, Erregung, Orgasmus). Außerdem treten häufig als Folge der Behandlungen, insbesondere der Medikation, sexuelle Funktionsstörungen auf. Die Kenntnis wesentlicher Wechselwirkungen ist für den Sexualtherapeuten nicht unwichtig. Medikamente können zum einen peripher, d. h. an den Genitalorganen selbst, und zum anderen über zentrale Wirkmechanismen im Gehirn physiologische Reaktionen beeinträchtigen. So hemmen z. B. Antiöstrogene die Lubrikation an den Schleimhäuten, bestimmte Diuretika und Herzmedikamente verschlechtern die Durchblutung der Genitalien, Lipidsenker hemmen die sexuelle Erregung und können eine Erektionsstörung verursachen. Antihormone, die z. B. zur Behandlung von Tumorerkrankungen eingesetzt werden, führen zu einer vaginalen Atrophie sowie zu Lust- und Erregungsstörungen. Psychopharmaka, Drogen und Alkohol bewirken vor allem über ihre zentralnervösen Einflüsse auf Neurotransmitter sexuelle Störungen.

Es gibt dabei kein einfaches lineares Ursachen-Wirkungs-Prinzip. Die interindividuelle Vielfalt ist groß. Ein verminderter Hormonspiegel geht nicht zwangsläufig mit einer sexuellen Störung einher. Eine sexuelle Funktionsstörung ausschließlich mit verminderten Hormonspiegeln zu erklären, ist oft willkürlich (Briken u. Berner 2013). Selbst groß angelegte Studien zum Zusammenhang von Hormonwerten und weiblicher Sexualität kommen zu widersprüchlichen Resultaten. Ein Hormonmangel, sei es ein Östrogen- oder Testosteronmangel, sollte effizient somatisch behandelt werden. Die somatischen Komponenten müssen in jedem Fall gebührend beachtet werden. Aber es sollten darüber hinaus die weiteren Dimensionen des individuellen Befindens und des Beziehungslebens nicht vergessen werden. Die sexuelle Aktivität und die Zufriedenheit in der Partnerschaft vor Auftreten somatischer Probleme sind meistens viel entscheidender für die Bewältigung aktueller Schwierigkeiten. Patienten, die ihre Sexualität als erfüllend erlebt haben, kommen mit körperlichen Beeinträchtigungen grundsätzlich besser zurecht. Wenn sie ihre Sexualität durch die Anforderungen verschiedener Lebens- und Beziehungsabschnitte schon flexibel angepasst haben, verfügen sie über gute Ressourcen für eine kreative Bewältigung aktueller Beschwerden (Bitzer 2013). Umgekehrt ist zu bedenken, dass Menschen, die vorbestehend schon mit individuellen Belastungen, Unzufriedenheit in der Partnerschaft oder sexuellen Problemen zu kämpfen hatten, unter einer weiteren Beeinträchtigung mit größerer Wahrscheinlichkeit stärker leiden.

7.2.3 Sexuelle Probleme und psychische Störungen

Das gemeinsame Auftreten sexueller Schwierigkeiten mit anderen psychischen Störungen ist häufig. Sexuelle Störungen können Kernsymptom der psychischen Störung sein, z. B. bei einer Manie, einer Psychose oder bei substanzbezogenen Störungen. In diesen Fällen sollte die Grundstörung behandelt werden. Treten sexuelle Schwierigkeiten begleitend zu einer anderen Störung auf, wie es z. B. bei einer Angst-, Zwangs- oder Somatisierungsstörung oft vorkommt, kann die sexuelle Störung gut in den Therapieprozess integriert werden. Wird die sexuelle Störung im Sinne eines durchgehenden Verhaltensmusters als Teil der psychischen Störung angesehen wie etwa bei einer Persönlichkeitsstörung, kann der Fokus in der Therapie auf die sexuelle Problematik gelegt werden. Patienten mit einer Persönlichkeitsstörung sind in der Aufnahme von Beziehungen und deren Aufrechterhaltung durch ihre starren Interaktionsmuster eingeschränkt. Persönlichkeitsstörungen lassen sich auch als Beziehungsstörungen verstehen (Wagner, Henz u. Kilian 2016). Es gelingt davon betroffenen Menschen nur schlecht, sich in unterschiedlichen Beziehungssituationen flexibel und adäquat zu verhalten. Dadurch sind bei ihnen Probleme in der Sexualität besonders häufig (Schmidt u. Berner 2013).

Zahlreiche Psychopharmaka haben einen starken Einfluss auf die Sexualität. Es ist oft schwierig zu unterscheiden, ob es sich bei der sexuellen Problematik um ein Krankheitssymptom oder um die Nebenwirkung der Medikation handelt. Das wichtigste Kriterium ist das zeitliche Auftreten der sexuellen Störung, wenn sie eindeutig mit Beginn der Medikation auftritt. Sexuelle Symptome, die als Nebenwirkung einer antidepressiven Medikation mit Serotoninwiederaufnahmehemmern (SSRIs) auftreten, verschwinden oft nach mehreren Wochen wieder. Das ist wichtig zu wissen, um die Compliance der Patienten zu verbessern.

Die meisten Antidepressiva, insbesondere die SSRIs, vermindern das sexuelle Interesse. Sie führen bei Männern zu Erektionsstörungen sowie verzögerter oder ausbleibender Ejakulation. Frauen beklagen einen Libidoverlust und Probleme mit der Erregung und kommen oft nicht mehr zum Orgasmus. Der Grund liegt in der zentralnervösen hemmenden Wirkung des Serotonins auf die sexuelle Funktion.

Neuroleptika, die zur Therapie von psychotischen Zuständen und Schizophrenien eingesetzt werden, reduzieren vor allem die sexuelle Lust, führen aber auch zu Erregungs- und Orgasmusstörungen. Neuroleptika, Medikamente, die zur Behandlung von Psychosen und Manien eingesetzt werden, antagonisieren den Neurotransmitter Dopamin, einen Botenstoff des Nervensystems, der für sexuelles Interesse und die Aufmerksamkeit auf sexuelle Reize verantwortlich ist. Darüber hinaus führen Neuroleptika zu einer Erhöhung des Neurotransmitters Prolaktin, der wiederum selbst dem Dopamin entgegenwirkt. Prolaktin wird etwa nach einem Orgasmus ausgeschüttet und fördert die Milchproduktion nach der Geburt. Es wird für die Verminderung sexuellen Interesses verantwortlich gemacht. Erhöhte Dopaminkonzentrationen verstärken das sexuelle Verlangen. Das ist z. B. bei einer Manie der Fall, unter Kokaineinfluss oder kann Folge der Behandlung mit Antiparkinsonmedikamenten sein.

Ein gutes Wissen über die Zusammenhänge von somatischen Faktoren und sexuellen Funktionsstörungen sowie eine generelle Wachsamkeit hilft Sexualtherapeuten, ihre Patienten ganzheitlich zu erfassen und eine angemessene Gewichtung therapeutischer Maßnahmen vorzuschlagen und mit dem Patienten zu vereinbaren. Komorbiditäten mitzudenken, aktiv nach Medikamenten zu fragen oder Symptomzuschreibungen nicht ungefragt zu übernehmen hilft dabei, in der eigenen Haltung aufmerksam und suchend zu bleiben. Meistens gibt es keine einfache lineare Kausalität. Ein Hormonmangel kann ein Puzzleteil eines geringen sexuellen Interesses sein, aber es ist damit noch nicht unbedingt das ganze Bild erfasst. In einer Haltung von »Das eine tun und das andere nicht lassen« werden die Aspekte eines biopsychosozialen Verständnisses sexueller Störungen gut beschrieben.

7.2.4 Setting

Sexuelle Funktionsstörungen werden überwiegend im ambulanten Setting behandelt, in Einzelpraxen und in Spezialsprechstunden von Kliniken oder ambulanten Zentren. Das Zusammenwirken von Körper und Psyche - ähnlich wie z. B. bei Schmerz- oder Essstörungen - macht meistens Hausärzte, Gynäkologen oder Urologen zur ersten Anlaufstelle. Es ist für den Psychotherapeuten wichtig zu wissen, ob und welche körperlichen Beeinträchtigungen eventuell an einer sexuellen Funktionsstörung beteiligt sein könnten. Der Einfluss von Medikamenten sollte ebenfalls nicht übersehen werden. Auch wenn sexuelle Funktionsstörungen definitionsgemäß eine somatische Ursache ausschließen, sind in der klinischen Praxis oft verschiedene Faktoren an der Symptomatik beteiligt. Der Libidoverlust einer depressiven Frau mag durch die Einnahme von Antidepressiva verstärkt werden. Bei genauerer Anamnese hatte die Frau schon vor dem Auftreten der Depression wenig Lust und fand den Sex mit ihrem Partner nicht mehr aufregend. Die eine Perspektive schließt die andere nicht aus. Die Beachtung körperlicher Faktoren erfordert die Zusammenarbeit mit anderen Ärzten, was die Therapie sexueller Störungen interessant und vielschichtig machen kann.

Das psychotherapeutische Setting ist in aller Regel eine Einzel- oder Paartherapie oder eine Kombination von beiden. Klienten suchen sich meist schon selbst spezialisierte Therapeuten oder Spezialambulanzen, oft über eine Recherche im Internet oder über Empfehlungen von Fachpersonen oder Bekannten. Sie können also davon ausgehen, mit ihren Anliegen gehört zu werden.

Ob für das sexuelle Problem das Setting einer Paartherapie, einer Einzeltherapie oder einer Kombination gewählt wird, hängt neben dem Wunsch der Patienten auch maßgeblich von dem Setting ab, in dem der Therapeut sich vertraut und kompetent fühlt. Unter Paartherapeuten gibt es solche, die das Setting nicht wechseln, und solche, die Einzel- und Paarsetting kombinieren, wenn sie es für zieldienlich halten. Die Autorin selbst setzt eine Kombination von Paar- und Einzelstunden immer nur nach sorgfältigem Abwägen ein. Im Kontext mit sexuellen Störungen kommt es öfter zu Einzelgesprächen im Verlauf einer Paartherapie, als wenn es um andere Paarthemen geht. Wenn es Überlegungen zu einer oder mehreren Einzelsitzungen gibt, sollte das Angebot stets an beide Partner gemacht werden, auch dann wenn es nur ein Partner in Anspruch nimmt. Einzelstunden können eine Möglichkeit bieten, sich schwierigen Themen »probeweise« zu stellen, ohne unmittelbar dabei die Reaktion des Partners mit bedenken zu müssen. Es gilt dann allerdings die Erkenntnisse der Einzelstunden für das Paarsetting und den Auftrag der Patienten nutzbar zu machen. Diese Aufgabe liegt in der Prozesssteuerung des Therapeuten.

Sexualität wird im Grunde in jeder Psychotherapie zum Thema, sofern dies nicht von therapeutischer Seite vermieden oder aktiv umgangen wird. Bei jeder psychischen Beeinträchtigung, ob sie sich z. B. als Angststörung, Depression, Persönlichkeitsstörung oder Schizophrenie äußert, geht es irgendwann um die Gestaltung der Beziehung zu anderen Menschen. Die Sehnsucht nach oder die Angst vor intimen Beziehungen gehört unweigerlich dazu und in diesem Kontext immer auch die Sexualität, ob sie gelebt werden will oder eben nicht. Die Vermeidung auf der Seite des Therapeuten kann bewusst geschehen, weil anderes als wichtiger beurteilt wird, wie z. B.: »Das ist jetzt mal nicht das Wichtigste. Es geht schließlich erst einmal um den Erhalt der Arbeitsstelle«, »Zuerst einmal müssen wir erreichen, dass der Patient seine Medikamente regelmäßig einnimmt. Erst dann können wir psychotherapeutisch mit ihm arbeiten«. Oder sie kann unbewusst geschehen, weil der Therapeut sich im Gespräch über Sexualität und sexuelle Störungen weniger kompetent und sicher fühlt: »Da muss ich Sie zu einem anderen Spezialisten schicken. Das ist nicht mein Schwerpunkt.« So oder so signalisieren Therapeuten ihren Patienten – verbal oder nonverbal –, ob sie für Fragen zur Sexualität ansprechbar sind. Therapeuten lernen in ihrer Ausbildung, nach vielen höchstpersönlichen Dingen zu fragen, wie nach Gefühlen und Gedanken, nach traumatischen Erfahrungen oder Suizidabsichten. Das Thema Sexualität wird aber meist »nach hinten« verlagert, in den Bereich der fortgeschrittenen Weiterbildung. Zu den grundlegenden Skills gehört es selten.

Daneben gibt es eine unübersehbare Zahl von Seminarangeboten für Paare, die als einzelne Intensivkurse oder als Seminarreihen angelegt sind wie z. B. am Zürcher Institut für klinische Sexologie und Sexualtherapie[3]. Die Seminare haben oft nicht den Anspruch einer Therapie sexueller Störungen. Sie richten sich meist an Paare, die ihre Sinnlichkeit, Sexualität und Liebesfähigkeit erweitern wollen. Für Frauen finden sich weitere Angebote zu Genussfähigkeit und Orgasmuserleben. Geschlechtsspezifische Angebote für Männer finden sich dagegen kaum. Wenn doch, stehen sie im Kontext von sexueller Gewalt und dienen dem Erlernen einer besseren Aggressionskontrolle.

7.2.5 Sexuelle Identität versus sexuelle Performance

Lange wurde gutes sexuelles Funktionieren gleichgesetzt mit sexueller Befriedigung. Wer ein gutes Repertoire sexueller Ausdrucksformen zur Verfügung, d. h. eine gute Performance und noch regelmäßig Sex hatte, dem wurde eine sexuelle Kompetenz und Zufriedenheit unterstellt. Die Leitfragen lauteten: »Klappt es?«, »Wie häufig?«, »Kommen Sie zum Orgasmus?«. Die Sexualtherapie bemühte sich im Wesentlichen um eine Kompetenzvermehrung auf der funktionalen Ebene. Wer sein sexuelles Problem auf dieser Ebene beheben konnte, von dem wurde automatisch angenommen, dass er wieder eine erfüllte, befriedigende Sexualität erleben würde. Das subjektive Leiden galt mit der Behandlung objektiver Symptome als behoben. Es zeigte sich

3 „ZISS: Das Sexocoporel-Konzept“ www.ziss.ch/kurse_und_seminare/ [11.05.2019]

aber, dass das nicht stimmt. Mehrere Studien machten deutlich, dass Frauen, die sexuelle Symptome aufwiesen, nicht immer darunter litten. Umgekehrt waren manche Frauen sexuell unzufrieden, wiesen aber keine sexuellen Symptome auf. Subjektives Leiden ist weniger durch ein Symptom als viel stärker durch die allgemeine psychische Befindlichkeit der Person bestimmt. Für die Therapie heißt das vor allem, zurückhaltend mit raschen Erklärungen und Verknüpfungen zu sein. Die Sexualität ist wesentlich von anderen Faktoren mitgeprägt und nicht nur von sexueller Performance.

In den letzten Jahren haben zahlreiche Sexualwissenschaftler wie Schnarch, Perel, Kleinplatz, Clement oder Eck diese Gleichstellung von sexueller Funktion und sexueller Identität kritisch hinterfragt. So stellt Clement dem »sexuellen Tun« das »sexuelle Sein« an die Seite (Clement 2016). Die Handlung eines Menschen ist nicht zwingend synchron zu seinem Erleben. Das heißt, Menschen lassen sich bisweilen auf sexuelle Handlungen ein, ohne dass diese ihrem sexuellen Wesen entsprechen. Sie tun etwas, was eigentlich nicht zu ihnen passt. Aus einer verstehenden Perspektive kann das heißen: Sie hoffen darauf, dass das, was sie tun, vom Gegenüber positiv bewertet wird und sie damit als Person angenommen werden. Der Preis ist die sexuelle Selbstbestimmung: »So bin ich und das macht mich sexuell aus!« Beide Perspektiven haben ihre Richtigkeit und Bedeutung.

Der Fokus des sexuellen Seins berührt unweigerlich auch Fragen nach der Identität der Person überhaupt. »Wie stehe ich zu mir selbst?« »Was macht mich aus?« »Was sind meine Stärken und Fähigkeiten - gerade auch als sexuell fühlender Mensch?« »Welche Sorgen und Unsicherheiten gehören auch zu mir?« Sexuelle Symptome werden als Botschafter wichtiger persönlicher Anliegen auf körperlicher Ebene verstanden. In der Embodimentforschung wird von funktionalen somatischen Markern gesprochen. Es wird dem Symptom eine Weisheit unterstellt, die es zu verstehen gilt. Leitfragen führen in die Richtung: »Tue ich etwas, weil ich glaube, es wird von mir erwartet?« »Wage ich es, mich als Person zu zeigen, wie ich bin?« »Bin ich hier in diesem Sex der, der ich sein will?« »Ist das für mich stimmig so?« So berührt das sexuelle Handeln eine zutiefst intime Dimension menschlicher Existenz. Es wird weniger die sexuelle Funktionsfähigkeit, die

»Performance« ins Zentrum des Prozesses gestellt, sondern es wird mehr zu einer persönlichen Entwicklung mit selbstbestimmten Ausdrucksmöglichkeiten sexuellen Seins ermuntert. Leitfragen nach der sexuellen Identität können z. B. sein: »Was gehört sexuell gesehen zu Ihnen – welche Erfahrungen, Fantasien, Vorlieben?« »Was sind Ihre Bedürfnisse und Wünsche als sexuell fühlender Mensch?« »Worin unterscheiden Sie sich von anderen?«

Die Kritik von Kleinplatz setzt ebenfalls an der einseitigen Fokussierung auf symptomspezifische Behandlungen an. Die sexuelle Performance wird überbewertet und das subjektive Erleben der Sexualität zu wenig beachtet. Normative Lösungen werden ins Zentrum gerückt und selbstbestimmte Lösungen der Patienten vernachlässigt (Kleinplatz 2012). Den therapeutischen Blick auf die sexuelle Identität des Gegenübers zu richten, kann Therapieprozesse lebendig machen. Das heißt nicht automatisch mehr Sex, aber vielleicht eine Sexualität, die es wert ist, gewollt zu sein. Eine Neugier für das, was man entwickeln möchte, setzt eine Stimmigkeit mit sich selbst und eine liebevolle Akzeptanz des »So-bin-ich« voraus. Daraus folgt, dass die Therapie nicht so sehr auf Harmonisierung und Rücksicht setzt, sondern die Unterschiedlichkeit der Partner mehr in den Blick rückt.

Fallbeispiel Andrea und Martin: *Beide sind Ende 40 und seit 6 Jahren ein Paar. Sie hatten bereits mehrere Beziehungen vor der jetzigen Partnerschaft. Er war verheiratet und hat erwachsene Kinder. Gemeinsam haben sie 2 Kinder im Vorschulalter. Sie bezeichnet ihr früheres Beziehungsleben als wild und unstetig, auch sexuell. Sie war häufig die Aktive und hatte eine große Lust. Aber keine Beziehung hielt länger als ein Jahr. Mit ihm sei sie zur Ruhe gekommen und sie gehe im Familienleben ganz auf. Er habe ein unaufgeregtes Leben geführt, Stabilität sei für ihn wichtig. Er stehe in Gesellschaft nicht gern im Mittelpunkt, im familiären Umfeld könne er aber sehr aufbrausen, wenn seine Wünsche nicht beachtet würden.*

Das sexuelle Problem bestehe darin, dass sie so gut wie keine Lust mehr auf Sex habe. Sie erlebe manchmal Schmerzen bei der Penetration und sie habe sogar einen Widerwillen gegen seinen Penis und sein Ejakulat entwickelt, obwohl sie früher Penisse geliebt habe. Wenn es nach ihr ginge, könnte sie auf Sex ganz verzichten. Aber sie sehe, dass er mehr Sex bräuchte. Er habe ein starkes sexuelles Bedürfnis. Er liebe seine Frau und sie errege ihn. Er nutze jede Gelegenheit, die sich ihm biete, um mit ihr Sex zu haben. Er masturbiere fast nie, das interessiere ihn wenig. Er suche die körperliche Nähe zu seiner Frau. Wenn es nach ihm ginge könnten sie täglich Sex haben, es würde ihm nie zu viel. Sex sei doch in einer Liebesbeziehung normal. Je mehr er jede intime körperliche Berührung zur sexuellen Stimulation nutze, desto mehr lösche es sie ab. Sie fühle sich sexuell reduziert: »Ich bestehe doch nicht nur aus Busen und Vagina!« Anderes Erleben sinnlicher Begegnung ist unmöglich. Er erlebt sich als Bittsteller: »Wenn sich eine Gelegenheit bietet, muss ich sie doch nutzen!« und verhält sich fast wie ein Dieb, der sich rasch nimmt, was ihm nicht aus freiem Willen gegeben wird.

Diese Schilderung ist eine typische Ausgangssituation einer Paartherapie. Der eine Partner - oft, aber nicht immer ist es der Mann - will mehr Sex. Die Partnerin - oft, aber nicht immer ist es die Frau - fühlt sich bedrängt, geht aber gelegentlich auf den Wunsch des Mannes ein, weil sie dann wieder für einige Zeit Ruhe hat und er zufriedener ist - bis sich der Kreislauf erneut beginnt aufzuladen. Sie machen Sex quasi aus Not, sind aber jeder auf seine Art unzufrieden. Er, weil er nicht das sexuell bekommt, was er will, sie weil sie sexuell tut, was sie nicht will.

Wenn hier therapeutisch der Blick auf die sexuelle Identität eingeführt wird, werden die Partner in ihrem individuellen Erleben angesprochen. Sie fühlen sich angenommen. Für viele ist es eine neue Perspektive, wenn es nicht mehr um ihr Funktionieren geht. Leitfragen können dabei sein: »Was macht Sie als sexuell fühlender Mensch aus?«, »Welche Art und Weise, intim zu sein, mögen Sie? Was bedeutet das für Sie?«, »Wann erleben Sie sich in sinnlichem Kontakt mit sich?«, »Wenn die jetzige Situation Sie auf einen persönlichen Entwicklungsschritt hinweisen möchte, was könnte das sein?«. Patienten können sich ganzheitlicher wahrnehmen und werden nicht auf ihre sexuelle Performance reduziert. Die therapeutische Arbeit an sexuellen Problemen begünstigt eine umfassendere Persönlichkeitsentwicklung.

7.2.6 Differenzierung der sexuellen Profile

Bereits an früherer Stelle wurde auf die Differenz der sexuellen Profile eingegangen (siehe auch Abschnitt 5.3). Was heißt das nun in der Therapie? Wenn die menschliche Sexualität so unterschiedlich ist wie die Menschen selbst, kann dann überhaupt eine zufriedenstellende sexuelle Begegnung zweier Individuen möglich sein?

An dieser Stelle sei nochmals daran erinnert, dass aus systemtheoretischer Sicht das »System Paar« erst durch die Kommunikation über sich als Paar gebildet wird. Unter welchen Umständen und mit welchen Kriterien definieren sich zwei Partner als Paar? Es ist also notwendig, eine Gemeinsamkeit zu finden, die sie als Paar von anderen Konstellationen abgrenzt. Für viele Paare geschieht das über die Sexualität. Deshalb sind die individuellen Unterschiede am Anfang einer Beziehung störend und werden oft aus der Kommunikation ausgeschlossen. Es geht sexuell um das Zueinanderfinden zweier Unbekannter. Neugier und Ungewissheit machen die sexuelle Begegnung aufregend. Der Spannungsbogen zwischen Passung und Nichtpassung, zwischen Sicherheit und Unsicherheit ist groß. Zu Beginn wird der andere in jeder sexuellen Begegnung neu erkundet, möglichst mit dem Ziel, eine sexuelle Kompatibilität zu finden. Daraus resultiert eine größere Aufmerksamkeit, die der andere als positives Bemühen, Beachtung und Werben erlebt, wodurch er sich selbst auf besondere Weise aufgewertet fühlt. Es bedarf einer wiederholten gegenseitigen positiven Rückbestätigung, um sich sexuell zu finden. Unterschiede werden ausgeklammert. Das »System Paar« wird durch die gegenseitige Wertschätzung und Bestätigung als Mann resp. Frau gebildet.

Der Verlust dieser anfänglichen Verliebtheit findet sich oft in späteren Klagen von Partnern, wenn sie z. B. nach einer erneuten Eheschließung sagen: »Immer nach der Hochzeit haben sich die Männer keinen Deut mehr um mich bemüht« oder »Am Anfang hatte sie doch unseren Sex auch gern. Warum jetzt nicht mehr?«. Dabei wird vergessen, dass die Dynamik des Anfangs eben nur am Beginn wirksam ist. Im Fortgang der Beziehung entstehen andere Dynamiken.

Wird die Andersartigkeit des Partners anfangs als attraktiv, anziehend und als Ergänzung zur eigenen Person erlebt (»Mich hat gerade deine Wildheit und Entschlossenheit so fasziniert«, »Du ergänzt mich so wunderbar mit dem, wo du anders bist«), werden diese Unterschiede im Laufe der Beziehung neu gelesen. Sie werden entidealisiert. Es setzt ein Differenzierungsprozess ein, in dem die Unterschiedlichkeit des anderen in seiner Erotik und Sexualität als trennend, vielleicht sogar als unzugänglich und unverständlich wahrgenommen wird. Der Partner ist doch anders. »Er will nicht das, was ich will. Ich will etwas, was er nicht will!« Die Partner, die über ein stabiles Selbstwertgefühl verfügen, können das Vertiefen der individuellen Unterschiede begrüßen. Die sexuellen Wünsche, Vorlieben und Abneigungen des Partners können entgegengenommen werden, ohne dass damit ein Druck zur Anpassung erlebt wird. Sie können vielleicht sogar mit Interesse begrüßt werden, um selber Neues oder anderes kennenzulernen. Diese Partner sehen das Bemühen um eine sexuelle Passung als zur Beziehung zugehörig an. Sie begrüßen Veränderungen leichter und bejahen Konflikte in einer lebendigen Beziehung.

Oft sieht es in Partnerschaften aber anders aus. Partner erleben die Andersartigkeit des Gegenübers als Bedrohung: als Bedrohung ihres Bedürfnisses nach Bindung und Sicherheit, als Bedrohung der Partnerschaft, als Bedrohung ihrer Wertschätzung als Mann oder Frau. Werden aufgrund von Ängsten, Bedrohungs- und Unsicherheitsgefühlen die Ausübung der Unterschiede der Partner vermieden, sind sexuelle Probleme oft die Folge.

Der Crucible Approach von Schnarch wurde schon dargestellt (siehe auch Abschnitt 3.2.2). Sein Ansatz der persönlichen Differenzierung ist im Kontext von sexuellen Problemen hilfreich. Der entwicklungsorientierte Fokus deckt sich mit einem systemischen Verständnis. In intimen Beziehungen sind für Schnarch persönliche Entwicklungen möglich, die zu größerer persönlicher Reife führen. Persönliche Reife bedeutet für ihn ein solides, aber flexibles Selbstbewusstsein, die Fähigkeit, emotionale Spannung aushalten und sich selbst beruhigen zu können, die persönlichen Anliegen in der Kommunikation mit dem Partner nachhaltig vertreten und dabei Unmut in Kauf nehmen zu können (Schnarch 2006).

Er unterscheidet in seinem Ansatz eine partnervalidierte von einer selbstvalidierten Intimität. Die partnervalidierte Intimität entspricht dabei einem geringen persönlichen Differenzierungsgrad. Die

Personen sind für ihr Gefühl von Selbstsicherheit auf die Bestätigung durch den anderen angewiesen. Individualität und Getrenntheit erleben sie als bedrohlich. Die Andersartigkeit des Partners wird schlecht ausgehalten. Sie versuchen sich entweder selbst den Wünschen des anderen anzupassen, um dessen Bestätigung zu erhalten, oder sie stellen - quasi im Umkehrschluss - Ansprüche, damit der Partner sich ihren Bedürfnissen anpasst. Ein wesentliches Therapieziel ist es, den persönlichen Differenzierungsgrad von einer partnervalidierten in eine stärker selbstvalidierte Intimität zu erhöhen.

In der selbstvalidierten Intimität gelingt es einer Person, dem anderen in Nähe verbunden zu sein und gleichzeitig bei sich sein zu können, in einem »stabilen Selbst«. Die eigenen sexuellen Wünsche werden dem anderen zugemutet. Eine angstvolle oder ablehnende Reaktion des Partners wird nicht als Bewertung der eigenen Wünsche, z. B. im Sinne einer Verurteilung gelesen, sondern es gelingt der Person, bei sich zu bleiben. Ein hoher Differenzierungsgrad, wie er mit der selbstvalidierten Intimität einhergeht, sieht die Andersartigkeit des Partners als bereichernd und kann in einem hohen Maße Unterschiedlichkeit tolerieren. Ein noch tolerierbares Maß an Angst kann sogar als spannungsvoll erregend wahrgenommen werden (Clement 2004).

Clement sieht die Unterschiede sexueller Profile als eine unvermeidliche Tatsache, die sich daraus ergibt, dass Menschen immer höchst individuelle Erfahrungen in eine sexuelle Beziehung mitbringen. Ihre Lebensgeschichte, ihre familiäre Herkunft und deren Prägungen, ihre bisherigen sexuellen Erfahrungen und ihr Beziehungserleben, all diese Aspekte formen ihr individuelles sexuelles Profil. Die therapeutische Arbeit mit den unterschiedlichen sexuellen Profilen beachtet die Vielfalt sexueller Wirklichkeiten. Sie stärkt die Begegnung aus der Differenz und nicht aus der Harmonisierung.

So wird ein oft unergiebiger Prozess nach der Suche nach verbliebenen Gemeinsamkeiten oder der Anpassung der Klienten an »realistische Ziele« vermieden. Das Konzept der Differenzierung kann zu mehr Individualität ermuntern und für die Unterschiedlichkeit der Partner Interesse wecken. So entsteht mehr Lebendigkeit in der Beziehung.

Fallbeispiel Sabine und Michael: *Das Ehepaar hatte seit der Geburt des zweiten Kindes keinen Sex mehr. Sie verspürte keine Lust und hatte zudem einige Male Schmerzen beim Sex erlebt. Er war über lange Zeit regelmäßig zu Prostituierten gegangen. Beide Partner masturbierten. Die Geburt des zweiten Kindes lag 3 Jahre zurück. Zum Zeitpunkt des Erstgesprächs hatte sie einige Monate zuvor eine eigene Wohnung in der Nähe der Familie bezogen, um »zu sich zu kommen«. Sie erlebte das gemeinsame Leben in der Familie als einengend und unbefriedigend. Die Betreuung der Kinder hatten sie kooperativ zu gleichen Teilen aufgeteilt. Aus der Distanz habe sie gespürt, was sie an ihrem Mann so schätze, und sie wolle ihm wieder näher sein. Für die Überwindung ihrer sexuellen Probleme habe sie eine Paartherapie vorgeschlagen. Sie wollten in ihrer Sexualität wieder einen Weg zueinander finden.*

Anamnese: Sie stammt aus Osteuropa, er ist Schweizer. Sie lernten sich im Ausland kennen, die Beziehung brach einige Male ab, weil er nicht sicher war, ob sie den Spagat der kulturellen Unterschiede bewältigen würden. Sie beschreibt sich als tatkräftig, energiegeladen, initiativ. Er charakterisiert sich als pflichtbewusst, verlässlich, als guter »Dienstleister«, beruflich wie privat.

In ihrer Sexualität hatte er immer die Initiative übernommen. Aber wenn er von 20 Versuchen 19 Mal abgewiesen würde, wolle er zumindest nicht mehr die Abfuhr erleben. Deshalb habe er aufgehört, den Anfang zu machen. In ihrer Familie war die Mutter die tonangebende, meist auf negative Weise. Sie übte stets Kritik und äußerte sich unzufrieden. Er sei in einer bürgerlichen Familie aufgewachsen, Pflicht und für den anderen da zu sein seien wichtig gewesen. Er kenne sich als eher zurückhaltend, habe aber sonst bisher wenig über sich nachgedacht.

Mit Beginn der Therapie waren sie mehr miteinander ins Gespräch gekommen, sie nahmen gegenseitig an Anlässen teil, die dem anderen wichtig waren, und hatten auch wieder Sex miteinander. Die Lust komme, wenn sie beginnen würden.

Beim Thema Lust entstand folgender Dialog:

THERAPEUTIN Gibt es Momente, in denen Sie bei sich selbst Lust verspüren?

SABINE Ja, manchmal beim Bügeln oder so.

THERAPEUTIN Und zeigen Sie das Ihrem Mann?

SABINE Nein, ich dachte immer, der Mann muss kommen.

THERAPEUTIN Wollen Sie Ihrem Mann denn zeigen, wenn auch Sie Lust haben?

SABINE Mmh, das muss ich mir überlegen. Eigentlich schon.

Und etwas später:

SABINE Es löscht mich total ab, wenn ich für andere was tun muss.

THERAPEUTIN Wann haben Sie gerne Sex?

SABINE Wenn mir was gelungen ist. Aber ich habe Freude an vielen Dingen, Sex ist nur eine Sache von vielen.

In dieser Beziehung wirkt die Frau als die Aktive und Bestimmende. Sie zieht in eine eigene Wohnung, um sich über sich klarer zu werden, und geht auch wieder auf ihren Mann zu. Im Sex kann sie bestimmen, indem sie sich verweigert, da sie bisher die Vorstellung hat, hier liege die Initiative beim Mann. Die Therapeutin lädt sie hier ein, sich mit ihrer lustvollen Seite zu befassen, anstatt mit ihrer verweigernden.

Ein Dialog mit Michael:

MICHAEL Ich werde nicht mehr die Initiative für den Sex übernehmen. Ich will keine Abfuhr kriegen. Ich werde masturbieren, aber keine Prostituierte mehr sehen.

THERAPEUTIN Heißt das, Sie haben sich entschieden, erst einmal konsequenter zu handeln und nicht mehr als Dienstleister?

MICHAEL Ja. – Das bin ich leid.

Hier gewinnt Michael an Kontur und tritt mit einer klareren Haltung auf. Er sitzt gerader im Stuhl und schaut seine Frau an.

In der nächsten Stunde berichten beide, dass sie dreimal Sex gehabt hatten, zweimal von ihr initiiert und einmal von ihm.

SABINE Ja, das war schon anders. Ich habe geschaut, wo ein Freiraum da war, sodass wir Zeit genug hatten. Wir waren an einem Wochenende ohne Kinder, da habe ich die Initiative übernommen.

THERAPEUTIN Mussten Sie oder wollten Sie?

SABINE Ich habe gemerkt, ich kann aktiv sein, wenn ich will.

MICHAEL Das hatte mich überrascht. Ich habe nicht damit gerechnet. Und der Sex war schön.

THERAPEUTIN Und dann haben auch Sie die Initiative mal wieder übernommen?

MICHAEL Ja. Wenn ich mich nicht abgelehnt fühle.

SABINE Wir haben sogar zweimal richtig gestritten. Das kam bisher nie vor. Das hat gutgetan.

Beide Partner zeigen sich für ihre Positionen entschlossener. Dabei muss keiner seine Position aufgeben, sondern sie zeigen sich konfrontationsbereiter. Das Zueinanderfinden geschieht hier nicht durch Harmonisierung, sondern durchs Zulassen der Unterschiedlichkeit.

Im weiteren Verlauf der insgesamt 10-stündigen Paartherapie vertreten beide auch gegenüber ihren Herkunftsfamilien deutlicher eine eigene Meinung und setzen sich Konflikten aus. Sie widersetzt sich den Wünschen ihrer Mutter und er fordert von seiner Schwester eine Betreuungsaufgabe für die betagten Eltern ein, die er bisher widerspruchslos ausgefüllt hatte. In der Beziehung zueinander findet mehr liebevolle Zuwendung statt, sie reden mehr und lachen zusammen.

SABINE Es stimmt drum herum!

MICHAEL Wir sind beide für den Sex aktiv, auch wenn es von meiner Seite noch mehr sein könnte.

Der Differenzierungsprozess in der Paarbeziehung hin zu einer deutlicheren Profilierung für das eigene sexuelle Wollen und Tun hat hier darüber hinaus eine persönliche Entwicklung angestoßen, die sich in einer klareren Positionierung in Bezug auf die Herkunftsfamilien ausdrückt. Beide Partner erfahren mehr Selbstwirksamkeit und Respekt vom anderen.

7.2.7 Begehren

Das sexuelle Begehren besteht aus so vielen verschiedenen Aspekten, dass es sich nur verstehen lässt, wenn verschiedene Zugänge in ihrer Wechselwirkung berücksichtigt werden. Kultur und Biologie bedingen sich gegenseitig und sind keine Gegensätze. Begehren unterscheidet sich von sexuellem Verhalten. Um sexuelles Begehren erklären zu können, muss die ganze Person mit ihrer individuellen Wirklichkeit und ihrer Sexualität berücksichtigt werden. Für ein Verständnis braucht es die Schilderungen subjektiven Erlebens und seiner Ausdrucksformen ebenso wie wissenschaftliche Daten (Toates 2014).

Zunächst einmal ist es wichtig, zwischen Begehren und Lust zu unterscheiden. Das Begehren lässt sich als Lust *auf etwas*, das man noch nicht in Händen hält, verstehen. Es löst oft einen Impuls zu handeln aus, wie z. B.: mit der Person in Kontakt zu treten. Demgegenüber ist die Lust *bei etwas* Ausdruck von Vergnügen und unmittelbarer Freude. Das Begehren umspannt somit einen größeren Raum als die Lust (Clement 2016). Insbesondere das sexuelle Begehren bei Frauen wird aber von ambivalenten und teils widersprüchlichen Bedürfnissen beeinflusst. Dabei können viele nicht sexuelle Bedürfnisse, wie z. B. das Bedürfnis nach Geborgenheit oder Zugehörigkeit, sexualisiert werden (Eck 2016). Für Clement und Eck entsteht Begehren als stetiger Prozess voller Spannungen und ambivalenter Gefühle. In der Therapie ist es wichtig, sich dieser Spannungsfelder bewusst zu sein. Wird vornehmlich der sexuelle Trieb beachtet, wie das in vielen Modellen geschieht, werden wichtige andere Aspekte für sexuelle Aktivität außer Acht gelassen. Frauen begehren kontextabhängiger. Sie sind stärker von ihrer emotionalen Befindlichkeit und der Partnerschaft abhängig. Es geht also für das Begehren der Frau wesentlich darum, Kontexte mit stimulierendem Charakter zu schaffen oder vorzufinden. Aber wessen Aufgabe ist das? Die der Frau oder die des Mannes? Dieses Thema findet sich auch häufig in homosexuellen Partnerschaften.

Das Schwinden der Lust in Langzeitbeziehungen hat einer Untersuchung von Sims und Meana (2010) zufolge für Frauen mit drei wesentlichen Faktoren zu tun:

- *Institutionalisierung der Beziehung (wie z. B. durch Ehe und Zusammenwohnen): Die Sexualität wird für die Frauen zur Pflicht und verliert ihre belebende Seite, die am Anfang der Beziehung als Aufregung spürbar war.*
- *Übervertrautheit: Der vorhersehbare Ablauf der sexuellen Handlung in der Beziehung und der starke Fokus auf das Erreichen*

eines Orgasmus lassen den Frauen zu wenig Raum für Spiel und Überraschung.

- *Viele, v. a. nicht sexuelle Rollen: Frauen haben in ihrem Alltag vielen Rollenerwartungen wie Mutter, Berufstätige, Haushalts- und Familienorganisatorin gerecht zu werden. Die Erwartung, im Schlafzimmer dann erotisch und verführerisch zu sein, wird häufig als unvereinbar erlebt (Sims u. Meana 2010).*

Das weitaus häufigste Problem in Bezug auf die Sexualität ist das Begehren resp. das fehlende Begehren, meistens reduziert auf das Verlangen nach Sex, gemeint als Geschlechtsverkehr. Die betreffende Person empfindet aber keinen intrinsischen Wunsch nach Sex. Dieser Mangel an Begehren gilt auch heute noch mehrheitlich als weibliches Problem. Dabei ist allerdings nicht immer klar, ob das Verlangen nach Sex oder das Verlangen nach einer intimen Begegnung mit dem Partner gemeint ist. Viele Frauen in festen Beziehungen masturbieren, d. h., sie haben ein sexuelles Begehren, aber sie haben kein Verlangen nach Sex mit dem Partner.

Warum ist das, was zu Anfang einer Beziehung kein Problem war, später so schwierig? Was macht es so schwer, das sexuelle Begehren aufrechtzuerhalten? Eine Antwort wäre: Was man hat, kann man nicht mehr begehren. Was man schon kennt, ist nicht mehr neu und aufregend. Und der, der einem schon nah ist, der ist nicht weit genug entfernt, um ihn herbeizusehnen. Bei zu viel Nähe und Harmonie erlahmt das Begehren, den anderen nah haben zu wollen. Das mag ein Aspekt sein, greift aber zu kurz. Es erklärt zu wenig, warum das fehlende Begehren v. a. ein weibliches Problem ist. Wird zwischen Begehren und Erregung unterschieden, ergibt sich ein weiterer Ansatz zum Verständnis. Begehren, gemeint als subjektives mentales Erleben, und Erregung, gemeint als physiologische körperliche Reaktion, korrelieren bei Frauen nur wenig, während sie bei Männern wesentlich stärker übereinstimmen. Werden Frauen Filme mit sexuellen Inhalten gezeigt, reagieren sie auch dann mit einer erhöhten genitalen Durchblutung (als Äquivalent der physiologischen Erregung), wenn sie sich subjektiv überhaupt nicht stimuliert fühlen, also kein Begehren erleben. Die Reaktion der Männer ist synchroner. Sie fühlen sich subjektiv erregt und reagieren mit einer körperlichen Erregung, wenn sie durch die Inhalte der Filme sexuell angesprochen werden. Die bewusste Wahrnehmung sexuellen Begehrens wird bei Frauen offenbar wesentlich von anderen nicht sexuellen Bedürfnissen gesteuert (Chivers et al. 2010; Clement u. Eck 2014). Die Qualität des Beziehungserlebens spielt eine Rolle, Wünsche nach Wertschätzung und Anerkennung, nach Bindung und Nähe. Ein bejahender Bezug zum eigenen Körper, sich selbst erotisch zu erleben und sich auf attraktive Weise zu kleiden erhöht einen selbstbewussten Umgang mit der eigenen Sexualität (Eck 2016).

Begehren gelingt für Frauen vor allem auch über das Gefühl des Begehrtwerdens. Dies wird Frauen oft als Passivität oder mangelndes Selbstbewusstsein vorgeworfen. Systemisch als Kompetenz betrachtet, liegt hierin eine geniale Fähigkeit zur Erotisierung. Sich als Lustobjekt begehrt und unwiderstehlich zu empfinden, erhöht das Erleben der eigenen Attraktivität. Das lässt sich auch als starke autoerotische und narzisstische Komponente lesen (Meana 2010). Das Gefühl, begehrt zu sein, beflügelt das eigene Begehren. Wenn das Begehrtwerden nicht mehr als Ausdruck eines »Objektseins für den Mann« angesehen wird, sondern als Wahl zur Hingabe, wird daraus eine individuelle Entscheidung, die für die eigene Erotik selbstbewusst einsteht. Ein passiv erscheinendes Skript wird erotisch wirksam genutzt. Oft trauen sich Frauen aber nicht, sich solche erregenden Gefühle einzugestehen, weil sie diese als einer modernen Frau nicht würdig beurteilen und verurteilen. Aus dieser Perspektive heraus lassen sich die sexuellen Überwältigungs- oder Vergewaltigungsfantasien, die je nach Studie 31–57 % der Frauen haben, als »Unwiderstehlichkeitsfantasien« lesen, welche einem Gefühl von starker Macht entsprechen (Critelli a. Bivona 2008). Der Mann ist der weiblichen Attraktivität so ausgeliefert, dass er gar nicht anders kann, als sie sexuell zu überwältigen. Entscheidend ist dabei, zu verstehen, dass die Fantasien nichts mit einem realen Wunsch zu tun haben. Sie dienen ausschließlich als Quelle erotischer Lust.

Es ist aber längst nicht so, dass einer sexuellen Aktivität immer ein sexuelles Begehren vorausgeht. Ganz andere Motive können zum Sex führen. Meston und Buss (2007) fanden 237 Motive für Sex: Zu den häufigsten Motiven gehörten der Wunsch nach körperlichem Vergnügen oder Wünsche, dem anderen seine Liebe zeigen zu wollen oder sich begehrt zu fühlen. Die Autoren fanden auch gänzlich nicht sexuelle Motive wie Sex als Einschlafhilfe, als Mittel, etwas zu bekommen oder sich an jemandem rächen zu können (Meston a. Buss 2007).

Sexuelle Aktivität setzt also nicht zwingend sexuelle Lust voraus. Die Lust kann sich im Verlauf einstellen. Das zirkuläre Modell von Basson bildet diese Abfolge besser ab als das lineare Modell von Masters und Johnson (siehe auch Kap. 3). Es braucht nicht zwingend eine Lust auf Sex, um sich auf Sex einzulassen. Ist so gesehen die Unterscheidung zwischen spontan (Lust auf Sex haben) und reaktiv (sich auf Sex einlassen) überhaupt hilfreich? Würde man wie Meana Begehren ohnehin als ein Geschehen ansehen, das in einer Interaktion immer »reaktiv« ist, was wäre dann gewonnen (Meana 2010)? Therapeutisch würde es einen Ausweg aus der Falle anbieten, erreichen zu wollen, dass die Frau ein spontanes, d. h. in ihr selbst vorhandenes Begehren entwickeln soll. Wenn es nicht darum geht, »spontan« etwas zu wollen, was nicht mehr oder noch nicht wieder da ist, wird der Weg frei gemacht für andere Gründe, sich auf sexuelle Aktivität einzulassen. Dies kann eine Neugierde dafür sein, wie es sich anfühlt, wieder eine sexuelle Begegnung zuzulassen. Es könnte darum gehen, bisherige Abläufe anders zu gestalten. Es könnte darum gehen, bewusster zwischen aktiver und passiver Rolle zu wechseln. Es könnte darum gehen, sinnliche Intimität ohne Koitus zu erleben. Es ginge um eine ergebnisoffene Begegnung. Ergebnisoffen in aller Konsequenz heißt aber auch, dass der von einem Partner gewünschte Effekt von mehr lustvollem Sex möglicherweise nicht eintritt. Was geschieht, wenn der Partner mit der Lustlosigkeit merkt, er will gar keinen Sex mehr mit dem anderen? Oder welche Folge hat es, wenn der Partner, der bisher die lustvolle Seite besetzt hielt, die Vorschläge des lustlosen zu aufwendig und anstrengend findet? Oder sich ohne Aussicht auf Erfolg - meistens verstanden als mehr Sex - nicht auf ein Experiment einlassen will? So kann über das Begehren eine Diskussion in Gang gesetzt werden, in der sich Partner in ihrer Andersartigkeit sehr existenziell begegnen. Dann geht es um Fragen nach der Bedeutung der Sexualität, die individuell sehr verschieden sein kann. Dieser Spannungsbogen soll anhand eines Fallbeispiels in mehreren Schritten illustriert werden.

Fallbeispiel Beate und Florian: *Florian und Beate sind beide Ende 40. Das Paar ist seit 6 Jahren verheiratet. Sie haben Zwillinge im Alter von 4 Jahren. Er arbeitet Vollzeit in einem technischen Beruf, sie hat ihre Berufstätigkeit mit den Kindern aufgegeben. Sie hält sich körperlich fit und hat eine ehrenamtliche Aufgabe. Diese Aufgabenteilung ist für beide stimmig. Sie geht in der Familienaufgabe auf. »So zufrieden war ich noch nie in meinem Leben.« Beide lieben sich und erleben ihr Zusammenleben als gut. Sie können gut miteinander reden, gemeinsam lachen und stimmen in vielen Ansichten überein. Er habe in der Familie seinen Anker. Sie sei nach einem unruhigen bewegten Leben bei ihm »angekommen«. Er sei ein guter Vater und liebenswerter Mensch.*

Die präsentierte sexuelle Problematik besteht in ihrer Lustlosigkeit, die sich seit der Geburt der Kinder noch verstärkt hat. Bei der Penetration verspüre sie manchmal Schmerzen, was früher nie der Fall war. Manchmal machen sie »Slow Sex« in Seitenlage. Der sei o. k. und für sie angenehmer, weil sie weniger Schmerzen habe. In eine große Lust käme sie auch dabei nicht.

THERAPEUTIN Wie sieht der Sex, den Sie aktuell haben, denn aus?

BEATE 2 bis 3 Mal pro Woche haben wir Sex, bei dem ich ihn manuell befriedige. Ich bin so was wie seine Masturbationshelferin.

THERAPEUTIN Und wie erleben Sie das?

BEATE Das macht mir nichts aus. Er ist dann auch ruhiger für ein paar Tage. Ich verstehe ja, dass er Sex braucht. Nur so langsam entwickle ich einen Ekel gegen erigierte Penisse. Obwohl ich die früher gern gemocht habe.

THERAPEUTIN (AN FLORIAN GERICHTET) Wie ist das denn für Sie, Ihre Frau als Masturbationshilfe in Anspruch zu nehmen?

FLORIAN Wenn ich meine Frau ansehe, bin ich gleich erregt. Alleine zu masturbieren, interessiert mich nicht. Da passiert gar nichts. Ich will mit ihr zusammen sein. Ich begehre meine Frau immer noch wie am ersten Tag. Ich könnte jeden Tag Sex mit ihr haben.

BEATE Wenn wir im Bett liegen und uns umarmen, spüre ich gleich sein hartes Glied. Nur im Bett liegen und kuscheln geht schon gar nicht mehr. Dann fasst er mir an die Brust und drückt sich ganz fest an mich. Ich bin doch nicht nur Brust und Vagina!

FLORIAN *Was soll ich machen? Du erregst mich eben. Und ich nehme eben, was ich noch kriegen kann.*

Im Gespräch ist sie die Wortführerin. In dieser Anfangssequenz wird eine Dynamik präsentiert, die ganz von seiner Lust und ihrer nicht vorhandenen Lust bestimmt ist. Sie hilft ihm bei seiner »Triebabfuhr«, weil sie ihn gern hat und seine Lust auch anerkennt. Gleichzeitig fühlt sie sich durch sein Begehren eingeengt und reduziert. Eine Möglichkeit, selbst in ein lustvolles Empfinden zu kommen, wird gar nicht thematisiert. Seine starke Lust (wie am ersten Tag) wird als natürlich angesehen. Andere Möglichkeiten sinnlicher oder zärtlicher Begegnung scheinen unmöglich (Umarmung im Bett). Sie werden gleich von ihm sexualisiert. Sie geht auf seine Wünsche ein (Masturbationshelferin), aber ein Zugang zu ihrem Begehren oder ihrer Lust wird durch sein Bedrängen unmöglich. Ihr bleibt die Abwehr (»Ich bin doch nicht nur Brust und Vagina«) oder ein Mitmachen (Masturbationshelferin).

Im weiteren Verlauf werden die sexuellen Vorerfahrungen erfragt:

THERAPEUTIN *Wie haben Sie Ihre Sexualität in früheren Beziehungen erlebt?*

BEATE (SIE ANTWORTET MEIST ZUERST) *Ich hatte ein bewegtes Leben, auch in der Sexualität. Ich war lange Jahre sehr umtriebig, habe viel und destruktiven Sex erlebt, oft Sex, um Stress abzubauen. Ich war schnell erregt und für mich war Sex wild und geil. Ich habe erotische Bücher gehabt und ich habe sie geliebt. Ein ganzes Buch mit Penissen! Und ich habe mir damit auch immer die Beziehung gesichert. Es war mir aber immer wichtig, dass ich das Gefühl hatte: »Du kannst gehen!«, und das habe ich auch oft gemacht. Meine längste Beziehung hat 1 Jahr gedauert. Aber gehen will ich ja jetzt nicht mehr. Ich habe mein Leben um 180° gedreht.*

FLORIAN *Ich bin keiner, der viel Aufhebens um seine Person macht. Ich war lange verheiratet. Wir hatten ganz normalen Sex. Aber sie wollte irgendwann nicht mehr so richtig. Meine Frau ist gegangen. Sie hatte einen anderen. Bevor ich Beate kennenlernte, war ich 3 Jahre Single. Ich hätte was mit Frauen anfangen können, aber so kurze Sachen oder One-Night-Stands wollte ich nicht. Da hab ich mich selbst befriedigt. Als Zwischenlösung war das gut. Aber jetzt geht das nicht mehr alleine.*

BEATE *Und du hast ein Problem mit einem vorzeitigen Samenerguss.*

FLORIAN *Ja, das stimmt, was soll ich machen. Aber es ist ja auch nicht immer gleich früh.*

BEATE *Das war schon ganz am Anfang ein Problem. Und einmal – das war ein Knacks für mich – da hatten wir Sex und du bist auch so früh gekommen und ich fühlte mich wie bestellt und nicht abgeholt.*

THERAPEUTIN *Was hat das mit Ihnen gemacht?*

BEATE *Seither ist ein Knacks drin. Ich würde mich so gerne hingeben, aber ich habe immer Angst, dann werde ich frustriert.*

THERAPEUTIN *Jetzt muss ja der Sex zwischen Ihnen nicht aufhören, wenn Sie (an Florian) eine Ejakulation gehabt haben?*

FLORIAN *Na ja, dann bin ich erst mal müde.*

BEATE *Dann ist die Luft draußen.*

Aus ihren jeweiligen persönlichen Erfahrungen wird deutlich, dass er Sex in einer langjährigen Beziehung gelebt hat und sonst keine Vorerfahrung hat. Ein aktives Werben hat er vermieden – auch in der Zeit als Single. Erstmals wird hier seine Ejaculatio praecox angesprochen, allerdings von ihr. Sie hat zahlreiche Partner gehabt und schildert ein reges Sexualleben. Vordergründig wirkt sie als die sexuell Erfahrenere. Allerdings sind ihre sexuellen Motive von Stressabbau, Verlustängsten und Sicherung ihrer Autonomie bestimmt. Eine Sexualität mit Sinnlichkeit an sich wird nicht erkennbar, ebenso keine tiefere Verbundenheit mit den Partnern. Ein Erlebnis vom Anfang durch seine Ejaculatio praecox wird von ihr nachhaltig enttäuschend bewertet.

Sein Begehren folgt einem linearen Skript. Er hat sexuelle Lust, eine schnelle Erregung und eine rasche Ejakulation. Diese Lust baut sich häufig auf, aber fast ohne nachhaltige Bedeutung, und er verfügt über wenig Alternativen. Er handelt eher egozentriert und er kann sich wenig Spielraum gönnen. Das sexuell intensive Vorleben seiner Frau bedeutete möglicherweise für ihn die Sicherheit, dass seine Frau triebhaft gut zu ihm passen würde. »Wieso klappt es nicht mit mir, was mit den anderen so gut ging?« Für sie folgt ihr Begehren aber nicht mehr den Motiven wie früher, da sie sich zu einer anderen, verbindlichen Liebesbeziehung entschlossen hat, in der sie weder durch den Sex die Beziehung sichern muss noch die Erregungsquelle der Freiheit »Ich kann jederzeit gehen!« für sich nutzen kann. Sie ist ebenfalls in ihrem alten Muster gefangen.

Im 3. Paargespräch äußert Beate den Wunsch, sich noch einmal alleine mit meiner Hilfe mit ihrer Hemmung, sich hinzugeben, befassen zu wollen. Sie verstehe sich selbst da nicht, obwohl sie schon viel über sich nachgedacht habe. Florian ist damit sehr einverstanden. Die Therapeutin geht auf die Bitte einer Einzelstunde ein und schlägt ihr eine hypnosystemische Intervention vor: die Reise ins Land ihrer Erotik.

Auf den Einsatz hypnosystemischer Interventionen wird im Methodenteil in Abschnitt 7.3.10 noch ausführlicher eingegangen. Die Überlegungen der Therapeutin, hier dem Wunsch der Frau nach einer Einzelstunde zu entsprechen, waren folgende:

- *dem Erklärungsansatz des Paares, dass die Frau eine »Störung« hat, erst einmal zu folgen; dabei der Frau auch eine Distanz zur Bedrängung durch den Mann zu ermöglichen.*
- *der Frau die Möglichkeit zu geben, sich ihrem eigenen erotischen Begehren zuzuwenden.*
- *die Frau zeigt sich als die Veränderungswillige. Wenn es ihr gelingt, eine aktivere Position mit handlungsorientierten Wünschen an ihren Mann einzunehmen, kann eine authentischere Bewegung in der Paardynamik begünstigt werden.*
- *dem Mann später das gleiche Angebot ohne Gesichtsverlust machen zu können.*

Die Intervention »Imagination ins Land der Erotik« wird in einem späteren Abschnitt noch ausführlich dargestellt (siehe Abschnitt 7.3.10). Dort wird auch Beates Reise detailliert beschrieben. Für die Imagination selbst sowie für die Nachbesprechung fanden zwei Einzelsitzungen mit Beate statt.

In der anschließenden Paarsitzung nach den Einzelsitzungen:
THERAPEUTIN *Haben Sie schon miteinander darüber gesprochen, was in den Einzelstunden Thema war?*

FLORIAN Ja, Beate hat mir schon was angedeutet. Jetzt soll ich ganz passiv daliegen. Da haben sich ja zwei Frauen was ausgedacht.

THERAPEUTIN Was hat Ihnen denn Ihre Frau genau mitgeteilt?

FLORIAN Dass sie jetzt mich berührt und ich sie dann gar nicht anfassen darf. Aber das halte ich schwer aus, wenn ich nichts zurückgeben kann.

THERAPEUTIN Kennen Sie das denn, das Bedürfnis, zurückgeben zu müssen?

FLORIAN Ja, das ist fest in mir drin.

Es geht eine Weile um seine persönliche Geschichte in einer emotional kargen Familie, mit einem Vater, der sich nicht für ihn interessierte und die Familie verließ. Er erwarte von sich, anderen etwas zu geben. Genießen könne er eigentlich nicht.

THERAPEUTIN Also der Vorschlag Ihrer Frau, dass Sie sich ihr ausliefern, ist auch für Sie eine große Herausforderung?

FLORIAN Ja, sehr.

THERAPEUTIN Nun, Beates Aufgabe wäre es nicht, Sie so zu berühren, dass es für Sie schön wird, sondern es geht darum, dass sie mit Ihrem Körper experimentieren kann und schaut, was sie dabei erlebt. Es ginge also gar nicht um Ihren Genuss, sondern nur um Beate, die die Aktive ist. Macht das einen Unterschied?

FLORIAN Ja, schon. Und wo bleibe ich dann?

BEATE Wenn wir's einmal pro Woche so machen, wie ich das jetzt ausprobieren will, dann helfe ich dir weiter einmal bei deiner Masturbation.

FLORIAN Na toll. (Denkt nach) Mir bleibt wohl nichts anderes übrig, und so wie jetzt will ich ja auch nicht weitermachen.

Die Therapie ist noch nicht abgeschlossen. Es wird im weiteren Verlauf darum gehen, ihr einen neuen sinnlichen Zugang zu sich in Anwesenheit ihres Mannes zu ermöglichen im Sinne einer Differenzierung und Schärfung des eigenen sexuellen Profils. Es wird aber mindestens ebenso darum gehen, sein sexuelles Profil differenzierter zu erfassen sowie seinen Beziehungswünschen und Ängsten nachzuspüren. So wurde zudem seine Ejaculatio praecox noch gar nicht genauer exploriert. Sein bisheriges Handeln scheint eher von einer Befürchtung eines Mangels geprägt zu sein: »Ich nehme halt was ich kriegen kann.« Ein Selbstbewusstsein, das es ihm erlaubt, zu seinen Wünschen zu stehen und auszuhalten, wenn sie nicht erfüllt werden, ist noch wenig sichtbar. Seine sexuelle Lust scheint eher im Dienst der Sicherung der Beziehung zu stehen als vom Begehren geleitet, seiner Frau auf Augenhöhe intim zu begegnen.

7.3 Interventionen

In diesem Abschnitt sollen nun verschiedene Interventionen praxisbezogen und detaillierter vorgestellt werden. Sie ergänzen auf einer Mikroebene die Schwerpunkte bei sexuellen Funktionsstörungen, wie sie im letzten Abschnitt auf einer Makroebene beschrieben wurden.

Dazu gehören allgemein systemische, für sexuelle Problemstellungen adaptierte ebenso wie auch spezifische Interventionen. Entscheidend sind ihre Störungsrelevanz und ihr therapeutischer Nutzen. Im Abschnitt »Störungsrelevanz versus Störungsspezifität« (siehe Abschnitt 4.4) wurde dargestellt, dass verschiedene Interventionen nicht störungsspezifisch sein müssen, um störungsrelevant zu sein. Wenn Interventionen für Patienten nützlich sind und Symptome vermindern helfen, dann haben sie einen evaluativen Nutzen und gehören in das Repertoire eines systemisch denkenden und handelnden Therapeuten.

»Prima, wenn es so nicht geht, wie geht es dann?« Dieser Ausspruch eines befreundeten Gynäkologen spiegelt eine hilfreiche Haltung in der Suche nach geeigneten Zugängen zum Verständnis von Symptomen und Problemen wider. Als Therapeutin geht es darum, mit Ausdauer gemeinsam mit den Patienten nach passenden Lösungswegen zu suchen. In der Haltung des Nichtwissens und des Interesses wird Patienten mit Neugier auf ihre ganz individuelle Geschichte begegnet. Mit den Patienten ihre individuelle Wirklichkeit zu verstehen und gemeinsam Möglichkeiten stimmigen Verhaltens und Erlebens zu suchen, ist eine dankbare Aufgabe. Interventionen sind dabei immer als Angebote und Einladungen zu verstehen. Wenn eine Intervention nicht weiterführt, dann vielleicht eine andere. Die systemische Therapie kennt keinen »Widerstand«. Sie würde Interventionen, die bei Patienten keine Resonanz auslösen, als »noch nicht anschlussfähige Interventionen« bezeichnen.

Damit ist nicht eine Beliebigkeit von aneinandergereihten Interventionen gemeint. Um sich mit den individuellen Unterschieden in den sexuellen Profilen konfrontieren zu können, braucht es eine ausreichend stabile innere Selbstsicherheit. In Zeiten einer Krise steht oft auch die Beziehung infrage. Deshalb ist es in der Prozesssteuerung einer Paar- und Sexualtherapie wichtig, in einem ersten Schritt für jeden Partner eine eigene emotionale Sicherheit wieder spürbar werden zu lassen. Für manche Menschen ist es das Gefühl der Liebe, für andere die Bedeutung der gemeinsamen Geschichte und wieder andere wollen ihren Wünschen Gehör verschaffen. Entscheidend ist, dass jede Person in sich eine emotionale Sicherheit wiedergefunden hat, um sich in einem zweiten Schritt mit den Wünschen des anderen konfrontieren zu können. Dem Therapeuten kommt gerade am Anfang einer Therapie die Aufgabe zu, für eine sichere affektive Rahmung zu sorgen.

Mithilfe bindungsstärkender Interventionen kann eine positive affektive Rahmung begünstigt werden. Dazu können z. B. die Übungen mit körperlicher Berührung gezählt werden. Die im Folgenden beschriebenen Interventionen des Liebesbaumes, der sexuellen Beziehungsgeschichte oder der Externalisierung sind ebenso bindungsstärkende Interventionen. Sie nehmen das gemeinsam Geschaffene, die Verdienste füreinander und die Beziehung als Ressource in den Blick. Interventionen, die stärker auf die Differenz der Partner fokussieren und im folgenden Abschnitt beschrieben werden, sind z. B. die Kompetenz des Neinsagens, die Aufstellungsarbeit mit Figuren, die Reise ins Land der Erotik, das »ideale sexuelle Szenario«, die Liebesdienerübung oder das 4-Säulen-Modell.

7.3.1 Die Weisheit des Symptoms

»Probleme sind Lösungen«, heißt der Titel eines Lehrbuches von Klaus Mücke (Mücke 2019). Prägnanter lässt es sich kaum sagen. Aus den Grundannahmen systemischen Denkens heraus tun Menschen nichts »Unsinniges«. Das heißt auch: Symptome und Probleme, unter denen

Patienten subjektiv leiden, können als sinnhafte Botschafter verstanden werden, deren Mitteilung allerdings entschlüsselt werden muss. Wenn dann diese Botschaft als Ausdruck eines berechtigten und subjektiv bedeutsamen Bedürfnisses betrachtet wird, kann nach alternativen Wegen gesucht werden, um diesem gerecht zu werden. Erst dann kann das Symptom aufgegeben werden. Die Person hat andere, stimmigere Wege gefunden und das Symptom wird nicht mehr gebraucht. Symptome als sinnvoll und Versuch einer Lösung anzusehen, ist eine allgemeine systemische Intervention.

Fallbeispiel Ulrike: *Ulrike ist 38 Jahre alt, seit vier Jahren verheiratet mit François. Sie haben ein gemeinsames Kind von zwei Jahren. Sie kommt in Einzeltherapie. Sie hatten am Anfang leidenschaftlichen Sex. Aber jetzt könne sie sich kaum noch fallenlassen und komme nur selten in ihre Lust. Sie habe so zweimal pro Woche Sex mit ihrem Mann, aber sie »sei nicht dabei«. Er merke das gar nicht, aber sie schäme sich dafür. Er sei ein wunderbarer Ehemann und fürsorglicher Familienvater. Sie wünschte sich so sehr, dass sie eine störungsfreie Lust auf ihren Mann empfinden könne. Sie hat mehrere Beziehungen vor ihrem Mann gehabt. Sex in unverbindlichen Momenten sei kein Problem für sie. Lust entstehe v. a., wenn sie denke, »Ich kann einfach gehen!« Es sei ihr wichtig, ihre »geheimnisvolle Aura« bewahren zu können. Das ginge aber bei ihrem Mann nur schwer. Er suche ständig ihre Nähe. Das würde ihr manchmal zu viel.*

THERAPEUTIN *Verstehe ich Sie richtig, dass Sie Sex mit Ihrem Mann vor allem ihm zuliebe haben?*

ULRIKE *Ja, meistens.*

THERAPEUTIN *Aber irgendwie nicht richtig dabei sind? Wie meinen Sie das genau?*

ULRIKE *Na ja, ich bin nicht mit allen Sinnen dabei. Ich komme mir vor, als spiele ich Theater.*

THERAPEUTIN *Ich gehe zunächst einmal davon aus, dass das, was Menschen tun, Sinn macht. Oft allerdings aus einer Perspektive, die nicht so unmittelbar verständlich ist, sogar ganz unlogisch erscheint. Wenn Sie Ihr Problem, das »Nicht-dabei-sein-Können« als sinnvolles Verhalten betrachten, für was könnte das Sinn machen?*

Ulrike *Das will ich gar nicht überlegen, ich finde es überhaupt nicht sinnvoll.*

Therapeutin *Könnten wir trotzdem für einen Moment mal drüber nachdenken, nur als Versuch?*

Ulrike *Also gut.*

Therapeutin *Sie haben gesagt, Sie erleben Lust, wenn Sie mit dem Gedanken spielen können: »Ich kann einfach gehen«. Richtig?*

Ulrike *Ja, das stimmte früher jedenfalls.*

Therapeutin *Den Gedanken kenne ich auch von anderen Frauen. Sie sagen auch, dass François so viel Nähe sucht, dass es Ihnen manchmal zu viel wird.*

Ulrike *Ja, schon. Er will immer, dass es allen gut geht, der großen Tochter, unserem Sohn. Er will auch, dass es mir gut geht, und immer am liebsten alle um sich haben. Aber er versteht nicht, dass ich manchmal für mich sein will, was Eigenes brauche.*

Therapeutin *Heißt das, Sie empfinden die Nähe manchmal auch als zu viel? So, dass Ihnen gar keine Luft für Eigenes bleibt?*

Ulrike *Ja, das stimmt.*

Therapeutin *Es gibt gar nicht mehr die Möglichkeit, »einfach mal zu gehen«, ohne dass sich Ihr Mann unwohl fühlt?*

Ulrike *So ungefähr.*

Therapeutin *Und im Sex wird's dann körperlich noch ganz nah?*

Ulrike *Ja, das stimmt. Ich kann nirgendwo für mich sein.*

Therapeutin *Außer wenn Sie zwar anwesend, aber doch nicht ganz dabei sind?*

Ulrike (nachdenklich) *Sie meinen, das macht Sinn so? Es stimmt schon ein bisschen. Er ist so lieb, das ist fast schon erdrückend. Er braucht aber auch die Bestätigung. Wenn ich mit was nicht einverstanden bin, kann er sehr wütend werden. Und oft bin ich dann eher still, als noch vor unserem Sohn zu streiten.*

Die Frage nach dem Sinn dessen, was Ulrike als problematisches Erleben bewertet, führt erst einmal eine andere Logik ein. Diese Logik reframt das Problem als sinnvoll. Ulrike lässt sich darauf zögerlich ein und bleibt noch abwartend. Mit ein paar weiteren Angeboten lässt sie sich aber einladen. Dabei setze ich das, was Ulrike bisher schon gesagt hat, auf eine etwas andere Weise zusammen. Aspekte z. B. nach zu viel Nähe und zu wenig Eigenem werden stärker betont als die Fürsorglichkeit des Ehemannes, und auch in die Sexualität spielt diese Dynamik hinein. Dass Ulrike dann innerlich auf Distanz geht, indem sie »nicht dabei ist«, kann so als kreativer Lösungsversuch wertgeschätzt werden. Ulrike denkt am Ende dieses Dialogs bereits über weitere Aspekte zwischen ihr und ihrem Mann nach, die sie belasten.

In der weiteren Therapie wurde dem Beziehungskonflikt zwischen Autonomie und Bindung nachgegangen.

Bei der Exploration der Biografie von Ulrike zeigte sich, dass die Eltern eine wenig liebevolle oder zärtliche Beziehung geführt hatten. Sie stritten viel und sie fühlte sich als Kind dazwischen. Vom Vater ging eine sexualisierte Stimmung aus, ohne dass sie einen direkten Übergriff erinnert. Die Mutter sei wenig emotional gewesen. Sie habe sie ausgeschimpft, wenn sie ihren Körper auf kindlich lustvolle Weise untersucht habe. Dann habe sie sich geschämt. Der Vater habe sie wie seine kleine Prinzessin behandelt. Das habe ihr geschmeichelt, aber sie konnte es ihm doch nie ganz recht machen. Und er sei sehr jähzornig gewesen. Irgendwann habe sie sich nur noch gewünscht, ihre Mutter würde ihn mit den Kindern verlassen.

Ulrike verließ früh ihr Elternhaus. Sie wollte dem ewigen Streit zu Hause entfliehen und auf eigenen Beinen stehen. Sie lebte sich sexuell aus. Aber sie wollte auch Familie und Kinder. In François verliebte sie sich wegen seiner fürsorglichen und liebevollen Art.

Aufgrund der Biografie lassen sich zwei Hypothesen aufstellen: Ulrike erlebt in ihrem Elternhaus Anspannung, viel Streit und wenig Zusammenhalt der Eltern. Eine verlässliche Bindung und liebevolle Zuwendung blieben aus. Sie fand sich in einem Loyalitätskonflikt gefangen. Und die Eltern waren für eine Paarbeziehung kein gutes Vorbild. Die zweite Hypothese fokussiert auf die psychosexuelle Entwicklung: Ulrike erlebte sexualfeindliche Botschaften durch die Mutter und sexualisierte Botschaften durch den Vater. Beide sind für eine psychosexuelle Entwicklung und lustvolle Besetzung des eigenen Körpers wenig förderlich. Zwischen Scham einerseits und unangemessener atmosphärischer Sexualisierung andererseits ist Ulrike ein lustvoll selbstbestimmter Zugang zu ihrem Körper erschwert. Zunächst wählt sie die Autonomie als Lösungsweg, geht früh weg und lebt sich in Beziehungen aus, in denen sie »auch einfach gehen kann«. Bindungswünsche bleiben unberücksichtigt. Dann verstärken diese sich aber. Auch der Wunsch, eine Familie und Kinder zu haben, stellt sich ein. In François wählt sie einen guten Familienvater und fürsorglichen Mann. Ihren Bindungswünschen entspricht er sehr. Diese positiven Eigenschaften stellt sie für sich ganz in den Vordergrund.

Hier stehen Bindungs- und Autonomiewünsche als unvereinbare Gegenpole gegenüber, in denen die Patientin die Option Entweder-oder kennt, aber noch kein Sowohl-als-auch. Das Symptom, »nicht dabei zu sein«, lässt sich als Versuch lesen, Autonomie- und Bindungswünsche in einer Paarbeziehung zu vereinigen.

Mit der Weisheit des Symptoms lässt sich auch gut arbeiten, wenn Symptome im Laufe wieder auftreten. Wie gute Wächter kommen sie ab und zu vorbei und schauen nach dem Rechten. »Ist noch alles im Lot?« »Muss ich [das Symptom] dich wieder unterstützen?« »Bist du in Gefahr und ich muss dir aus der Not helfen?« Mit der Metapher des guten Wächters lässt sich ein Wiederauftreten von Symptomen als Ressource ansehen und nicht als Rückfall. Das Symptom lässt sich sogar direkt als Kompetenz einsetzen. Eingebettet in den passenden Kontext könnte man sagen: »Vielleicht ist es ganz gut, wenn Sie Ihr Symptom noch eine Weile an Ihrer Seite behalten. Das könnte Ihnen helfen, nicht zu schnell voranzugehen.«

7.3.2 Externalisierung

Die Externalisierung eines Problems ist in der systemischen Therapie verbreitet und kann als Allgemeingut angesehen werden. Sie stammt von White, einem der Hauptvertreter der narrativen Therapie (White 2010). Dabei wird der Fokus auf die Sprache, die Erzählung der eigenen Geschichte gesetzt. Durch geeignete Fragen soll eine Dekonstruktion der bisherigen Geschichte und damit die Möglichkeit einer neuen Erzählung vom Problem, v. a. aber von sich selbst ermöglicht werden.

Das Problem wird dabei quasi personalisiert, indem von ihm, es oder ihr gesprochen wird. Diese sprachliche Personalisierung ermöglicht Therapeut und Patient oder Patienten, aus einer Distanz aufs Problem zu schauen. Es wird nicht mehr nur innen wahrgenommen, sondern kann nach außen gestellt werden. Dadurch wird es leichter möglich, das Problem (oder das Symptom) von der Person mit seinem Identitätsgefühl zu trennen. Die Person hat zwar ein Problem, aber sie ist nicht mehr dadurch definiert (von Schlippe u. Schweitzer 2013). Diese Externalisierung gelingt auch im Paarsetting gut. Die Lustlosigkeit der Frau oder die Erektionsstörung des Mannes werden mit einer Externalisierung zu einem Problem von beiden. Abbildung 11 verdeutlicht das grafisch. Mit der Metapher einer »Dritten im Bunde« lässt sich die Externalisierung verstärken. Durch die dekonstruktiven Fragen der Therapeutin werden beide Partner sowohl als Einzelpersonen wie als Paar in der Auseinandersetzung mit dem Problem angesprochen.

- *Was macht sie mit Ihnen als Liebespaar?*
- *Wie beeinflusst sie jeden von Ihnen?*
- *Könnten Sie ihr was entgegensetzen?*
- *Eher einer von Ihnen oder Sie gemeinsam?*
- *Wenn sie sich noch mehr breitmacht, wie würden Sie das merken?*
- *Wenn Sie beide sich entscheiden würden, sie jetzt gar nicht mehr so zu beachten, was würden Sie dann stattdessen tun?*

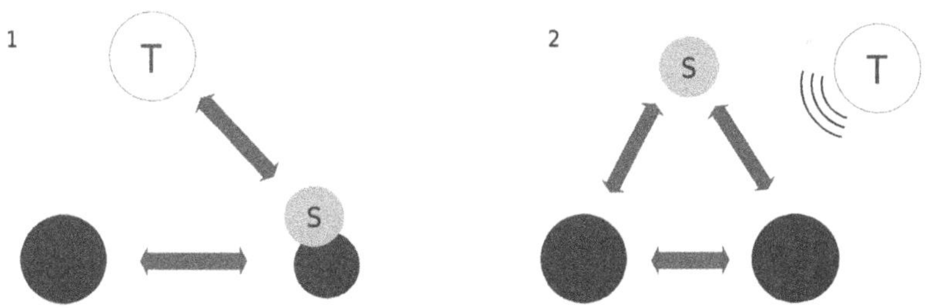

Abb. 11: Externalisierung: Ein Symptom wird zum Problem von beiden Partnern

Mithilfe solcher dekonstruktiver Fragen kann eine schwere und als ausweglos erlebte Situation in eine überführt werden, in der nach Wegen des Umgangs gesucht werden kann. Im Paarsetting wird so der Druck vom Indexpatienten genommen. Der symptomtragende Partner fühlt sich oft minderwertig gegenüber dem anderen. Durch die Externalisierung gewinnt er wieder an Gleichwertigkeit als Person. Die Botschaft ist: Das Problem betrifft beide Partner und beide sind gefragt, sich für Lösungen zu engagieren. Der Blick darauf, dass sie beide betroffen sind, kann auch ein Solidaritätsgefühl zurückbringen.

7.3.3 Neinsagen als Kompetenz

Das Nein nicht als Mangel, sondern als Kompetenz zu utilisieren, ist eine hilfreiche Interventionslinie.

Lustlosigkeit galt bisher als weibliches Problem. Wissenschaftliche Untersuchungen bezogen sich auf das Phänomen bei Frauen. In der klinischen Praxis tritt Lustlosigkeit allerdings immer häufiger auch bei Männern auf. In diesem Zusammenhang ist die Beobachtung aufschlussreich, dass die Compliance mit PDE-5-Hemmern in den letzten Jahren sinkt. Obwohl mit den PDE-5-Hemmern (Viagra®, Cialis®, Levitra®) eine gute Erektion erzielt werden kann, wird diese Möglichkeit nicht immer genutzt. Eine Erklärung könnte sein, dass bei fehlender Lust auf mentaler Ebene die Wirkung der PDE-5-Hemmer weniger zuverlässig ist. Einen anderen psychologischen Erklärungsansatz bietet Clement (Clement 2016) an: Ein »Nein zum Sex« wird Männern im Männlichkeitsideal viel weniger zugestanden als Frauen. Frauen, die »Nein zum Sex« sagen, gefährden ihre weibliche Identität kaum, Männer schon. Welcher Mann will sich schon einen »Schlappschwanz« nennen lassen? Eine funktionelle Störung im Sinne eines »Ich würde ja gerne, aber es geht leider nicht« schützt das Selbstbild offenbar besser als das Eingeständnis einer Lustlosigkeit. Männer halten im Verständnis einer erfüllenden Sexualität nach wie vor stark an der Erektion und dem Koitus fest. Allerdings wird die Wichtigkeit dieses Merkmals auch von Frauen unterstützt, die in einer Erektion ihr Begehrtwerden erleben.

Frauen können darüber hinaus Lust und Orgasmus vortäuschen. Physiologisch ist es möglich, dass Frauen Geschlechtsverkehr ohne Lust haben. Männer können keine Erektion und Ejakulation vortäuschen. Sie können nicht so tun, als ob.

Fallbeispiel Benedikt: *Benedikt kommt in Einzeltherapie. Er ist 52 Jahre alt, lebt seit 2 Jahren mit seiner Partnerin Isabelle zusammen. Zuvor hatten sie 6 Jahre lang eine Fernbeziehung, da er beruflich im Ausland beschäftigt war. Er fühlt sich für Isabelle verantwortlich, da sie seinetwegen ihr Heimatland verlassen hat. Sie ist eine attraktive Frau und er kann sich mit ihr überall sehen lassen. Vor Isabelle hatte er mehrere Beziehungen, zuletzt mit Marie. Seit geraumer Zeit verspürt er kaum noch eine sexuelle Lust auf seine Partnerin und es stellen sich immer öfter auch Erektionsstörungen beim Sex ein. Isabelle wünscht sich mehr Sex und will auch seine sexuelle Lust sehen. Er vermeidet immer häufiger Situationen, die zum Geschlechtsverkehr führen könnten. Isabelle beklagt sich über den seltenen Sex und fühlt sich ungeliebt und missachtet. Sie hat ihm auch schon den Einsatz von Viagra vorgeschlagen, aber das lehnt er ab. Er will ja wieder auf sie Lust haben. Sie wird manchmal sehr wütend, was er kaum aushält. Wenn die Stimmung zu angespannt wird, hat er dann Sex mit Isabelle. Aber er muss bei diesen Gelegenheiten in seiner Fantasie sehr intensiv an den Sex mit Marie denken, damit er sich erregen kann. Das sei aber doch nicht fair Isabelle gegenüber! Benedikt wünscht sich eine stärkere Lust und sichere Erektion, er verspricht sich mehr Lebensqualität davon. Sex ist ihm schon wichtig und es hatte ja auch immer ohne Probleme geklappt.*

Seine geringe Lust auf Isabelle kann Benedikt ihr gegenüber nicht direkt aussprechen. Er fühlt sich für sie verantwortlich und scheut die Konfrontation. Um den Geschlechtsverkehr mit Isabelle vollziehen zu können, nutzt er Fantasien an eine frühere Partnerin. Benedikt erlaubt sich kein offenes »Nein zum Sex«, er sucht einen Kompromiss, indem er sich mit Fantasien erregt, die er allerdings selbst als nicht zulässig bewertet. Zu was aber sagt Benedikt eigentlich »Nein«?

Zunächst einmal ist Benedikt der Gedanke fremd, dass seine sexuelle Lustlosigkeit ein kompetenter Helfer sein kann, ihn auf etwas aufmerksam zu machen, was er bisher nicht beachtet hat. Benedikt ist in geordneten Verhältnissen aufgewachsen, die Familie gehört zum Bürgertum ihrer Stadt. In der Familie fühlte er sich aufgehoben, aber auch eingeschlossen. Es war alles sehr bieder, bestimmt durch die

Mutter, und er war ein folgsamer Sohn. Nach seinem Abitur ist er von zu Hause ausgezogen und hat erst einmal seine Freiheit genossen. Freiheit ist ihm seither ein wichtiges Gut. Er hat deshalb auch nie eine Familie gründen wollen. Isabelle hat aus einer vorherigen Ehe eine Tochter. Als sie sich kennenlernten, waren beide schon über 40. Der Sex mit Isabelle ist anfangs gut und aufregend gewesen. Aber Isabelle wollte unbedingt ein Kind mit ihm. Er hatte sich nicht getraut, ihr das offen zu verweigern. Er wollte sie nicht verlieren und sich auch ihrer Wut nicht aussetzen. Er ging zunächst auf eine Fertilitätsabklärung ein. Aber seither hat seine Lust auf sie einen Riss bekommen. Zudem beklagt er ihren Alkoholkonsum und ihre finanzielle Abhängigkeit von ihm. Sie bemüht sich in seinen Augen zu wenig um eine berufliche Anstellung. Er sieht sich dadurch in seinen Plänen, mehr Freiheiten zu genießen, unterlaufen.

Hier wird eine Reihe von Kritikpunkten an Isabelle und mit der Beziehung sichtbar, die sich Benedikt nur zögernd eingesteht und die er bisher nicht in Zusammenhang mit seiner sexuellen Lustlosigkeit gebracht hat. Es werden ebenso Persönlichkeitsmerkmale wie eine Harmonieneigung und Bereitschaft zu Gehorsam sowie eine geringe Konfrontations- und Konfliktbereitschaft deutlich. Das, was ihn an seiner Partnerin stört, bringt er nicht offen zum Ausdruck. Seine Unzufriedenheit verschiebt sich in seine erektile Dysfunktion. Das »Nein zum Sex« ist – zumindest auch – ein »Nein zu einigen Aspekten der Beziehung«.

Aus dieser Perspektive lässt sich nun einerseits fragen, wie sich Benedikt in der Beziehung klarer und mit seinen Anliegen Isabelle entgegenstellen kann, welche Risiken und welcher persönliche Gewinn damit verbunden sein könnten. Welche Kompetenz müsste er entwickeln, damit das Bedürfnis im »Nein zum Sex« auf andere Weise beachtet wird? Es schließt sich die Frage an, wie er die sexuelle Begegnung mit Isabelle verändern möchte, damit sie für ihn stimmiger wird. Will er mit Isabelle Sex haben? Wenn ja, wann und wie?

Bei der therapeutischen Arbeit mit dem »Nein als Kompetenz« lohnt es sich, genauer zu fragen, auf was sich das Nein denn bezieht. Ist es ein generelles Nein zum Sex überhaupt, ein Nein zu Praktiken (das Wie und Was), ein Nein zum Sex mit einem bestimmten Partner oder ein Nein zum Kontext? Fragen nach dem Nein können also aufschlussreich sein für ein vertieftes Verständnis. Allerdings ist wichtig, dass der Therapeut das Nein nicht als Mangel formuliert, wie z. B. in »Auf was haben Sie denn keine Lust?«, sondern der Fokus auf eine selbstbestimmte Aussage verlagert wird, wie z. B. »Gegen was lehnen Sie sich auf?«. So wird die Person mit ihrem »Nein« als aktiv und kompetent behandelt. Das Auflehnen ist deutlich aktiver konnotiert als eine Lustlosigkeit.

Atmosphärisch ist die therapeutische Arbeit mit dem »Nein« eine äußerst konfrontative, besonders im Paarsetting. Dem Partner nicht durch Vorwürfe wie »Du willst nur immer das eine!«, sondern als Selbstbekenntnis wie etwa »Ich will das nicht mehr!« entgegenzutreten, erfordert Mut. Derjenige übernimmt damit eine spürbarere Verantwortung fürs eigene Handeln.

7.3.4 Gute Fragen sind Interventionen

Jede Frage ist auch eine Intervention. Dieser systemische Grundsatz stimmt ebenso für gute Fragen in der Sexualtherapie. Die Formulierung von Fragen transportiert Botschaften, richtet die Aufmerksamkeit aus und lädt zu neuen Sichtweisen ein. Mit der Kunst guter Fragen und Einladungen hat sich Beilfuß intensiv beschäftigt. Sie sagt: »Tausche keine gute Frage gegen eine rasche Antwort« und »Jede Frage ist eine Einladung zum Kennenlernen, sich aufeinander einzustimmen, zu vertrauen und miteinander zu reden« (Kindl-Beilfuß 2012, S. 25). Fragen dienen dem Aufbau einer vertrauensvollen Beziehung. Und nach wie vor ist die Qualität der therapeutischen Beziehung für den Therapieerfolg ein entscheidender Faktor. Gute Fragen regen Patienten an, über sich nachzudenken und Einsichten zu gewinnen, die zu neuem Verhalten führen können. In der Technik zirkulärer Fragen wird auf das kommunikative Angebot eines Verhaltens fokussiert. Es geht nicht um das Verhalten selbst, sondern darum, was es beim anderen bewirkt. Eine zirkuläre Frage erkundet z. B. bei einem Partner seine Vorstellung von der Antwort des anderen: »Angenommen, ich würde jetzt Ihren Mann fragen, was ihn so ängstigt daran, dass er sich nicht auf seine Erektion verlassen kann, was würde er mir antworten?« Die Antwort der Partnerin gibt wichtige Hinweise auf die eigene Sicht und auf die kommunikative Botschaft. Für Beilfuß laden zirkuläre Fragen dazu ein, eigene Wahrnehmungen über den Partner auf eine Art preiszugeben, die eine Anregung der Spiegelneurone bedeutet und damit die Beziehung stimuliert (Kindl-Beilfuß 2012). Als Spiegelneurone werden in der Hirnforschung Nervenzellen beschrieben, die uns Menschen die Fähigkeit zur Empathie ermöglichen. Mittels zirkulärer Fragen wird in der Sexualität auf die Kommunikation fokussiert, d. h. auf die Bedeutung z. B. einer sexuellen Initiative für den anderen. Im Beispiel von Beate und Florian (siehe Abschnitt 7.2.7) kann das so aussehen:

THERAPEUTIN AN FLORIAN: Wenn ich jetzt Ihre Frau frage, was sie fühlt und denkt, wenn Sie Ihr an den Busen fassen, was würde sie mir sagen?

FLORIAN: Sie denkt wahrscheinlich »Oh Gott nein, nicht schon wieder« und sie ist genervt. (Beate nickt leicht.)

THERAPEUTIN: Ihre Frau stimmt dem zu. Wenn ich sie weiter frage, ob sie denn überhaupt zum gemeinsamen Sex eingeladen werden möchte, was würde sie mir dann antworten?

FLORIAN: Das befürchte ich ja, dass sie Nein sagt.

THERAPEUTIN: Das könnte sein. Es könnte aber auch sein, dass sie die Chance hätte, Ihnen zu sagen, wie sie sich einen stimmigeren Anfang wünscht. Dann müssen Sie sich aber überlegen, was Sie daraus machen wollen.

FLORIAN: Das stimmt. Ich glaube, ich komme nicht drum herum.

Beate hat sehr genau zugehört, was Florian sich zu ihrem Befinden überlegt. Die Fragen sind auch für sie relevant. Sie sieht zum einen, wie ihr Mann eine Zurückweisung befürchtet, und sie muss sich überlegen, ob sie das so meint. Zum anderen wird sie angeregt, über einen möglichen Anfang nachzudenken, wie er ihr entsprechen würde. Die Position der Zurückweisung wird zu einer Position der aktiven Gestaltung.

In Fragen werden immer auch Botschaften und Haltungen vermittelt. So wird z. B. in der Frage »Wann haben Sie sich entschieden, in Ihr Sexualleben keine Energie mehr zu stecken?« die Botschaft der Entscheidung transportiert und nicht die eines passiven Verlustes. Und es wird zudem wie selbstverständlich behauptet, dass zu einem lebendigen Sexualleben Energieaufwand gehört.

Hypothetische Fragen regen auf galante Weise an, den Möglichkeitsraum zu erweitern. Sie räumen gedanklich ein Hindernis aus dem Weg und antizipieren ein wünschenswertes Ziel: »Angenommen, Sie entscheiden sich für ein Engagement für Ihre gemeinsame Sexualität, wie sähe dann ein erster Schritt aus?«, »Angenommen, Sie haben einen Weg gefunden, sodass Ihre Schmerzen Sie nicht mehr so einschränken in Ihrem Sex, wie würden Sie dann auf Ihren Partner zugehen? Was möchten Sie mit ihm ausprobieren?«, »Können Sie bereits heute etwas davon beginnen?«. Eine Übersicht über mögliche Fragen bietet Tabelle 4.

- Wie sorgen Sie für die Freiräume für Ihre Intimität?
- Was glauben Sie, wie zufrieden ist Ihr Partner mit den sexuellen Begegnungen?
- Wie zufrieden sind Sie selbst?
- Wer übernimmt häufiger die Initiative? Aus welchen Gründen?
- Wissen Sie, was Ihre Frau / Ihren Mann antörnt? Und was ihn/sie abtörnt?
- Weiß Ihre Frau / Ihr Mann, was Sie besonders mögen?
- Wenn Ihnen das Vorspiel wichtig ist, wie sorgen Sie dafür, dass es genügend Zeit einnimmt?
- Was sind Ihrer Meinung nach, die Gründe für einen Rückzug aus der Sexualität bei Ihrer Frau / Ihrem Mann?
- Wenn Sie einen besonders erotischen Abend verbringen möchten, was gehört für Sie dazu?
- Angenommen, Sie möchten etwas zur Verbesserung Ihrer Intimität beitragen, was könnte das sein?
- Abgesehen vom Sex, wie zeigen Sie sich Ihre Zuneigung?

Tab. 4: Auswahl an Fragen zu Sexualität, Intimität und Beziehung

Wenn Patienten antworten: »So habe ich das noch gar nicht gesehen!«, dann ist das eine gelungene Intervention.

7.3.5 Liebesbaum

Die therapeutische Arbeit mit dem Liebesbaum lässt sich gut im Paarsetting einsetzen. Sie ist ebenfalls von Beilfuß entwickelt worden und in ihrem Buch »Einladung ins Wunderland« (Kindl-Beilfuß 2012) ausführlich beschrieben. Die Methode ist eine gute Aktivierung von Ressourcen und richtet gleichzeitig den Blick auf erstrebenswerte Ziele hin. Sie macht für beide Partner ihre Beziehungsgeschichte lebendig und erlaubt neben dem eigenen Erleben einen Blick auf das Erleben des anderen.

»Der Liebesbaum ist ein Interview, das über den Anfang der Paargeschichte, über die gelebte Gemeinsamkeit, über mehrere oder sogar sehr viele Jahre hin zu Zukunftsideen für das gemeinsame Leben führt« (Kindl-Beilfuß 2012, S. 180). Die Symbole des Baumes sind seine Wurzeln, sein Stamm und seine Blätter. Die Wurzeln stehen für die Anziehung, das ganz Besondere des Anfangs, der Stamm für die Kontinuität der Beziehung und des gemeinsam Geschaffenen und die Blüten für die Wünsche an die gemeinsame Zukunft. Abbildung 12 veranschaulicht den Liebesbaum grafisch.

Zur Vorbereitung braucht es aus Pappe ausgeschnitten: Wurzeln in Braun, einen Stamm in Grün und farbige Blütenblätter, z. B. in Gelb, Orange und Rot, und Zettel zum Beschriften. Sie können gemäß der Grafik in Abbildung 12 einfach selbst hergestellt werden. Als Vorlage steht der Liebesbaum auch im Onlinematerial des Buches »Einladung ins Wunderland« von Beilfuß (Kindl-Beilfuß 2012) zur Verfügung.

Der Liebesbaum wird vor der Stunde auf dem Boden ausgelegt. Die Intervention wird z. B. mit folgenden Worten erläutert: »Ich möchte Sie gerne einladen, dass wir gemeinsam einmal Ihre ganz persönliche Geschichte als Paar anschauen, von Ihren Anfängen über das Heute bis hin zu Ihren Wünschen für Ihre gemeinsame Zukunft. Wären Sie damit einverstanden?« Wenn das Paar zustimmt, werden jedem Partner drei Blätter ausgeteilt, auf denen er sich ein Stichwort oder einen Satz des besonderen Anfangs notieren soll und die Blätter dann auf die Wurzeln verteilt.

Anschließend wird der Bereich des Anfangs, der Wurzeln, mithilfe der Fragen erfasst. (siehe Tabelle 5: Fragen zum Liebesbaum). Den Partnern wird genügend Raum gegeben, Ihre Stichworte zu erläutern. So wird der Anfang der Beziehung emotional lebendig. Der Attraktivität des Partners und der lebendigen Sexualität wird am Anfang sehr oft eine starke bindende Kraft zugeschrieben.

Im zweiten Teil werden jedem erneut drei Blätter ausgeteilt, auf denen sie Stichworte zu ihrer Kontinuität als Paar und zum gemeinsam Geschaffenen notieren und diese neben den Stamm legen. Auch dieser Bereich wird mithilfe von Fragen vertieft (siehe Tabelle 5). Meistens ist dieser Teil dem Aufbau von Familie und Beruf gewidmet. Die Kooperation wird erinnert. Oft wird die Unbeschwertheit des Anfangs vermisst, vor allem was die Zweisamkeit und Sexualität betrifft. Erlebt werden Momente des gegenseitigen Vertrauens, aber auch des Schmerzes durch die Begrenzungen, die mit der Andersartigkeit des anderen einhergehen.

Element	Fragen
Wurzeln	Wenn Sie sich an Ihren Anfang zu zweit erinnern, was war für Sie das ganz Besondere? Was hatte Sie schon von Anfang an fasziniert am anderen? Welche besonderen Momente prägten Ihren Anfang zu zweit?
Stamm	Was haben Sie gerade miteinander geschaffen, worauf sind Sie stolz? Welche gemeinsamen Werte haben Sie getragen? Was erfüllt Sie mit Freude und Dank, weil das mit dem anderen möglich war?
Blätter	Was möchten Sie in jedem Fall noch gerne mit Ihrer Frau / Ihrem Mann erleben? Welches Abenteuer mit Ihrer Frau / Ihrem Mann reizt Sie besonders? Für was lohnt es sich gerade jetzt, in Ihrer Partnerschaft noch einmal richtig durchzustarten?

Tab. 5: Fragen zum Liebesbaum

Für den Blick in die Zukunft kann sich jeder selbst drei Blüten nehmen und sie erneut mit einem Wunsch beschriften. Für die Zukunftswünsche können erneut die Fragen von Tabelle 5 zu Hilfe genommen werden.

Gerade in der Aussicht auf eine gemeinsame Zukunft kommen Wünsche an eine Belebung der Sexualität zum Tragen. Es lassen sich Fragen nach der Realisierung, der Bereitschaft und Kapazität jedes

Partners stellen. Diese Intervention fokussiert auf die Beziehung als gemeinsam gestaltete Zukunft. Die Unterschiede werden darin ebenso deutlich wie die Gemeinsamkeiten. Der Fokus liegt allerdings darauf, wie die Partner ihre Unterschiede für die Gestaltung der gemeinsamen Beziehung nutzen können.

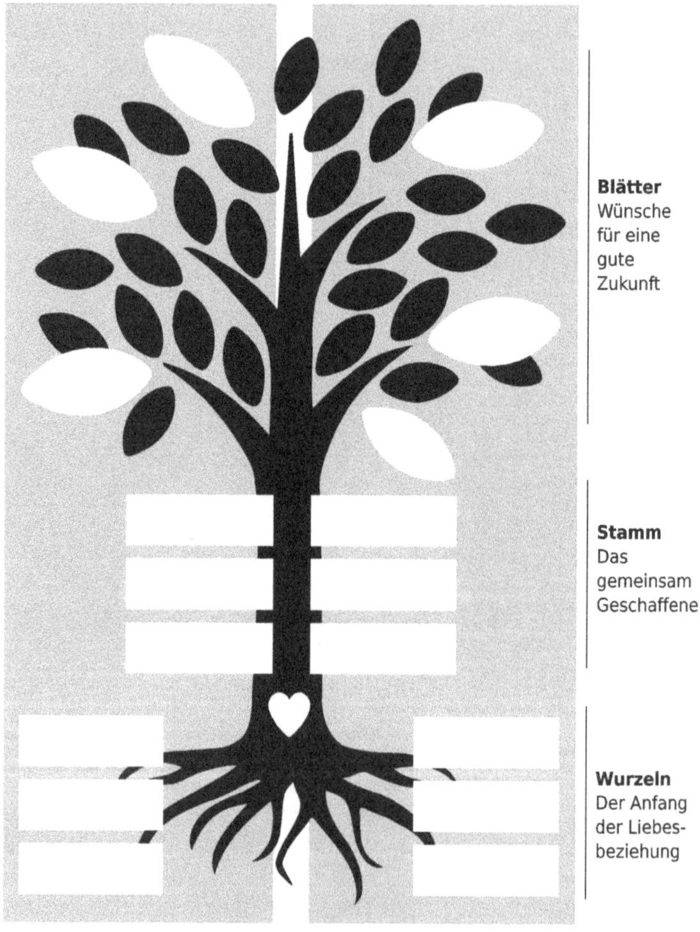

Abb. 12: Liebesbaum

7.3.6 Sexuelle Beziehungsgeschichte

Eine narrative Möglichkeit, um die gemeinsame Beziehungsgeschichte lebendig werden zu lassen, ist die »sexuelle Beziehungsgeschichte«. In Tabelle 6 ist die Exploration der sexuellen Beziehungsgeschichte dargestellt. Sie spannt einen Bogen von den Anfängen der Beziehung und der sexuellen Erfahrungen über die Bindungs- wie Abgrenzungswünsche bis zur Bedeutung der sexuellen Problematik als Ausdruck einer anstehenden Entwicklung. Diese kann durch einen lebensgeschichtlichen Phasenübergang oder ein Ereignis angestoßen sein. Ein Phasenübergang ist z. B. die Gründung einer Familie oder umgekehrt

Sich verlieben und die Bildung als Paar	Anfang der erotischen Anziehung und der Beginn der sexuell verbindlichen Beziehung Gemeinsame Entwicklung als Paar, erotisch und sexuell
Balance zwischen Gemeinsamkeit und Individualität	Welchen Stellenwert hat Individualität und Unterschiedlichkeit? Wie gehen die Partner damit um? Welchen Stellenwert hat Gemeinsames? Für wen mehr? Wie interagieren die Partner in Bezug auf ihre Sexualität und Beziehung?
Kontext des Problems	Wann sind die sexuellen Probleme erstmals aufgetreten? Wer hat es zuerst als Problem angesehen? Wer hat darauf wie reagiert?
Anstehender Entwicklungsschritt	Auf welche anstehende Entwicklung in der Sexualität als Paar oder als Individuum könnte das jetzige Problem hinweisen? Welche Lösungsversuche wurden bisher unternommen? Was erschwert persönlich wie paarbezogen möglicherweise eine Entwicklung? Welche Ressourcen der Partner begünstigen eine Entwicklung? An welchen ersten Schritten würde eine Entwicklung sichtbar?

Tab. 6: Exploration der sexuellen Beziehungsgeschichte

die Loslösung der Kinder von den Eltern. Welche Anforderungen stellen diese Veränderungen an die sexuelle Beziehung? Ein Ereignis, das Veränderung notwendig macht, kann z. B. eine Veränderung der sozialen oder beruflichen Situation, eine Krankheit, die Offenlegung einer Unzufriedenheit oder eine Außenbeziehung sein. Die Struktur der sexuellen Beziehungsgeschichte lehnt sich an das Konzept der Fokusformulierung an, wie es Willi in der ökologischen Psychotherapie (Willi 1996) beschrieben hat. Darin wird Konflikten in der Beziehungsgestaltung ein Grund für Krankheitssymptome zugeschrieben. Die Therapie hat zum Ziel, die individuelle Wirksamkeit in der Beziehungsgestaltung wieder zu verbessern (Willi 2002).

7.3.7 Die gemeinsame erotische Geschichte

Die nächsten drei Interventionen stammen von Clement. Sie fokussieren auf die Unterschiede der Partner in ihren sexuellen Bedürfnissen, Motiven und Fantasien. Während eine übermäßige Harmonisierung im Paar eine erotische Spannung erlahmen lässt, kann die Betonung der Verschiedenartigkeit eine erotische Spannung und Neugier begünstigen, die an den Grenzen zwischen kommunizierten und nicht kommunizierten Bereichen, zwischen Vertrautem und Unbekanntem eine spielerische Lebendigkeit in die gemeinsame Sexualität bringen kann. Dabei geht es eben gerade nicht darum, bessere Performancekünstler in Sachen Sex zu werden, die über eine größere Variation an sexuellen Techniken verfügen. Sondern es geht um die Authentizität der Partner, darum, sich auf eine intime Weise dem anderen gegenüber zu zeigen und entgegennehmen zu können, was er von sich zeigt. Diese Interventionen haben einen stark konfrontierenden Charakter. Ist die Erfahrung möglich, sich zu sich selber zu bekennen und eine eventuell negative Reaktion des Partners auszuhalten, wird eine persönliche Reifung gefördert. Und diese Reife ist für eine lebendig bleibende Sexualität auch in langjähriger Beziehung wesentlich (Clement 2016; Schnarch 2006).

Die Erzählung einer »gemeinsamen erotischen Geschichte« läuft folgendermaßen ab: Das Paar wird gebeten, sich Rücken an Rücken zu setzen. Dann werden sie aufgefordert, abwechselnd eine erotische Geschichte mit offenem Ausgang zu erfinden. Der eine Partner gibt dabei mit einem Stichwort, wie z. B. »weiter«, dem anderen das Signal, dass nun er an der Reihe ist, u. s. w. Das Ende der Geschichte kann beliebig vom einen oder anderen Partner gesetzt werden.

Da sich die Partner nicht ansehen können, bleiben sie stärker auf sich selbst konzentriert. Dem Erleben jedes Partners wird in der Nachbesprechung Raum gegeben. Wie beim Pingpong werden in der erotischen Geschichte die unterschiedlichen erotischen Reize der Partner deutlich. Als Therapeutin hört man zu. In der Nachbesprechung könnten Fragen hilfreich sein wie z. B.: »Wie war das für Sie, eine erotische Geschichte zu erfinden?«, »Was haben Sie über Ihren Mann/Ihre Frau in Bezug auf seine/ihre erotischen Wünsche erfahren?«, »Was haben Sie über sich in Bezug auf Ihre Erotik erfahren?«, »Gibt es Neues dabei?«.

Häufig werden Aspekte der eigenen Paargeschichte integriert. Dabei ist deutlich zu beobachten, wie die Partner jeweils in ihrem Part die erotische Geschichte in die von ihnen gewünschte Richtung lenken. Dadurch entsteht ein gutes Bild der Paardynamik. In der anschließenden Nachbesprechung lassen sich die Beobachtungen sinnvoll integrieren. Die Autorin holt allerdings zuerst das Einverständnis des Paares ab, ob sie die Beobachtungen hören möchten, bevor sie diese mitteilt.

7.3.8 Das ideale sexuelle Szenario - ISS

Das ISS wurde von Clement (2004) entwickelt und ist eine einmalig anwendbare Intervention. Es wird im Paarsetting angewendet und stellt die Differenz der sexuellen Profile ins Zentrum. Das sexuelle Profil kann nur ungenügend durch direkte Fragen abgerufen werden wie »Was tun Sie gerne?«, »Was mögen Sie beim Sex?«. Es ist nicht immer so klar und bewusstseinsnah, dass es in direkten Fragen eindeutig verbalisiert werden kann. Erotische Fantasien und Wünsche liegen oft in szenischen Fragmenten vor.

Zudem ist für Clement der Übergang vom nichtkommunizierten Teil des sexuellen Profils in den kommunizierten keine einfache Offenlegung eines Wunsches, sondern ein mutiges Wagnis, das durch drei Schritte bestimmt wird:

1. Den Schritt der Selbstkommunikation: Was macht mein sexuelles Profil aus?

2. Den Schritt der Mitteilung: Ich sage dir: Das macht mich sexuell aus!
3. Den Schritt der Reaktion: Wie reagiert der Partner darauf und welche Bedeutung bekommt das Gesagte?

Im ISS erfolgen diese Schritte nacheinander. Die Selbstbestimmung über den nächsten Schritt bleibt zu jedem Zeitpunkt gewahrt. Das sexuelle Profil wird in Form eines verhaltensgeleiteten Skripts erfasst. Tabelle 7 gibt die Anleitung wieder.

»Stellen Sie sich vor, Sie dürften sexuell ganz egoistisch sein und müssten auf Ihren Partner keine Rücksicht nehmen. Welchen Ablauf einer für Ihre Bedürfnisse idealen sexuellen Begegnung würden Sie am liebsten in die Tat umsetzen?[4] Nehmen Sie sich Zeit, und sorgen Sie dafür, dass Sie ungestört sind. Schreiben Sie auf ein Blatt Papier, was Sie mit wem in welcher Situation am liebsten tun würden. Notieren Sie, was genau für Sie erotisch am befriedigendsten und stimmigsten wäre und was Ihre individuelle persönliche Art, Mann bzw. Frau zu sein, am besten zur Geltung bringt. Es geht nicht in erster Linie um Ihre Gefühle, sondern um Ihre Handlungen. Wenn Sie es aufgeschrieben haben, verschließen Sie das Papier in einem Umschlag und bringen es zur nächsten Sitzung mit. Zeigen Sie Ihrem Partner nicht, was Sie aufgeschrieben haben, und sprechen Sie auch mit ihm nicht darüber. Ob Sie den Umschlag bei der nächsten Sitzung öffnen oder nicht, liegt in Ihrer Entscheidung« (Clement 2004, S. 190).

Tab. 7: Instruktion des idealen sexuellen Szenarios

Die Frage, ob das ISS auf einen sexuellen Wunsch, der real umgesetzt werden soll, oder auf eine reine Fantasie fokussiert, hat immer wieder Anlass zu Diskussionen gegeben. Die Autorin selbst wendet das ISS mit der Aufforderung zur Fantasie einer idealen sexuellen Begegnung an. So wird es leichter, einen Zugang zur inneren erotischen Welt zu finden, ohne bereits die Zensur zwischen Fantasie und realem Wunsch

4 In einer späteren Darstellung formuliert Clement anstelle der Umsetzung in die Tat die sexuelle Begegnung in der Fantasie: »Jeder Partner wird aufgefordert, eine für ihn ideale, optimal erregende und stimmige sexuelle Begegnung zu fantasieren und aufzuschreiben« (Clement 2016, S. 121).

vollziehen zu müssen. Die Frage, ob das Geschriebene auch als Wunsch gemeint ist, kann in der Auswertung während der Therapie thematisiert werden. Wie schon ausgeführt, wollen nicht alle Fantasien in die Tat umgesetzt werden. Für die Auswertung des ISS ist entscheidend, dass es offenbleibt, wie der Verfasser sein ISS versteht, ob als Fantasie oder als Wunsch. Das ISS ist in erster Linie eine Selbstaussage und kein Appell (Clement 2016).

Für den Einsatz des ISS sind einige Vorbemerkungen sowie Anhaltspunkte für die Auswertung entscheidend.

Vorbemerkungen:

- *Die »egoistische Vorgabe« muss erklärt werden. Sie ist auf dem Hintergrund des Denkens der Differenz der sexuellen Profile zu verstehen. Der Wert der Rücksichtnahme in einer Beziehung steht nicht infrage.*
- *Der Fokus des ISS liegt auf dem Verhalten, nicht auf den Gefühlen. Im sexuellen Tun wird das Profil sichtbarer als in einer Gefühlsbeschreibung.*
- *Ob das ISS ausgeführt wird, muss verbindlich und nicht nur optional verabredet werden. Ein »Ich versuche es mal!« oder »Ich überlege es mir mal« soll nicht angenommen werden. Dann ist das ISS von der Therapeutin zurückzuziehen. Die Zusage muss von beiden Partnern verbindlich erfolgen. Mit der »Hintertür« des »Vielleicht« verliert das ISS seine Kraft. Dazu wird nach der Instruktion die Zustimmung der Partner nochmals eingeholt.*
- *Das Verhandeln des Offenlegens in der nächsten Sitzung ist mindestens so entscheidend wie das Aufschreiben selbst – wenn nicht sogar noch mehr. Nach meiner Erfahrung ist gerade dieser Prozess mit hoher Anspannung verbunden. Entscheidend ist die neutrale Haltung der Therapeutin für oder gegen eine Offenlegung. Jede Entscheidung der Partner ist selbstbestimmt.*

Auswertung:

Mit dem ISS wird vor allem die Konfrontationsbereitschaft der Partner geprüft, d. h. ihre Selbstvalidierung. Der Partner, der sein ISS offenlegt, braucht Mut, sich zu zeigen. Der Partner, der das ISS entgegennimmt, braucht die Fähigkeit, es nicht als persönliche Kritik oder Appell zu lesen. Das ISS ist primär Ausdruck des Verfassers.

Die Unterscheidung zwischen Selbstaussage und Appell ist auch vom Therapeuten sorgfältig zu beachten.

Ob das ISS eine Fantasie oder einen realen Wunsch darstellt, ist während der Auswertung sorgfältig zu explorieren. Es obliegt dem Verfasser, das zu entscheiden.

Der Therapeut ist für eine korrekte Instruktion und Ausführung der Aufgabe verantwortlich. Die Patienten sind für den Inhalt, deren Offenlegung und ihre Reaktionen verantwortlich. Das kann bereits bei der Instruktion erwähnt werden, damit die Verantwortung für spätere emotional schwierige Situationen nicht dem Therapeuten angelastet wird. Denn die Aufgabe kann auch Differenzen der Partner offenlegen, die sie mehr auseinander- als zueinanderbringen.

Wenn beide Partner ihr ISS in einem verschlossenen Umschlag zur nächsten Stunde mitgebracht haben, beginnt der wichtige zweite Teil der Arbeit mit dem ISS. Es geht nun darum, welcher Partner sein ISS dem anderen gegenüber offenlegen will und wer nicht, welcher Partner das ISS des anderen entgegennehmen will und wer nicht. Dies kann in der Stunde zu einer längeren Diskussion führen, in der Ängste, Befürchtungen und das Risiko, sich zu offenbaren, berührt werden. Wichtig ist es für den Therapeuten, zur Offenlegung neutral zu bleiben, nicht rasch auf eine Offenlegung zu drängen, sondern den Befürchtungen und Ängsten genügend Raum zu lassen. Manchmal ist ein Partner zu einer Offenlegung entschlossen und der andere gerät unter Zugzwang. Dann kann es wichtig sein, erneut zu signalisieren, dass es jeder für sich entscheidet und es keinen Zugzwang gibt. Oft will aber dann der zögerlichere Partner nicht als schwächer dastehen und entscheidet sich ebenfalls für die Offenlegung. Hier findet bereits ein intensiver Verhandlungsprozess über die Konfrontationsbereitschaft der Partner statt. Die Verlangsamung und Neutralität auf der Seite des Therapeuten in dieser Phase kann nicht genug betont werden. Für die meisten Patienten ist es ein emotional äußerst intensiver Prozess. Die Offenlegung des ISS wirkt dann am Ende manchmal wie die Erleichterung nach einem langen Prozess inneren Ringens. In dem inneren Prozess sind beide bereits dem Risiko ausgesetzt, dass der Partner sich in seinen sexuellen Wünschen sehr unterscheiden könnte. Und werden die Unterschiede ausgesprochen, lässt sich ihnen nicht mehr ausweichen.

Fallbeispiel Beat und Isabelle (zu ihrer Geschichte siehe auch Abschnitt 6.4.1): *Beat und Isabelle wird das ISS vorgeschlagen und erläutert und sie erklären sich dazu bereit. In der nächsten Stunde hat Isabelle ihr ISS in einem Umschlag dabei, Beat hat es nicht gemacht. Er sei unsicher gewesen, wie es gemeint war. Es wird nochmals eingehend evaluiert, ob Beat zur Aufgabe ernsthaft bereit ist oder nicht. Seine Unsicherheit, sich mit seinen sexuellen Wünschen zu zeigen, wird deutlich. Isabelle ist im Sinne einer Flucht nach vorn bereit, ihr ISS vorzulesen, denn sie habe es »jetzt ja auch schon gemacht«. Die Therapeutin weist diesen Weg aber zurück und erinnert an die Grundidee der Aufgabe. Beat erklärt sich bereit, das ISS bis zur nächsten Sitzung aufzuschreiben. Das sei er seiner Frau »jetzt schließlich schuldig«.*

In der nächsten Sitzung haben beide einen Umschlag dabei. Ich frage sie zunächst, wie es ihnen beim Niederschreiben gegangen ist, was ihnen leicht, was schwergefallen ist und wie es ihnen gelungen ist, sich auf die Aufgabe zu konzentrieren. Isabelle berichtet, wie sie zunächst Mühe hatte, sich auf eine sexuelle Begegnung einzulassen, dass es ihr aber dann gut gelang und sie »alles um sich herum vergaß«. Beat betont, dass es ihm schwerfiel, so dezidiert zu beschreiben, was er sexuell gerne hätte. Er erlebe sich darin auch verbal unterlegen gegenüber Isabelle. Aber er habe doch eine Fantasie schließlich aufgeschrieben.

Auf die Frage nach der Offenlegung zögert v. a. Beat. Er finde es merkwürdig, im Beisein einer dritten Person (gemeint ist die Therapeutin) seine Fantasien Isabelle mitzuteilen. Isabelle zeigt sich zu einer Offenlegung bereit. Sie zeigt aber auch Verständnis für Beats Gefühl. Nach einer Pause, in der niemand spricht, frage ich beide, ob es ihnen möglich wäre, sich ihre ISS vorzulesen, wenn ich nicht im Raum bin. Meine Überlegungen dabei waren, ihnen nach den bisherigen Hürden eine Begegnung mit ihren ISS zu ermöglichen und den Mut dafür zu würdigen. Beide stimmten dem zu. Ich verließ den Raum und sie holten mich nach 10 Minuten wieder hinein. Die Nachbesprechung ergab, dass sie jeder durch das ISS des anderen berührt waren und sie erstaunt waren, wie ähnlich ihre Szenen waren. Jeder hatte eher eine reale Begegnung beschrieben als eine reine Fantasie. Inwieweit sie diese Begegnung realisieren wollten, blieb am Ende offen. Atmosphärisch wirkten sie nah.

Dieses Fallbeispiel ist in der Abfolge nicht ganz gewöhnlich. Erstens bringen nicht beide das ISS wie vereinbart mit und zweitens wollen sie es sich zeigen, aber ohne eine dritte Person. Ich habe es gewählt, weil es m. E. zeigt, welche verschiedenen Fragen sich im Laufe der Aufgabe für den Therapeuten stellen können. Ob das ISS in der Therapiesitzung nur in Anwesenheit des Therapeuten offengelegt werden muss oder es auch andere Varianten wie in dem obigen Beispiel geben kann, lässt sich kontrovers diskutieren. Es liegt schlussendlich in der Abwägung der Vor- und Nachteile in der jeweiligen Situation durch den Therapeuten, was er für den Therapieprozess als förderlich beurteilt.

7.3.9 Liebesdiener-Übung

In der Intervention des »Liebesdieners« wird dem Paar vorgeschlagen, an zwei getrennten Tagen den Ablauf der sexuellen Begegnung einmal nach den Wünschen des einen und das andere Mal nach den Wünschen des anderen Partners zu gestalten. Der jeweils andere Partner bedient den Wunsch. Die Intervention des »Liebesdieners« setzt den gegenseitigen Respekt voraus und erkennt die sexuellen Wünsche des Partners an, ohne mit ihnen übereinzustimmen. Die Wünsche der Partner werden als gleichwertig nebeneinandergestellt.

Die Botschaft dieser Intervention heißt, dass unterschiedliche sexuelle Skripte normal sind. Jeder Partner soll mit seiner Art, sexuelle Erfüllung zu erfahren, ernst genommen werden. Die Gleichwertigkeit besteht darin, dass jeder Partner als eigenständige Person angesehen wird. Der Anspruch der Harmonisierung wird aufgegeben. Diese Übung setzt eine ausreichende Selbstvalidierung der Partner voraus. Sie unterbricht die Logik des moralischen Anspruchs, dass Geben und Nehmen im Sex gleichzeitig aufgehen soll. Die Idee des Liebesdieners wird im 2005 erschienenen Buch von Kerner »She comes first« auf eine konsequente Weise umgesetzt. Kerner beschreibt darin einen Mann, der unter einer Ejaculatio praecox litt und sein Problem dahingehend anging, dass er sich zum Ziel setzte, ein großartiger Liebhaber zu werden, dessen Ziel im sexuellen Tun nicht die eigene Befriedigung (seine Ejakulation) war, sondern dass er erfolgreich der Partnerin großes Vergnügen bereiten konnte (Kerner 2005). Sein sexueller Dienst an der Partnerin wurde für das Erleben von Erfüllung entscheidend. So konnte er sich als »Liebesdiener« ein neues Selbstbewusstsein schaffen und seine Ejaculatio praecox wurde unbedeutend. Das Problem wurde hingegen zum Ausgangspunkt eines besonderen Könnens.

Fallbeispiel Beate und Florian (siehe Abschnitt 7.2.7):

Das Paar hatte abgemacht, dass Beate an einem Abend in der Woche Florian so berühren darf, wie sie es möchte, und er dabei nichts aus eigenem Antrieb tun darf. Im Gegenzug ist Beate bereit, an einem Abend pro Woche den Sex mitzumachen, wie ihn Florian möchte.

Für Beate geht es zu diesem Zeitpunkt noch nicht darum, dass sie schon weiß und benennen kann, was sie sexuell will. Nach der »Reise in ihre erotische Landschaft« geht es für sie darum, ein Gefühl für Stille und Luft um sich herum zu schaffen, um sich darin selbst spüren zu können und zu schauen, was das in ihr anregt. Das Mitmachen von Florian besteht hier darin, dass er passiv bleibt, solange Beate ihn nicht zu anderem Handeln auffordert. Das allein fordert ihm einiges ab. An einem anderen Tag der Woche wird Florian mit seinen sexuellen Wünschen »bedient«.

7.3.10 Imagination ins Land der Erotik

Die Imagination in das »Land der Erotik« hilft einen Zugang zum persönlichen erotischen Erleben zu unterstützen. Die Metapher der Intervention ist bewusst als »Land der Erotik« gewählt, damit sie in der Vorgabe offen angelegt ist. Die Person kann sich sowohl in einen umschlossenen Raum als auch durch die Weite einer Landschaft führen lassen, in der sie an verschiedenen Orten unterschiedlicher Beschaffenheit, z. B. mal Hügel und Berge, mal Seen oder Meer, vorbeizieht.

Diese Intervention entspricht als Idee der Imaginations-Übung »des inneren Raums«, wie sie von Freudenfeld beschrieben wird (Freudenfeld 2016). Sie versteht sexuelle Funktionsstörungen bei Frauen als Ausdruck eines Dilemmas zwischen dem Wunsch, sexuelle Lust leben zu wollen, und dem Anspruch, sexuell funktionieren zu sollen. Ein wesentliches Ziel der Sexualtherapie besteht für Freudenfeld deshalb darin, Bedingungen dafür zu schaffen, wie die eigene Sexualität (wieder) lustvoll erlebt werden kann. Eine Voraussetzung dafür ist, dass die Frau über ihren Innenraum selbstbestimmt verfügt und eine gute Beziehung zu sich selber entwickelt. Freudenfeld nutzt dazu die Metapher des »inneren Raumes« in einer geführten Imagination. Dabei leitet sie die Frau dazu an, diesen inneren Raum in allen Einzelheiten zu gestalten. Danach folgt in der Imagination die Gestaltung des Außenraumes, womit auch die Abgrenzung und der Schutz des Innenraumes einbezogen werden. Durch die Konkretisierung eines Innenraumes wird es der Frau möglich, ihrer eigenen Lust und ihrer Art, sich weiblich zu fühlen, aus einer subjektiven Perspektive konkret nachzugehen und dafür ein gutes Gespür zu finden (Freudenfeld 2016). Bei Eck wird diese Intervention als »Reise in den erotischen Raum« spezifiziert. Sie entwickelt dabei den erotischen Raum stärker im Dialog mit der Patientin, als Freudenfeld das tut (Eck 2016).

Meine Veränderung der Imagination zu einem »Land der Erotik« entsprang zwei Überlegungen: Den »erotischen Raum« ausschließlich als Innenraum anzubieten, schien mir zu einengend. Ich wollte der Erotik auch die Möglichkeit von Weite und Vielfalt anbieten. Und ich wollte die Intervention nicht alleine für Frauen anwenden können, sondern auch für Männer. Dabei schien mir die Vorgabe eines Innenraumes weniger passend.

Für diese Imaginationsübung braucht es genügend Zeit. Sie wird im Dialog geführt, d. h. die Person teilt mit, was sie sieht, denkt und fühlt. Patienten müssen während der Übung das Gefühl haben, dass sie ganz in ihrem Tempo ohne Zeitdruck durch ihren Raum gehen können. Manchmal stocken sie, zögern, ob sie weitergehen wollen. Dann kann es ratsam sein, anzuhalten, ein wenig abzuwarten, sich mit der Umgebung sicher und vertraut zu machen und zum weiteren Schritt nach vorne erneut einzuladen. Von therapeutischer Seite sollte nie Druck ausgeübt werden. Manchmal lohnt es sich, dem Gefühl der Angst nachzugehen, manchmal wieder der Neugierde. Entscheidend ist, dass es nicht darum geht, ein spezielles Ziel zu erreichen, sondern dass alle Eindrücke, Bilder und Gefühle richtig sind. Inklusive Nachbesprechung ist es empfehlenswert, sich 70–80 Minuten einzuplanen.

Die Anleitung zur Übung beginnt mit einer allgemeinen Tranceinduktion und geht dann in die Imagination des erotischen Raumes über. In der Imagination ist es ein Dialog. Der Patient beschreibt das, was in seinem Inneren entsteht. Die Punkte markieren Pausen im Redefluss des Therapeuten. Sie markieren Zeit für den Patienten und in ihnen kann der Patient sprechen.

Anleitung zur »Reise ins Land der Erotik«

»Bitte setzen Sie sich bequem hin und kommen ganz bei sich an. Sie können die Augen schließen und sich ganz auf sich konzentrieren ... Spüren Sie, wie Sie mit dem Sessel in Kontakt sind, schauen Sie ruhig noch einmal, ob es Ihnen bequem ist. Vielleicht hören Sie noch Geräusche von der Straße oder von anderswoher. Die nehmen Sie wahr, aber die haben für Sie jetzt keine Bedeutung. Sie spüren Ihren Atem, wie er wie von selbst ein- und ausströmt. Atmen Sie ruhig einige Male tief ein und aus. Und mit jedem Ausatmen lassen Sie die Dinge, die Sie noch belasten, los und mit jedem Einatmen kommen Sie ein wenig mehr ganz bei sich an ... Stellen Sie sich nun vor, Sie befinden sich auf einer Wiese, einer Wiese, wie sie Ihrem Wohlbefinden ganz entspricht, eine Wiese in der Jahreszeit, wie Sie Ihnen am liebsten ist, vielleicht im Frühling oder im Sommer oder im Herbst ... Vielleicht ist das Gras kurz geschnitten oder vielleicht weht es lang im Wind ... Vielleicht sind Blumen drin oder auch nicht ... Sie befinden sich ganz wohlig auf Ihrer Wiese. Vielleicht liegen Sie im Gras oder Sie schreiten langsam durchs Gras. Schauen Sie, wie es für Sie stimmt ... Am Rand der Wiese in einiger Entfernung sehen Sie ein Tor. Dahin führt ein Weg. Sie gehen langsam auf dieses Tor zu, ganz in Ihrem Tempo. Es ist das Tor zu Ihrem erotischen Raum, in Ihr erotisches Land. Schauen Sie sich das Tor genauer an. Wie sieht es aus? ... Aus welchem Material? ... Wie geht es Ihnen, wenn Sie so darauf zugehen? ... Und bedenken Sie: Es gibt kein Richtig oder Falsch. Es gibt das, was Sie wahrnehmen (*dieser Satz kann immer wieder einmal eingeflochten werden*) ... Nun stehen Sie vor dem Tor. Wie ist das? Steht das Tor offen oder ist es noch verschlossen? Lässt es sich leicht oder schwer bewegen? ... Und nun gehen Sie hindurch und betreten Ihren erotischen Raum, Ihre erotische Landschaft. Was sehen Sie? ... Welche Art von Raum betreten Sie? ... Ist es eher ein umschlossener Raum oder eine Landschaft? ... Und bedenken Sie: Es gibt kein Richtig oder Falsch. Es gibt das, was Sie wahrnehmen ...«

Nun gilt es den Bildern und Eindrücken des Patienten, die er laut ausspricht, zu folgen, je nachdem, was sich für ihn vor seinem inneren

Auge darstellt. Es wird nach den Eigenschaften der Landschaft oder des Raumes gefragt, immer wieder nach dem Befinden: »... Wie fühlt es sich an, dort zu sein? ... Schauen Sie sich um, was sehen Sie noch?« Ein Raum kann genau ausgestattet, eine Landschaft durchschritten werden.

Am Ende zur Ausleitung der Imagination:

»Jetzt, wo Ihre erotische Landschaft so lebendig für Sie geworden ist, nehmen Sie sich noch einmal Zeit, Ihre Landschaft / Ihren Raum zu genießen, wie es Ihnen entspricht, wo Sie sich wohlfühlen, wo Sie so gerne sind ... Nehmen Sie alles noch einmal auf, schauen sich um und nehmen dieses Bild als Erinnerung mit sich ... Vielleicht können Sie es in Ihrem Körper an einem guten Ort verankern? ... Um zu wissen, dass dieser Ort in Ihnen da ist und Sie ihn jederzeit wieder aufsuchen können ... Und dann können Sie durch das Tor zurück auf die Wiese schreiten, auf Ihre Wiese, und dort noch einen kurzen Moment verweilen, bevor Sie wieder hierher in den Raum zurückkehren, ins Hier und Jetzt. Strecken und recken Sie sich ein wenig und mit ein paar Atemzügen können Sie Ihre Augen öffnen und wieder ganz hierherkommen.«

Als konkretes Beispiel dient hier Beates »Reise ins Land ihrer Erotik«. Auf Vignetten des Fallbeispiels von Beate und Florian wurde bereits mehrfach eingegangen (siehe Abschnitte 7.2.7, 7.3.4 und 7.3.9).

In der hypnosystemischen Übung »Reise ins Land meiner Erotik« wird die Patientin von der Therapeutin auf einer Reise in ihre erotische Landschaft begleitet. Die Patientin wird eingeladen, die Augen zu schließen und sich vorzustellen, auf einer Wiese zu sein, wie sie für sie stimmig ist. Dann wird sie angeleitet, sich auf ein Tor zuzubewegen, das sie in ihre erotische Landschaft führen kann.

THERAPEUTIN *Wie sieht dieses Tor aus?*

BEATE *Es ist groß, aus Holz, mit knarrenden Türen.*

THERAPEUTIN *Möchten Sie einmal schauen, was Sie hinter den Türen finden?*

BEATE *Es steht einen kleinen Spalt offen, aber mir ist nicht wohl. Ich weiß nicht, ob ich da reinwill. Ich habe Angst, mir steckt ein Kloß im Hals. Es ist dunkel und kalt da drin.*

THERAPEUTIN *Lassen Sie sich Zeit. Können Sie da einen Moment verweilen?*

BEATE *Ja, das geht. Von der Wiese spüre ich eine Wärme und Licht im Rücken, das tut gut.*

THERAPEUTIN *Mmh, da ist auch Wärme und Licht. Was da hinter der Tür ist, macht Ihnen noch Angst. Wollen Sie mal einen kurzen Blick wagen oder lieber noch nicht?*

BEATE *Doch, das geht.*

THERAPEUTIN *Wenn Sie einen kurzen Blick durch den Spalt der Tür wagen, was sehen Sie denn?*

BEATE *Eine Höhle, eine dunkle Höhle. Da war lange keiner drin, sehr lange.*

THERAPEUTIN *Können Sie noch ein wenig mehr um die Ecke schauen? Geht das?*

BEATE *Ja, so langsam wird es ein bisschen heller, mit dem Licht von hinten. Das strahlt ein bisschen rein.*

THERAPEUTIN *Mit dem Licht im Rücken, können Sie schon ein paar Schritte hineingehen? Ginge das?*

BEATE *Ja, das geht. Ich habe mich ein bisschen ans Dunkel gewöhnt. Der Kloß im Hals ist nicht mehr so fest da.*

THERAPEUTIN *Aha, und wie ist das, wenn Sie ein paar Schritte hineingehen?*

BEATE *O. K., die Höhle ist ganz leer, nur kahle Wände. Da war lange keiner drin hier.*

THERAPEUTIN *Schauen Sie sich in aller Ruhe um. Was nehmen Sie wahr?*

BEATE *Es ist ruhig in der Höhle, so wunderbar ruhig. Ich glaube, ich möchte mich setzen und an die Wand anlehnen.*

THERAPEUTIN *Da spricht nichts dagegen. Tun Sie es ruhig, es ist ganz alleine Ihr Raum.*

BEATE *Die Wand ist kalt im Rücken, aber gar nicht so unbequem. Die Leere ist gut, die Stille so wohltuend. Ich kann mich in aller Ruhe umsehen.*

THERAPEUTIN *Was sehen Sie?*

BEATE *Die Wände aus Stein, den Lichtstrahl durch die Tür. Ich kann ganz ruhig atmen. Das ist schön. Das ist ganz alleine mein Raum.*

THERAPEUTIN Nehmen Sie nochmals alles bewusst wahr und bewahren es als Erinnerung. Und wenn Sie dann mögen, stehen Sie wieder auf und gehen langsam aus der Höhle, durch die Tür und wieder zurück auf Ihre Wiese. – Und langsam strecken Sie sich und kommen zurück hier in den Therapieraum.

In der Nachbesprechung spürt Beate vor allem ihre Sehnsucht nach Raum um sich, nach Stille und einem Nicht-bedrängt-Werden.

Wir überlegen, was das, was sie da spürt, in ihrem Kontakt mit ihrem Mann bedeuten könnte. Sie meint, bisher sei es nie um »ihren Sex« gegangen. Sie würde gerne einmal bestimmen, was geschehe, nur sie ist aktiv und er dürfe gar nichts tun.

Eine Interpretation der erotischen Landschaft, die als inneres Bild auftaucht, ist immer eine gemeinsame zwischen Therapeut und Patient. Wie erlebt Beate ihre Reise?

Bei Eintritt in ihre erotische Landschaft spürt Beate zunächst eine Angst, einen »Kloß im Hals«. Ihre erotische Landschaft ist eine dunkle Höhle, in der »lange niemand mehr war«. Sie wagt es aber, diese Höhle zu betreten, allmählich wird sie ihr vertraut und sie nimmt sie in Besitz als »ganz alleine mein Raum«. Wohltuend erlebt sie die Stille und die Leere um sich herum. Auf den ersten Blick paradox mutet in der Nachbesprechung ihre Idee an, im sexuellen Kontakt mit Florian aktiver sein zu wollen, sodass sie bestimmt. Das Bild lässt sich aber auch so lesen, dass die Leere und die Stille Sinnbild für das »Nicht-bedrängt-Werden« sind und damit ihr »Raum für sich alleine« erlebbar wird. Auch die sexuelle Begegnung mit Florian zu bestimmen, ist ein Schritt hin zu dem, was ihr Begehren ausmachen könnte.

An diesem Beispiel wird auch deutlich, dass die Reise ins »Land der Erotik« nicht nur mit Wohlbefinden und Genuss einhergeht. Viele Patienten erleben Ängste und trauen sich nicht weiter. Die Begleitung erfordert Geduld und Einfühlung – und genügend Zeit. Beruhigende und fragende Kommentare wie z. B. »Möchten Sie da einen Moment verweilen? ... Können Sie der Angst einen Moment nachspüren? Woher kommt sie? ... Kennen Sie sie schon? ... Gibt es noch mehr, was Sie wahrnehmen? Gibt es da noch mehr als die Angst?« Beate hatte Angst, durch das Tor zu gehen. Erst mit dem Licht aus der Ferne wagte sie dann den Gang hinein und eignete sich ihre Höhle an. In einem anderen Fall begann eine Frau auf ihrer Reise durch ihre erotische Landschaft zu weinen, weil sie Angst hatte vor dem, was sie im nächsten Moment entdecken könnte. »Wollen Sie lieber einen anderen Weg gehen?« Das wollte sie nicht. Es erschien ihr wichtig, das zu sehen, wovor sie Angst hatte. Es war eine Seite ihrer Sexualität, die sie sich nur schwer eingestehen konnte, weil sie nicht den normativen Vorgaben von Weiblichkeit entsprach.

Diese Intervention hat eine große Kraft, aber sie ist nicht leicht und nur wohltuend. Entscheidend ist dabei auch, wie mit dem Erlebten in der Nachbesprechung umgegangen wird, welche Bedeutung dem Erlebten zugesprochen wird und welche Handlungsimpulse Patienten daraus gewinnen.

7.3.11 Interaktive Grafik als Visualisierungshilfe innerer Prozesse

Eine meiner Lieblingsinterventionen ist die Visualisierung von Beziehungsdynamiken mithilfe einer »interaktiven Grafik«. Sie ist eine Intervention, die sich für viele Schwierigkeiten in Beziehungskontexten eignet. Die Idee dazu stammt von Manfred Prior. Er nennt es das »grafische Verstehen«[5]. Ich nenne es »interaktive Grafik«. Sie lässt sich im Einzel- wie im Paarsetting anwenden.

Es handelt sich dabei um eine Zeichnung, die dynamisch in stetiger Rückkopplung mit der oder den Personen entsteht. Dazu wird ein Flipchart verwendet, auf dem zunächst die Person resp. die Personen als »Strichmännchen« eingezeichnet werden. Dann werden Aspekte des Erlebens mithilfe von möglichst einfachen Symbolen (besser als Worte) ergänzt, z. B. für ein Gefühl von Traurigkeit ein trauriges Smiley, für Wut mehrere Blitze oder für ein Gefühl, sich entfernt zu haben in der Beziehung, eine Wand zwischen den beiden Strichmännchen. Für die Wechselwirkung benutze ich meistens Bögen zwischen den Köpfen der Strichmännchen. Während des Entstehens werden die Patienten immer gefragt, ob es so für sie stimmt, z. B. mit Fragen wie »Stimmt das so für Sie?«, »Fühlt sich das so an?«, »Passt das?«, »Fehlt noch etwas Wichtiges?«. Durch die Grafik können mehr Einflüsse des

5 Quelle: persönliche Mitteilung.

Erlebens abgebildet werden. Es lassen sich in der weiteren Führung aber auch sehr gut Ressourcen und Stärken darstellen, eingeleitet z. B. durch eine Frage wie »Gibt es auch – vielleicht nur ganz kurze – Momente, in denen Sie sich anders fühlen?«, »Wann fühlen Sie z. B. guten, sicheren Boden unter Ihren Füßen?«.

Es lassen sich mithilfe von Farben Bedeutungen unterstützen. Ressourcen und Stärken werden z. B. mit der Farbe Grün symbolisiert. Für »Liebe« wähle ich ein Herz in der Farbe Rot. Aber auch für einen Konflikt kann die Farbe Rot gewählt werden, weil er »das Blut hochkochen lässt«. Die Nähe des Konfliktes zur Liebe ist nicht ganz unbeabsichtigt, da beide Zustände mit hoher Emotionalität einhergehen. Für Paare unterlege ich die beiden Figuren oft mit einem Boden, der das Fundament der Beziehung symbolisiert. Bedrohliche Konflikte für die Beziehung können als Riss im Fundament verbildlicht werden. Für jeden ist es unmittelbar einleuchtend, dass man auf unsicherem Boden schlechter stehen kann. Mithilfe von Gewichten können Belastungen und Erlebnisse, die als »schwer« in Erinnerung geblieben sind, verdeutlicht werden, mit »Federn« leichte Momente und mit einer »Schatzkiste« besonders wertvolle Erinnerungen und Erlebnisse. Die Wolken lassen sich für Gedanken und Gefühle nutzen, die bogenförmigen Linien für das, was mitgeteilt oder gehört wird vom anderen. Eine grafische Veranschaulichung stellt Abbildung 13 dar.

Die Person oder das Paar schaut auf ein langsam sich entwickelndes Bild, in dem ihr aktuelles Erleben in den Kontext ihrer Biografie, ihrer Gedanken, Gefühle und Bedürfnisse sowie ihrer Annahmen über den anderen und ihrer Wünsche an die Beziehung gestellt wird. Am Ende ist den Patienten ihr wechselseitiger Einfluss klarer vor Augen und die eigenen Bedürfnisse wie die des anderen werden expliziter. Meistens beende ich die Intervention ergebnisoffen, z. B. mit einer Bemerkung wie: »Jetzt schauen Sie einmal, wie das auf Sie wirkt, ob das Ihnen auch nach einiger Zeit noch plausibel erscheint. Wir können Ihre Ideen und Gedanken dazu gerne noch einmal aufnehmen und überlegen, was das nun für Ihr Handeln heißen könnte.«

Die »interaktive Grafik« verleiht dem inneren Erleben sowie der wechselseitigen Dynamik von Interaktion und Kommunikation der Partner mithilfe allgemein verständlicher Symbole mehr Tiefe. Sie stellt eine über die verbale Ebene hinausgehende Verständnisebene dar. Ressourcen und Konflikte lassen sich gut gegenüberstellen. Für den Erkenntnisprozess können neben dem Wort selbst andere Sinneseindrücke verstärkend genutzt werden. Die Intervention ist keine spezifische Methode für sexuelle Probleme, sondern lässt sich in der therapeutischen Arbeit breit einsetzen.

Meine Erfahrungen aus der Psychotherapie mit Einzelnen und Paaren hat mir gezeigt, dass die interaktive Grafik gut angenommen wird und Patienten sich oft in späteren Sitzungen wieder auf bestimmte Grafiken beziehen. Sie behalten vor allem die emotionale Bedeutung in Erinnerung, obwohl sie die Einzelheiten der Grafik nicht mehr detailliert im Gedächtnis haben. Es ist mehr das »Aha-Erlebnis«, das hängen bleibt und das sich stärker auf der emotionalen Ebene präsentiert als auf einer verbalen. Es hört sich dann so an: »Da ist mir auf einmal was klar geworden!« »Ich habe da gespürt, was für einen starken Boden wir unter unseren Füßen haben. Das hat sich gut angefühlt.« »Wie sehr da das Alte noch an mir nagt, das habe ich in Ihrer Zeichnung gesehen. Ich dachte, ich hätte das längst hinter mir.«

Für die Bearbeitung sexueller Themen eignet sich die interaktive Grafik besonders, weil sie eine gute Trennung zwischen Kopf und Körper, zwischen oben und unten erlaubt. »Was denke ich - was tut mein Körper?« Wer hindert bei was? Wann reagiert der Körper mit Lust, Bereitschaft, Initiative, wann will er vom anderen nichts wissen? Es lässt sich das Erleben der Patienten auf eine (fast) unerschöpfliche kreative Weise visuell verbildlichen, wie es oft mit Worten nur unzureichend gelingt.

Es gibt zwei weitere Vorteile der »interaktiven Grafik«: Zum einen kann ich mich bewegen und von meinem Stuhl aufstehen. Das fördert meine Konzentration und meine Wachheit. Zum anderen können die Patienten die Zeichnung mitnehmen, indem sie sie mit ihrem Handy fotografieren. Mit dem Foto kann das Gesagte und Erlebte der Stunde nachher nochmals wiederbelebt werden. So wirkt es verstärkend. Bei manchen Patienten fördert es ihre Absicht, anders zu handeln. »Immer wenn ich dann wieder wütend wurde, habe ich mir kurz das Foto angesehen. Dann habe ich viel ruhiger nachgefragt, wie das gemeint war.«

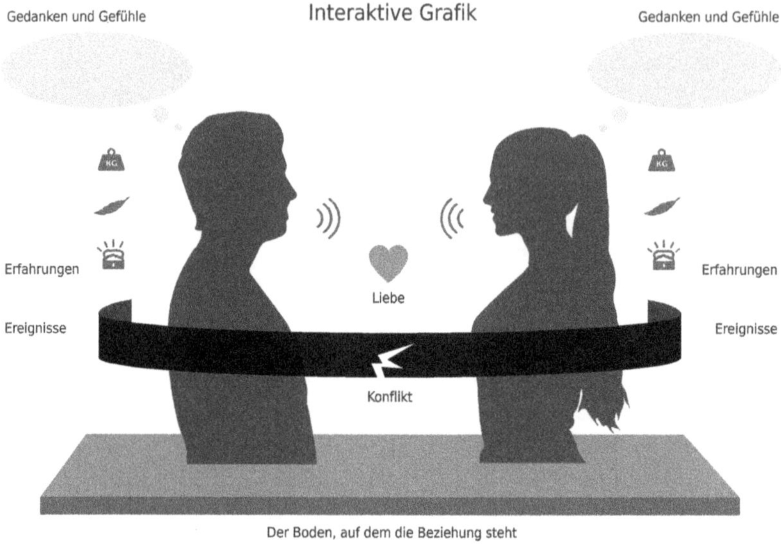

Abb. 13: Schematische Darstellung und Symbole der interaktiven Grafik

7.3.12 Aufstellung mit Figuren

Die Aufstellungsarbeit ist inzwischen fester Bestandteil des Repertoires der systemischen Therapie. Sie wurde ursprünglich rein als Gruppenarbeit ausgeführt, in Form von Aufstellungsseminaren. Dabei wird mithilfe der Gruppenteilnehmer als sogenannte »Stellvertreter« der Konflikt eines Teilnehmers szenisch aufgestellt. Die Rückmeldungen der »Stellvertreter« helfen dem Betroffenen, die Dynamik seines Konfliktes besser zu verstehen und neue Lösungswege für sein Verhalten in seinen realen Beziehungen zu finden. Die Methode wurde in den letzten Jahren weiterentwickelt und wird heute in vielen Kontexten von Beratung und Therapie eingesetzt, wie z. B. auch in der Organisationsberatung (von Sydow u. Borst 2018; Weber, Schmidt u. Simon 2016). Im Unterschied dazu wird in der Skulpturenarbeit mit den wirklichen Mitgliedern des entsprechenden Systems gearbeitet.

In der ambulanten Praxis mit Einzelnen können anstelle der Personen auch Figuren benutzt werden, um Beziehungskonstellationen, Verhalten und Befinden zu verdeutlichen. Darüber hinaus kann die Aufstellung mit Figuren auch für die Arbeit mit dem ››»inneren Team« z. B. bei einem Ambivalenzkonflikt genutzt werden (siehe auch Abschnitt 7.1.5).

Durch Veränderungen in den Aufstellungen können Lösungswege versuchsweise antizipiert werden. So entsteht für den Patienten ein visuelles Bild neuer Möglichkeiten. Dabei lassen sich nicht nur reale Personen, sondern auch Krankheiten, Probleme oder Wünsche in einer Figur symbolisch darstellen. In der »Personalisierung« z. B. einer Krankheit wird die Methode der Externalisierung für die Aufstellung genutzt. Mithilfe hypothetischer Fragen gelingt es gut, subjektiv bessere Beziehungskonstellationen visuell entstehen zu lassen: »Angenommen, Sie möchten diese Konstellation nun so ändern, dass es Ihnen besser gehen kann, wie sähe das aus?«, »Sie sagen, Sie möchten nicht immer an Ihre Einschränkung denken, wo müsste dann Ihre Krankheit hier in Ihrem Bild hin? – Versuchen Sie es einmal. – Wie ist das für Sie? Und für Ihre Krankheit?«. Schon die Idee der Einflussnahme bedeutet für Patienten eine Erleichterung und zeigt neue Perspektiven auf. Wenn sie sich bisher z. B. einer Krankheit eher ausgeliefert fühlten, kann mit dieser Figurenaufstellung eine innere Distanz geschaffen werden. Ebenso ließe sich mithilfe der Figuren ein »innerer Dialog« szenisch gestalten. »Wenn Ihre Krankheit da so nah neben Ihnen steht, was will die denn von Ihnen? Was sagt sie zu Ihnen? – Und wie wollen Sie antworten?«

»Sie wollen wieder mit Ihrem Partner sexuell aktiv werden und diese Schmerzen haben Sie bisher daran gehindert. Angenommen, Sie wollten den Schmerzen für eine Weile einen Platz am Rande Ihrer Aufmerksamkeit zuweisen, ginge das?«

In der Aufstellung kann auch der Therapeut Lösungsideen hypothetisch anbieten. Deren Stimmigkeit wird unmittelbar überprüft. Z. B. könnte der Therapeut fragen: »Wenn Sie sich hier weiter weg von Ihren Schmerzen stellen [deutet eine Verschiebung an], passt das für Sie? – Nein, irgendwie nicht. Ich müsste mich glaube ich näher zu meinem Mann stellen, dann wären sie nicht mehr so präsent.« So entstehen Suchprozesse, die aus einer Stagnation herausführen und in eine Bewegung einladen. Wie aus einer Adlerperspektive können Patient und Therapeut auf eine Beziehungssituation schauen. Die Frage, wie sich die Erkenntnisse in den Alltag und somit das eigene Verhalten übersetzen lassen, ergibt sich meist von selbst. Allerdings lohnt es sich, Patienten zu ermuntern, das Bild mit allen seinen Aspekten erst einmal eine Weile auf sich wirken zu lassen.

Die Arbeit mit den Holzfiguren hat für mich folgende Vorteile: Die Figuren sind stabil und liegen wegen ihrer Größe gut in der Hand. Sie lassen sich auf dem Boden vor Patient und Therapeut gut aufstellen und bewegen. Die Adlerperspektive wird unterstützt, da man wirklich »von oben« draufschaut. Die Figuren beinhalten nur wenige Vorgaben für eine Interpretation und lassen so Patienten viel Spielraum. Nach Möglichkeit sollte nur der Patient die Figuren bewegen, er soll sich ganz als Autor verstehen. Das Abschlussbild kann mit dem Handy aufgenommen werden, sodass Patienten wieder konkret etwas mitnehmen können, was sie an ihr Befinden und ihre Erkenntnisse erinnert.

Fallbeispiel Anton: *Anton, 62 Jahre, kommt in Einzeltherapie, weil er unter einer unerfüllten Sexualität mit seiner Ehefrau leidet. Sie sind seit 40 Jahren verheiratet. Sie leidet seit vielen Jahren unter einer rheumatischen Erkrankung, die sie körperlich und psychisch immer mehr eingeschränkt hat. Eine gemeinsame sexuelle Aktivität ist dadurch unmöglich geworden und seine Ehefrau wolle auch gar nicht mehr. Er selbst erlebt sich als aktiven, lebensbejahenden Mann, der sein sexuelles Leben noch nicht beenden möchte. Er denkt immer wieder einmal an eine sexuelle Außenbeziehung. Allerdings kann er das mit seinem Gewissen nur schlecht vereinbaren. Manchmal sehnt er sich danach, nochmal auszubrechen, aber dann holt ihn sein Pflichtgefühl wieder ein.*

Für ein besseres Verständnis der Beziehungskonstellation schlage ich Anton eine Aufstellung mit den Holzfiguren vor. Er solle zunächst sich und seine Frau so aufstellen, wie es seinem inneren Bild entspricht. Er wählt für sich eine blaue große Figur und für seine Frau eine kleine rote und stellt sie in einem deutlichen Abstand zu sich auf. Dann bitte ich ihn, die »Rheumaerkrankung« seiner Frau als Figur darzuzustellen. Er nimmt sofort eine große rote Figur und stellt sie an ihre Seite. Dann bitte ich ihn, seine Freiheit und auch sein Pflichtgefühl zu ergänzen. Die Freiheit stellt er sich nah zur Seite und das Pflichtgefühl etwas weiter entfernt. Dann bitte ich ihn, seine Frau, so wie er sie in früheren Jahren in Erinnerung hat, hinzustellen. Er wählt eine große blaue Figur und stellt sie zwischen sich und seine Frau. Abbildung 14 zeigt Antons Aufstellung.

Für Anton wird deutlich, wie sehr er sich durch die Erkrankung seiner Frau selbst einschränken lässt und wie er sich alle Freiheiten im Leben versagt. Der Frau, wie sie mal war, fühlt er sich nah und verbunden, der Frau, wie sie heute ist, kaum noch. Unterstützt wird sein Pflichtgefühl von den Fürsorgebedürfnissen, die seine Frau einklagt, und von seiner moralischen Instanz, die ihm sagt, dass man eine kranke Frau nicht verlassen darf.

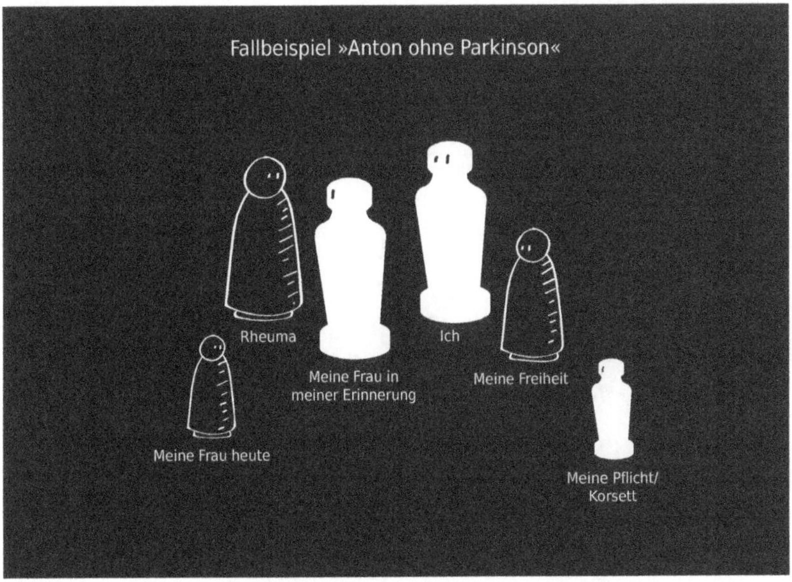

Abb. 14: Anton und seine Frau vor seiner Erkrankung

Kurze Zeit später wird bei Anton selbst ein Morbus Parkinson diagnostiziert und wir erstellen ein weiteres Bild mit den Holzfiguren, was sich durch diese Diagnose in der Beziehung verändert hat. Er stellt sich nun als mittelgroße blaue Figur auf und der »Parkinson« steht als große blaue Figur hinter ihm, bedrohlich und bestimmend. Alle anderen Figuren bleiben an einer ähnlichen Position, jedoch mit veränderten Figuren. Für die Figuren, die für »seine Frau heute« und »seine Frau in der Erinnerung« stehen, wählt er nun mittelgroße Figuren, für seine Freiheit eine kleinere Figur, wie in Abbildung 15 dargestellt. Es wird ihm klar, dass seine eigene Erkrankung nun für ihn eine begrenztere Lebenszeit in Freiheit und Beweglichkeit bedeutet, als er das bisher angenommen hat. Sein Bedürfnis nach Freiheiten, nach Freude und Lebendigkeit wird noch deutlicher. Ihm wird bewusst, dass er jetzt beginnen muss, wenn er seine Freiheit in guter körperlicher Verfassung erleben will. »Ich will mal was Unvernünftiges tun.«

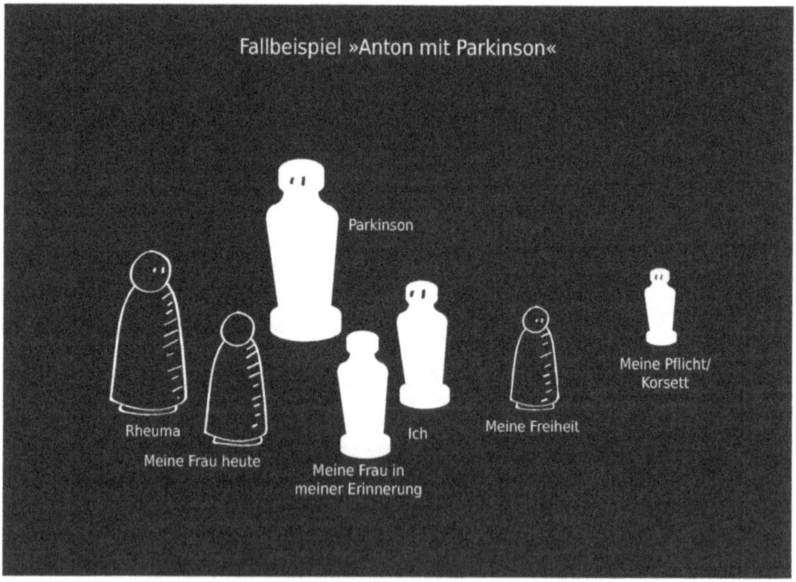

Abb. 15: Anton nach Bekanntwerden seiner Erkrankung

Einige Wochen später hat Anton einen Segelurlaub mit zwei Freunden abgemacht. Er hat eine jüngere Frau kennengelernt, mit der er eine sexuelle Beziehung eingegangen ist. Es geht ihm besser.

7.3.13 Das 4-Säulen-Modell einer Paarbeziehung

Die Idee mithilfe von Säulen oder Skalen Zufriedenheit oder Mangel und unterschiedliche Bewertungen der beteiligten Personen darzustellen ist nicht neu (Bodenmann u. Klingler 2013; Weber 2008). Die Autorin erfasst mithilfe eines Säulenmodells vier wesentliche Bereiche einer Liebesbeziehung: Partnerschaft, Liebe, Erotik/Sex und Passungsglück. Die Konfliktbereiche und die Ressourcen der Beziehung, ihre Bedeutung sowie Unterschiede der Partner in den vier Bereichen werden sichtbar. Die Intervention ist eine Visualisierungshilfe, die die Partner unterstützt, ihre Gemeinsamkeiten ebenso wie ihre Differenzen sichtbar werden zu lassen. Damit kann eine Auseinandersetzung über die Wichtigkeit der einzelnen Bereiche für jeden Partner angestoßen werden. Manchmal werden so für ein Paar sowohl wertvolle Ressourcen als auch unüberbrückbare Differenzen offensichtlicher als in einer rein verbalen Diskussion.

Die ersten beiden Säulen erfassen die Dimensionen »Partnerschaft« und »Liebe«. Sie lehnen sich an die Unterscheidung zwischen Partnerschafts- und Liebeslogik an, wie sie von Riehl-Emde (2003) und Retzer (2005) beschrieben wurden. In dieser Unterscheidung folgt das Erleben von Liebe einer ganz anderen Logik als das Erleben von Partnerschaft. Das Gefühl zu lieben kann nicht aktiv hergestellt werden. Ein Mensch kann sich nicht entscheiden, sich in eine Person zu verlieben, sondern es passiert ihr. Die Logik der Liebe ist irrational und absichtslos. In der Logik der Partnerschaft fragt die Person nach dem Tauschwert für sein Tun, nach dem Preis, den jeder zu zahlen hat, und nach dem, was er dafür bekommt. So wird die Entscheidung, eine Ehe einzugehen oder ein Zusammenleben ohne Trauschein zu führen, bewusst getroffen. Die Logik der Partnerschaft fragt nach dem Preis und nach dem, was sie dafür bekommt.

Die dritte Säule erfasst die Dimension »Erotik/Sex«, die vierte Säule die Dimension »Passungsglück«. Es ist nicht selbstverständlich, dass Menschen mit ihren individuellen Eigenschaften und Gewohnheiten für das Führen einer engen Lebensgemeinschaft zusammenpassen. So fühlt sich der eine z. B. in großer Geselligkeit wohl, während der andere viel Zeit für sich alleine benötigt. Das Zusammenleben bedeutet Arbeit und Anpassung. Mit »Passungsglück« ist die Gesamtheit der Kompatibilität der persönlichen Werte, der kulturellen Herkunft, der Persönlichkeiten und der Entwicklungsbereitschaften gemeint. Abbildung 16 stellt das 4-Säulen-Modell grafisch dar.

Im 4-Säulen-Modell kann gut die Passung der Partner verdeutlicht werden, ihre subjektive Zufriedenheit und wo sich für wen Veränderungsbedarf zeigt. Wie dies umgesetzt wird, erläutert Abbildung 17.

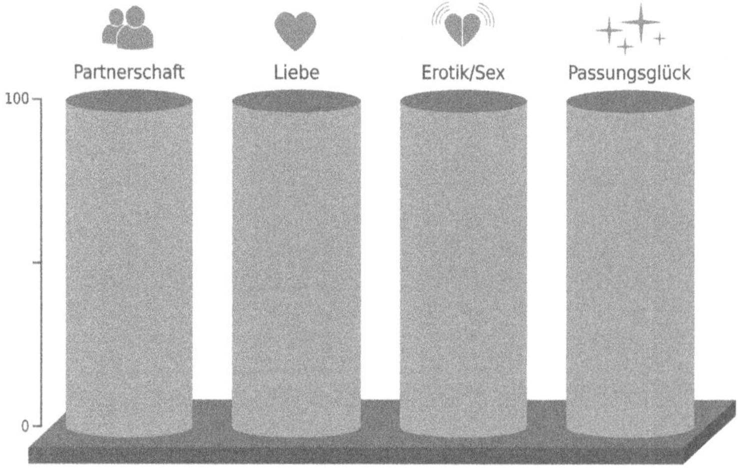

Abb. 16: 4-Säulen-Modell

Eine Unzufriedenheit alleine ist noch kein Anlass für eine Veränderung, sondern führt zuerst einmal zu einer Klage über etwas oder über jemanden. So kann ein Paar sich partnerschaftlich gut abstimmen, eine große Liebe füreinander empfinden und zufriedenstellenden Sex haben. Und doch tun sich tiefe Kluften auf, wenn es darum geht, wo wer leben möchte, was wen interessiert, welche Hobbys wer pflegt, welchen Stellenwert wer dem Beruf gibt, welcher Religion man sich zugehörig fühlt, sodass manchmal die Einsicht unausweichlich ist: »Wir passen einfach nicht zusammen«. An solchen Unterschieden scheitern nach meiner Erfahrung oft binationale Paare.

Das Modell lässt sich auch in der einzeltherapeutischen Arbeit gut einsetzen, wenn die subjektive Bedeutung eines Symptoms oder eines Problems für die Partnerschaft untersucht werden soll.

Dabei wird der Patient als erstes aufgefordert, den Ist-Zustand als gefüllten Bereich in der Säule einzuzeichnen, so wie er ihn spontan erlebt. In einem zweiten Schritt wird er gebeten, seinen Wunsch-Zustand ebenso einzufügen. Das wird für jeden Bereich, d. h. für jede Säule, wiederholt. So entsteht ein differenziertes Bild von Ressourcen und Spannungsfeldern. Die Spannung wird vor allem durch die Unterschiede zwischen Ist- und Wunsch-Zustand deutlich sowie im Vergleich zu den Werten des Partners.

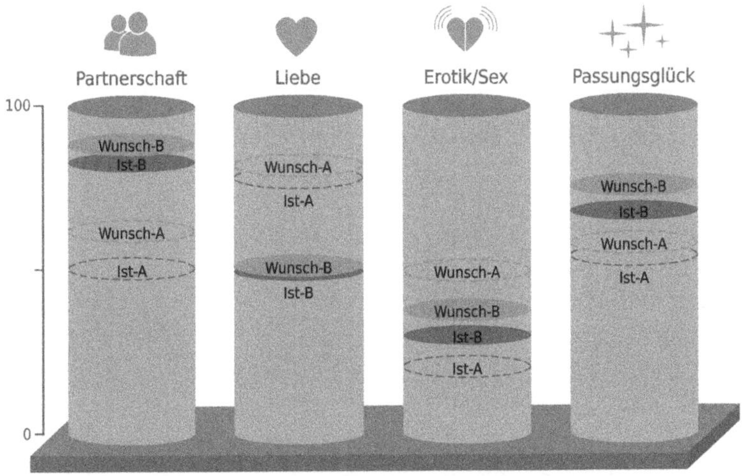

Abb. 17: Beispiel des 4-Säulen-Modells in einer Paarsituation

Fallbeispiel Katharina: *Katharina, 36 Jahre, lebt seit mehreren Jahren mit ihrer Frau zusammen. Sie lebt in lesbischen Beziehungen, seit sie 21 Jahre alt ist. Bisher hat sie mehrere langjährige und einige kurze Beziehungen gelebt. Die Sexualität nahm immer einen wichti-*

gen Stellenwert in ihren Beziehungen ein. Sie bezeichnet sich als die, die öfter die Initiative übernimmt und Varianten sexuelle Praktiken vorschlägt. Ihrer jetzigen Frau ist sie in tiefer Liebe verbunden. Diese Beziehung sei so, wie sie sich keine andere wünschen würde. Nur im Sex täten sie sich schwer. Als sie sich kennenlernten machte ihre Frau eine schwere Erkrankung durch und dann bekam sie vor zwei Jahren die Diagnose Brustkrebs. Nach einer ersten Operation entschloss sie sich, auch die zweite Brust abnehmen zu lassen. Sie hatte den Typ von Tumor, der mit einem hohen Risiko für einen Befall der zweiten Brust verbunden ist. Der Verlust der Brüste habe sie nicht geschmerzt: »Ich habe meine Brüste nie gemocht.« Aber die Erholung gestaltete sich langwierig und sie erlebt seither eine Versehrtheit. So begann das Paar seine sexuelle Beziehung zu einer Zeit, in der jede von ihnen ihren Körper als versehrt erlebte. Sie seien intensiv zärtlich miteinander, einer sexuellen Lust gingen sie jedoch irgendwie aus dem Weg. Aber ohne Sex würde die Beziehung dann vielleicht doch scheitern.

Mir schien es, dass Katharina sich selbst unter einen Erfolgsdruck setzte, von sich erwartete, als selbstbewusste lesbische Frau keine Verletzlichkeiten und Schwächen mehr haben zu dürfen, und sehr hart mit sich ins Gericht ging. Meine Hypothese war, dass der Anspruch auf eine lustvolle körperliche sexuelle Begegnung dieses Selbstbild als selbstbewusste lesbische Frau ausdrückte, während die Lustlosigkeit die Fragilität und Verletzlichkeit zum Ausdruck bringen konnte.

Ich schlug ihr die Intervention des 4-Säulen-Modells vor, um die sexuellen Schwierigkeiten anders bewerten und einzubetten zu können (siehe Abbildung 18).

Als Katharina sich ihre Säulen betrachtete, wurden ihr die großen Bereiche ihrer Beziehung bewusst, die sie sehr schätzte, v. a. ihre gegenseitige Liebe. Auf meine Frage, wie es wäre, wenn sie sich erlauben würde, sich selbst mit etwas mehr Milde zu begegnen, wurde sie nachdenklich und still. Ja, das könne sie sehr schlecht.

Der Gedanke der Milde brachte eine Veränderung. Sie erlaubte sich einzugestehen, dass sie ihre Kräfte gegenwärtig noch für anderes brauchte und die Sexualität zwischen ihr und ihrer Frau noch ein wenig warten müsste.

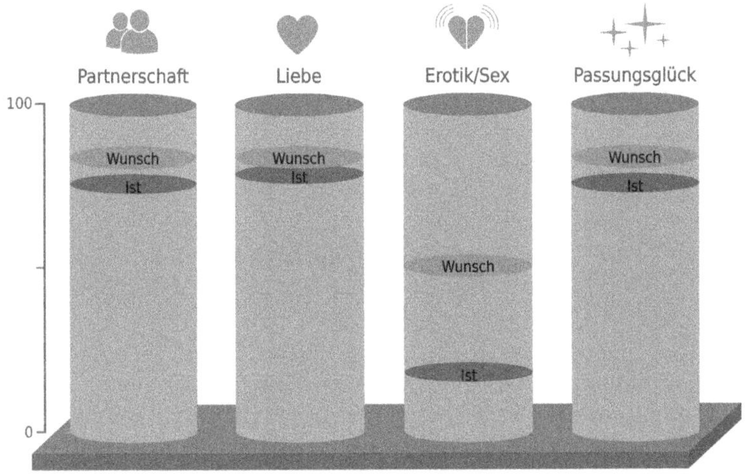

Abb. 18: Katharinas 4-Säulen-Modell ihrer Beziehung

7.3.14 Der Einbezug von Körperübungen

Der systemischen Sexualtherapie wird ein mangelnder Einbezug von Körperübungen angelastet. Die Annahme, dass mangelnde körperliche Erfahrung oder mangelndes Wissen über den eigenen Körper für sexuelle Funktionsstörungen verantwortlich sein kann, widersprach wesentlichen Grundannahmen systemischen Denkens wie Klientenkompetenz und Lösungsneutralität. Die wissenschaftlichen Erkenntnisse der letzten Jahre belegen aber gut das Zusammenwirken körperlicher und psychischer Vorgänge. Sexuelles Erleben ist psychisch und physisch. Verstehen und Einsicht ohne eine Veränderung des Verhaltens bleiben ohne Wirkung, wenn keine neue körperliche Erfahrung möglich ist. Körperliches Funktionieren alleine ist entseelte Erfahrung und hinterlässt keine Spuren von Erfüllung.

Die Vermittlung von Kenntnissen zur Physiologie und Anatomie kann bereits helfen, wenn es um Schmerzen, Vaginismus oder Probleme mit der Erregung geht. Vor allem Frauen wissen oft wenig über ihre Anatomie, darüber, »wie es da unten aussieht«. Für Frauen, die unter

Vaginismus leiden, ist es wichtig, über die Muskulatur des Beckenbodens Bescheid zu wissen und zu verstehen, wie eine verkrampfte Muskulatur zu Schmerzen und dem Vaginismus beitragen kann. Hier kann auch die Vermittlung spezialisierter Physiotherapeuten hilfreich sein. In der Schweiz bietet z. B. der Verein Pelvisuisse[6] Weiterbildung für Physiotherapeuten oder auch eine Therapeutensuche für Klienten an. In Deutschland werden Informationen für Fachleute und Betroffene von der Deutschen Gesellschaft für Beckenbodengesundheit e.V.[7] angeboten. Die Zuweisung geschieht häufig schon über die Gynäkologen. Auch für Psychotherapeuten kann es wertvoll sein, Adressen von erfahrenen Physiotherapeuten zu kennen.

Eine genaue Exploration über die Art und Weise, wie sich Patientinnen stimulieren, wie sie vom Partner stimuliert werden und ob der Partner weiß, wie sie stimuliert werden wollen, ist wichtig. Wissen zu vermitteln über körperliche Anregung im Allgemeinen und genitale Stimulation im Spezifischen entlastet Patientinnen. Es ermöglicht ihnen, ihre individuelle Art der Erregungslenkung kennenzulernen. Herbenick befragte mehr als 1000 Frauen im Alter von 18 bis 94 Jahren, was sie körperlich genau erregt und wie sie sich Lust machen (Herbenick et al. 2018). Ein gutes Drittel der Frauen (36,6 %) kam während des Geschlechtsverkehrs nur mit begleitender klitoraler Stimulation zum Orgasmus, bei einem weiteren Drittel (36 %) steigerte eine klitorale Stimulation den Orgasmus und für nur knapp ein Fünftel (18.4 %) war die vaginale Penetration alleine ausreichend für einen Orgasmus. Die verbleibenden 9 % erreichten beim Koitus gar keinen Orgasmus oder halfen sich mit anderen Praktiken wie Cunnilingus vor dem Koitus. Das Ziel, durch eine vaginale Stimulation allein zum Orgasmus zu kommen, geht also am realen Erleben der meisten Frauen vorbei. Für die Erregung war wichtig, dass genügend Zeit für den Aufbau sexueller Lust zur Verfügung stand, dass der Partner wusste, was die Frau mag (und sie dementsprechend stimulierte), und dass eine emotionale Intimität bestand. Die Frauen wurden des Weiteren danach gefragt, wie

6 PELVISUISSE: Physiotherapeutische Beckenbodentherapie https://www.pelvisuisse.ch/physiotherapeutische-beckenbodentherapie

7 https://www.beckenboden-gesundheit.org

sie gerne genital berührt werden wollten, z. B. in welchem Rhythmus oder mit welchem Druck (Herbenick et al. 2018). Aus diesen Erkenntnissen entstand die Webpage OMGYes[8]. Sie hat sich zum Ziel gesetzt, zu Fragen der Lust, der Erregung und des Berührtwerdens von Frauen für Frauen zu informieren. Sie zeigt mit Interviews und persönlichen Videos selbstbewusst und konkret, wie Frauen stimmige Stimulation und Erregung erleben. Diese und ähnliche Webpages können sehr hilfreich eingesetzt werden.

Explizit mit dem Fokus auf den Körper arbeitet der Ansatz des Sexocorporel (siehe Abschnitt 3.2.3). Dabei wird wie in anderen Schulen auch von einer Einheit von Körper und Geist ausgegangen. Während die Psychotherapie beim Verstehen auf emotionaler und geistiger Ebene ansetzt, wird im Ansatz des Sexocorporel auf die direkten kausalen Zusammenhänge der körperlichen Vorgänge fokussiert. Verkürzt ließe es sich folgendermaßen auf den Punkt bringen: Die übliche Psychotherapie sexueller Funktionsstörungen folgt der Richtung »Geist - Körper«, während der Sexocorporel der Richtung »Körper - Geist« folgt. Das Erlernen eines differenzierteren Repertoires körperlicher Fertigkeiten für das sexuelle Erleben wird durch spezifische Körperübungen angestrebt. Dabei wird die Fähigkeit zu körperlicher Entspannung und Spannungsaufbau zielgerichtet geübt. Einige systemische Sexualtherapeuten integrieren die Körperarbeit mit Elementen des Sexocorporel[9].

Eine andere Möglichkeit der Integration von Körperübungen in die systemische Sexualtherapie stellen die Körperübungen nach dem Sensate-Focus-Modell (siehe Abschnitt 3.1.3) dar. Im deutschsprachigen Raum wird häufig auch der Begriff »Sensualitätsübungen« benutzt. Die Therapie mit dem Sensate Focus wird klassischerweise im Hamburger Modell (siehe Abschnitt 3.1.3) als Paarsetting durchgeführt, ergänzt durch Einzelübungen für Frau und Mann, je nachdem um welche Störung es sich handelt. Auch die »Sensualitätsübungen« sind keine störungsspezifischen Übungen. Sie wollen dem Paar eine

8 »OMGYes - eine komplett neue Art, die weibliche Lust zu erkunden«: https://www.omgyes.com/de/

9 »ZISS: Das Sexocorporel-Konzept«: https://www.ziss.ch/sexocorporel/

korrigierende sexuelle Erfahrung ermöglichen. Der Aufbau der Übungen ist an anderer Stellen ausführlich beschrieben (Hauch 2006 und 2019; Maß u. Bauer 2016; Velten 2018, Ahlers 2015).

Die Sensate-Focus-Übungen lassen sich gut als auf die körperliche Erfahrung fokussierende Übungen in eine systemische Paar- und Sexualtherapie integrieren. Ich selbst integriere die Sensate-Focus-Übungen als eine Möglichkeit für einen körperlichen Zugang und bespreche mit den Patienten, wie für sie in ihrer Situation eine sinnvolle körperliche Übung aussehen könnte. Ich passe die Übungen an die aktuelle Problematik des Paares resp. der Patienten an. Oft hat sich ein Paar in eine Pattsituation von Enttäuschung und Verteidigungshaltung gebracht und vermeidet körperlichen Kontakt. Dann kann es darum gehen, überhaupt wieder eine körperliche Begegnung zu initiieren. Die Rahmung einer Übung kommt dann den Paaren entgegen. Dabei ist die Vorgabe entlastend, dass es nicht um Spaß und Lust geht, sondern rein um die Wahrnehmung vom eigenen Körper und dem des Partners.

In Kombination mit den anderen Interventionen wird die vollständige Abfolge des strukturierten Übungsprogramms meistens gar nicht durchlaufen. Leitend ist für mich die Frage: »Wie wollen Sie sich körperlich (wieder) begegnen?« »Welchen Schritt wollen Sie jetzt körperlich auf Ihren Partner zugehen?«, »Was wollen Sie über sich selbst jetzt erfahren?«, »Ist das Erleben körperlicher Erregung und sexueller Lust bereits jetzt ein Thema oder erst später?« u. Ä.

Das Prinzip der Körperübungen nach dem Sensate Focus besteht in einem gestuften Vorgehen. Ziel dabei ist es, zunächst ein entspanntes und angstfreies Erleben zu ermöglichen, um dann in jeder Stufe mit einem Schritt mehr sich der sexuellen Erregung bis zum Koitus anzunähern (siehe Tab. 8). In der ursprünglichen Vorgabe gilt bis zur Stufe der Penetration ein Koitusverbot. Masturbation ist während der ganzen Zeit erlaubt. Das Koitusverbot kann eine Entlastung sein, ist aber für viele Partner auch schwer (Hauch 2006).

Streicheln I: Erkundendes Streicheln	Abwechselndes, gegenseitiges Streicheln ohne erogene Zonen. Auf dem Bauch liegend, auf dem Rücken und (optional) wieder auf dem Bauch. Die Zeit kann zeitlich begrenzt werden oder wird vom aktiven Partner bestimmt.	Ziel: In der passiven Rolle das Gestreicheltwerden bewertungsfrei wahrzunehmen; in der aktiven Rolle das Erkunden des Körpers des anderen von der eigenen Neugier geleitet wahrzunehmen.
Streicheln II: Erkundendes Streicheln	Wie Streicheln I mit Einbezug der erogenen Zonen, aber ohne die Absicht, Erregung herbeizuführen.	Ziel: Der Einbezug der Genitalien erhöht die Intensität des Streichelns, ohne einen Leistungsdruck (Erregung) zu erzeugen.
Streicheln III: Spiel mit der Erregung	Das Streicheln wird mit dem Ziel sexueller Erregung vollzogen. Zwischen Erregung erzeugen und wieder loslassen soll bewusst variiert werden.	Ziel: Gelassener Umgang mit sexueller Erregung, Kennenlernen von Vorlieben der eigenen sexuellen Erregung und der des Partners.
Einführen des Penis: »Stille Vagina«	Der erigierte Penis wird in die Vagina eingeführt ohne das Ziel weiterer Erregung, evtl. nur kurz. Es finden keine erregungssteigernden Bewegungen statt. Günstig ist die Reiterstellung, bei der die Frau auf dem Mann sitzt und den Penis einführt. Selbstbefriedigung oder Befriedigung des Partners ohne Penetration ist möglich.	Ziel: mechanische Einführung ermöglichen. Dieser Schritt gilt als Zwischenstufe, da die Penetration oft wieder mit größeren Ängsten einhergeht.
Koitus mit Variationen	Aufhebung des Koitusverbots, keine Vorgaben mehr, ausprobieren, was gefällt.	Ziel: Selbstbestimmte Sexualität mit dem Partner.
Ergänzende Einzelübungen orientieren sich an der Kenntnis der Partner über sich selbst. Sie sollen dabei helfen, dass die Partner ihre persönliche Art und Weise, erregt zu werden und zum Orgasmus zu kommen, kennen und sich selbst befriedigen können. Sie dienen der Selbstwahrnehmung, der Selbststimulation bis zum Orgasmus, der Reduktion von Scham- und Minderwertigkeitsgefühlen und der Mitteilung an den Partner darüber, wie man selbst erregt wird.		

Tab. 8: Stufenmodell der paarbezogenen Sensate-Focus-Übungen

8 Homosexualität

Die Liberalisierung der letzten Jahrzehnte hat zu einer gesellschaftlichen Akzeptanz der Homosexualität und anderer sexueller Orientierungen geführt. Homosexuelle Partnerschaften sind im gesellschaftlichen Leben heterosexuellen Partnerschaften weitgehend gleichgestellt. In Psychotherapien und insbesondere in Sexualtherapien kommen homosexuelle Erfahrungen mehr zur Sprache - sowohl als »normale« Sexualität als auch mit ihren Problemen.

2009 erklärten sich in einer repräsentativen amerikanischen Studie 92.2 % der erwachsenen Männer für heterosexuell, 4.2 % für schwul und 2.6 % für bisexuell. 1 % gab eine »andere« sexuelle Orientierung an. Bei den Frauen waren 93.1 % heterosexuell, 0.9 % lesbisch und 3.6 % bisexuell. 3.6 % gaben eine »andere« sexuelle Orientierung an (Herbenick et al. 2010). Homosexuelle Erfahrungen sind auch unter heterosexuell orientierten Personen heute immer selbstverständlicher geworden. Dennoch bleiben in der sexualtherapeutischen Praxis heterosexuell orientierte Patienten die weitaus größte Gruppe. Es wird heute zudem davon ausgegangen, dass sich die gelebte sexuelle Orientierung im Laufe des Lebens verändern kann. Es kann z. B. zu einem Wechsel von einer heterosexuellen zu einer homosexuellen oder bisexuellen Orientierung kommen. Dies kann in einer Paarbeziehung zu erheblichen Belastungen führen.

Es mag sein, dass homosexuelle Männer und Frauen eher homosexuelle Therapeuten wählen, um sexuelle Problematiken zu bearbeiten, die sie als spezifisch für ihre sexuelle Orientierung erachten.

Nach meiner Erfahrung sind die Konflikte im Zusammenhang mit Lust und Sexualität in homosexuellen Beziehungen grundsätzlich aber keine anderen als in heterosexuellen. Die homosexuellen Patienten und Paare, die ich in meiner Praxis sehe, stellen sich die gleichen Fragen wie heterosexuelle Patienten. Es geht um den Verlust der Lust, um unterschiedliche sexuelle Wünsche der Partner, um die Beziehung zum eigenen Körper, um Intimität und Sexualität nach körperlichen Erkrankungen oder Operationen, um Konflikte mit Außenbeziehungen und um Wünsche nach mehr Nähe oder mehr Distanz.

So wurde im vorangehenden Kapitel die Problematik einer lesbischen Frau beschrieben, die ihre Partnerschaft als stimmig und erfüllend erlebt (siehe Abschnitt 7.3.13). In der Sexualität mit ihrer Partnerin traten Konflikte auf, die einerseits im Zusammenhang mit individuellen Erkrankungen beider Frauen und deren Folgen entstanden waren und andererseits mit beziehungsbezogenen Bindungswünschen und Verlustängsten einhergingen.

Die in diesem Buch vorgestellten Interventionen können unabhängig von der sexuellen Orientierung der Patienten angewendet werden. Die Homosexualität ist ein Merkmal der Person oder der Beziehungsgestaltung. Sie mag für die Problematik eine Rolle spielen oder auch nicht. Das kommt auf die individuelle Situation an. Die Konzepte der systemischen Therapie wie Kontext, Auftragsorientierung und die Bedeutung individueller Wirklichkeiten helfen auch hier, mit Neugierde und einer interessiert offenen Haltung den Patienten zu begegnen.

9 Sexualität im Alter

Warum hier noch ein extra Kapitel über die Sexualität im Alter? Meine Antwort: Weil nach wie vor ein defizitäres Altersbild vorherrscht und sich hartnäckig Vorurteile über ältere Menschen, ihre Intimität und Sexualität halten. Und weil die systemische Haltung einer subjektiven Wirklichkeitskonstruktion hier kritisch fragt, wie eine solche Konstruktion von Defizit und Verlust zustande kommt und wie sie auch ganz anders gesehen werden könnte.

Ein altersdiskriminierendes Bild beherrscht sowohl die Vorstellungen der Jungen wie die der Alten selbst. Alte Menschen galten lange als senil, missmutig, klagend und rigide im Denken (Butler a. Lewis 2002). Eine aktive und lebendige Sexualität passte nicht in dieses Bild. Sogar die Wirklichkeitskonstruktion der Wissenschaft folgte diesem asexuellen Altersbild. So untersuchte die große amerikanische Studie zu sexuellen Funktionsstörungen von Laumann nur Personen zwischen 18 und 59 Jahren (Laumann Paik a. Rosen 1999). Brähler und Berberich bringen es durch die Aussage eines Sexualwissenschaftlers auf den Punkt: »Weil wir dachten, ältere Menschen hätten keine Sexualität, haben wir sie nicht befragt. Und weil wir sie nicht befragt haben, dachten wir, sie hätten keine« (Brähler u. Berberich 2009, S. 7).

Dieses defizitäre Altersbild ist widerlegt. Eine aktive Sexualität, Intimität und das Vorhandensein einer Partnerschaft ist für das Wohlbefinden älterer Menschen essenziell (Lindau et al. 2007). Pro familia schreibt in ihrer Broschüre zur Sexualität älterer Menschen: »Sexualität ist Lebensenergie, die in allen Phasen des menschlichen Lebens körperlich, seelisch und geistig wirksam ist« (pro familia 2015, S. 5).

Grundsätzlich ist festzuhalten, dass sich die Sexualität älterer Menschen nicht von der Sexualität in jüngeren Jahren unterscheidet. Es gibt keine »Alterssexualität«. Sexuelle Wünsche verändern sich fortwährend im gesamten Lebenslauf. Also tun sie es auch noch im Alter. Entscheidend ist vielmehr, wie über die Veränderungen von Prioritäten, Vorlieben und Bedeutungen kommuniziert wird.

Das Selbstbewusstsein älterer Menschen in Bezug auf ihren Körper, ihre Erotik und Sexualität beginnt sich gesellschaftlich zu verändern. Die Darstellung von nackten Körpern älterer Menschen und ihrer Sexualität ist gesellschaftsfähig geworden. In dem Film »Hope Springs« (2012)[10] geht ein über 60-jähriges Paar wegen erlahmter Sexualität in Paartherapie. In der niederländischen Dokumentation »69: Love, Sex and Seniors« (2013) werden auf eine wertschätzende Weise die Erotik und die Sexualität älterer Menschen dokumentiert. Die Fotografin Anja Müller fängt in ihren Porträts die Sinnlichkeit älterer Menschen auf ästhetische Weise ein (Müller 2002) (siehe Abbildung 19).

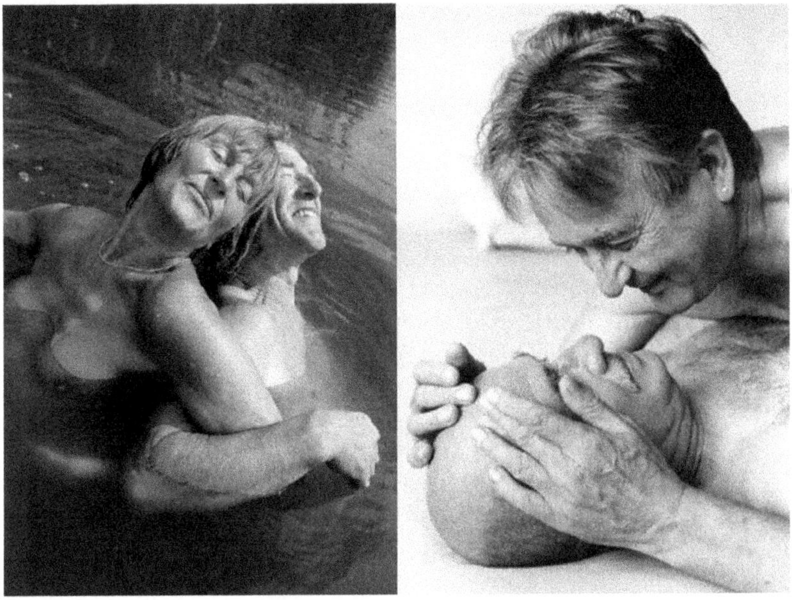

Abb. 19: Sinnlichkeit im Alter (© Anja Müller 2002)

Die Generation der heute über 65-Jährigen ist durch einen liberaleren Umgang mit Körperlichkeit und Sexualität sozialisiert. Viele Menschen dieser Generation erlebten die Einführung der Pille und wuchsen im kulturellen Geist der 68er-Bewegung und der Emanzipationsbewegung auf. Der Umgang mit Sexualität erfuhr eine Befreiung von einengenden Moralvorstellungen und Verboten. Die Menschen dieser

10 Deutscher Titel »Wie beim ersten Mal« mit Meryl Streep und Tommy Lee Jones.

Generation sind heute im Seniorenalter. Für diese ist auch die Inanspruchnahme von Psychotherapie selbstverständlicher geworden. Viele haben in ihrem Leben Erfahrung mit Psychotherapie gemacht. So ist es für sie auch im Alter naheliegend, bei sexuellen oder partnerschaftlichen Konflikten therapeutische Hilfe zu suchen.

Inzwischen gibt es auch eine Reihe wissenschaftlicher Untersuchungen, die sich mit der Sexualität im Alter befassen (Beutel, Stöbel-Richter a. Brähler 2008; Lindau et al. 2007; Schmidt et al. 2006; Waite et al. 2009). Viele Studien fokussieren allerdings nach wie vor auf Parameter der Funktion wie Koitusfrequenz, Erektion, Lubrikation und Orgasmusfähigkeit. Für eine differenziertere Betrachtung ist eine Unterscheidung zwischen sexuellem Interesse, sexueller Aktivität und sexueller Zufriedenheit hilfreich.

Die sexuelle Zufriedenheit wird von verschiedenen Bereichen emotionalen und zwischenmenschlichen Erlebens beeinflusst. Der Wunsch, »nicht alleine alt werden zu wollen«, wirkt z. B. stärker als der Wunsch nach Autonomie oder sexueller Freiheit. Ein Mann Anfang 60 beschrieb es so: »Ich wollte früher immer unabhängig sein, mein Ding machen können und guten Sex haben. Wenn das nicht mehr stimmte, bin ich auf kurz oder lang gegangen. Aber jetzt will ich nicht mehr gehen. Ich möchte mit dieser Frau alt werden. Nur ist unser Sexleben eingeschlafen.« Die Qualität der Partnerschaft, das Gefühl von Zugehörigkeit, Angenommensein und Verbundenheit spielen im Alter oft eine noch größere Rolle als in jüngeren Jahren. Für das Erleben von Intimität und Nähe ist die Zufriedenheit mit dem gegenseitigen Austausch im Gespräch sowie mit den Ausdrucksmöglichkeiten von Zuneigung und Wertschätzung jenseits der koitalen Sexualität wichtiger.

Entscheidend für den Erhalt der aktiven Sexualität ist das Vorhandensein einer Partnerschaft. Ältere Menschen, die alleine leben, geben ihre sexuelle Aktivität oft auf. Dies gilt noch stärker für Frauen als für Männer. Stirbt ein Partner, kommt das sexuelle Leben oft zum Erliegen. Auch wenn ältere Menschen neue Partnerschaften eingehen und die Formen des Zusammenlebens heute vielfältiger geworden sind, ist nach wie vor die eheliche Gemeinschaft die weitaus häufigste Lebensform. 2014 lebten in Deutschland 78 % der Männer zwischen

70 und 75 Jahren und 49 % der Frauen in einer Ehe oder Partnerschaft (Statistisches Bundesamt 2015).

Die Lebenserwartung ist gestiegen und damit geht eine längere Lebenszeit in guter Gesundheit einher. Das bedeutet, dass viele Menschen heute auch in höherem Alter sexuell aktiv bleiben können. Die interindividuellen Unterschiede werden aber größer. Gesundheit und Fitness im gleichen Alter können viel weiter auseinanderliegen, als das in jüngeren Jahren zu erwarten ist. Die eine Person ist mit 80 Jahren noch geistig und körperlich fit, während eine andere krankheitsbedingt stark eingeschränkt ist. Statistische Durchschnittswerte sagen viel zu wenig über die individuelle Realität aus. Es muss auf die persönliche Wirklichkeit der Partner geachtet werden. In Bezug auf die sexuelle Aktivität wird im Alter ein sogenannter »interest-activity-gap« (die Lücke zwischen Interesse und Handeln) beobachtet. Trotz sexuellem Interesse wird eine sexuelle Aktivität häufig vermieden. Grund dafür ist einerseits das Bedürfnis, den Partner zu schonen, z. B. wenn er gesundheitlich angeschlagen ist. Andererseits werden mit dem Verzicht auf Sex spannungsbeladene Auseinandersetzungen vermieden. Oft sind es Menschen dieser Generation zudem trotz aller beschriebenen Veränderungen noch nicht gewohnt, über ihre Sexualität zu sprechen.

Fallbeispiel Heinrich und Irene: *Heinrich ist 64 Jahre alt, Irene 61 Jahre. Sie sind seit 40 Jahren verheiratet und leben in ländlich-dörflicher Umgebung. Für Irene ist Heinrich ihr erster und einziger Sexualpartner. Sie haben zwei erwachsene Söhne und Enkelkinder. Heinrich betreibt einen Handwerksbetrieb. Es bereitet ihm Schwierigkeiten, den Betrieb abzugeben, obwohl es ihm immer schwerer fällt, die anfallende Arbeit zu bewältigen. Er entwickelte verschiedene psychosomatische Beschwerden, die ihn schließlich in eine ambulante und später stationäre psychosomatische Behandlung brachten. In der stationären Behandlung, mit einer genügenden Distanz zum häuslichen Umfeld, wurden auch seine unerfüllten sexuellen Bedürfnisse angesprochen. In einem Paargespräch wurde seine Frustration zum Thema. Nach Austritt aus der stationären Therapie suchte das Ehepaar deshalb eine Sexualberatung bei der Autorin auf.*

Irene beschreibt sich als ruhige, angepasste Frau, ohne große eigene Ansprüche. Sie versuchte ihren Ehemann so gut sie konnte in seiner Selbstständigkeit zu unterstützen und ihre Aufgabe als Mutter zu erfüllen. Heinrich ist ein aktiver Mann. Er führt ein intensives Vereinsleben und ist bei fast allen Aktivitäten im Dorf beteiligt. Er ist beliebt und schätzt das gesellschaftliche Leben. Auch in der Beziehung war er derjenige, der Sexualität initiierte und einforderte. Das Ehepaar lebte seine Sexualität auf routinierte Weise ca. alle zwei Wochen aus. Sie wüssten, wie sie einander stimulieren könnten. Geredet hatten sie nie über ihre sexuellen Wünsche. Abgesehen von der körperlichen Intimität beim Sex pflegten sie keinen Austausch von Zärtlichkeit. In den letzten Jahren kam es immer seltener zum Sex. Er zeigte sich frustriert und ungehalten. Es stellte sich zudem heraus, dass er regelmäßig auf die Unterstützung durch PDE-5-Hemmer angewiesen war, um eine Erektion zu bekommen. Er fühlte sich mit seinen sexuellen Wünschen zurückgewiesen.

In den insgesamt drei Paargesprächen ging es in erster Linie um die Möglichkeit, überhaupt einmal über ihre Sexualität reden zu können. Besonders für Irene war es neu und schwierig, Worte für ihre sexuellen und emotionalen Wünsche zu finden. Auf detailliertere Fragen nach ihren sexuellen Wünschen und Vorlieben antwortete sie oft: »Das will ich hier nicht sagen. Er weiß schon, was ich gerne habe.« Sie wirkte wie eine wehrhafte Arbeiterin, deren eigene Bedürfnisse wenig zählten. Auf die Frustration ihres Mannes reagierte sie damit, dass sie mehr darauf achtete, für eine sexuelle Begegnung am Wochenende Zeit zu reservieren. So kam es wieder regelmäßiger zur vertrauten, routinierten sexuellen Aktivität. Sein Ärger vom Anfang nahm ab, wenngleich er nach wie vor das Fehlen einer größeren Spontaneität und Abwechslung bedauerte. »Wir können uns ja beide nicht mehr in unserem Charakter ändern. Das weiß ich ja. Und wir haben einfach nie über Sex geredet, nie.« Er hatte am meisten befürchtet, dass ihre gemeinsame Sexualität ganz aufhören würde, weil sie ihn glauben ließ, für sie sei es eine Last. Er müsse sich schon von so vielem in der jetzigen Lebensphase verabschieden. Es wurde aber in den wenigen Gesprächen deutlich, dass sie nicht auf Sex mit ihm verzichten wollte. »Es gehört schon dazu.« Irene und Heinrich fanden in den Gesprächen einen geschützten Raum, in dem sie mithilfe der Fragen der Therapeutin ihrer Sexualität eine Sprache geben konnten. Entscheidend war, dass sie sich beide eingestehen und versichern konnten, dass ihr unaufgeregter Sex auch bei nachlassenden körperlichen Kräften ihre besondere Art war, sich Zugehörigkeit, Intimität und Bedeutung füreinander zu zeigen. Und dass sie beide diesen Sex nicht aufgeben wollten.

Für die sexuelle Aktivität im Alter sind aus der Perspektive des Individuums das Interesse eines sexuell interessierten Partners, die individuelle sexuelle Sozialisation im Leben sowie die persönliche Gesundheit entscheidend (Riehl-Emde 2014). Wer in jungen Jahren wenig sexuell interessiert ist, wird es auch im Alter nicht. Er wird eher froh sein, »dass es nicht mehr sein muss«. Eine Person oder ein Paar mit einer lebendigen Sexualität wird sich auch im Alter trotz Gelenkproblemen Wege suchen, sexuell aktiv bleiben zu können.

Aus der Perspektive der Partnerschaft ist für die Frequenz der sexuellen Aktivität die Dauer der Beziehung viel entscheidender als das Lebensalter der Partner. Ältere Menschen, die in einer jungen Beziehung leben, haben häufiger Sex miteinander als jüngere Menschen in einer lange bestehenden Beziehung (Schmidt et al. 2006). Die Häufigkeit sexueller Aktivität bleibt auch im Alter über 60 hoch, solange eine Partnerschaft besteht. Eine repräsentative Befragung in Deutschland befasste sich mit der Wichtigkeit und Zufriedenheit mit Sexualität und Partnerschaft. 64 % der über 60-Jährigen, die in einer Partnerschaft lebten, waren sexuell aktiv, aber nur 7 % der Personen ohne Partnerschaft. Nach wie vor sind Männer im Alter sexuell aktiver als Frauen (Beutel, Siedentopf u. Brähler 2009).

In Langzeitbeziehungen braucht die sexuelle Aktivität mehr Nähe, Vertrauen und Empathie. Der Wunsch nach Zärtlichkeiten und nichtkoitalen Berührungen nimmt im Alter zu. Nicht das sexuelle Interesse lässt nach, sondern es sucht sich andere Ausdrucksformen. Butler prägte dafür den Begriff der »zweiten Sprache der Sexualität« (Butler a. Lewis 2002).

Die körperlichen Veränderungen im Alter bringen eine verlängerte Reaktionszeit auf körperliche Stimuli mit sich. Beim Mann dauert es länger, bis sich die Erektion aufbaut. Sie benötigt eine intensivere direkte Stimulation und der Penis wird in der Regel weniger hart. Die Erektion ist insgesamt störanfälliger. Die Phase bis zur Ejakulation verlängert sich. Diese längere Zeit für den Sex wird von manchen Paaren durchaus begrüßt, weil sie das intime Zusammensein mehr genießen können. Wird die langsamere Reaktion aber einseitig am Vergleich zur Reaktionszeit in früheren Jahren gemessen, entsteht ein defizitärer Blick, der die Zufriedenheit beeinträchtigen kann.

Bei der Frau führt der verminderte Östrogenspiegel dazu, dass die Haut der Vulva und Vagina dünner und empfindlicher wird. Als Folge können Schmerzen beim Geschlechtsverkehr auftreten. Der niedrige Östrogenspiegel führt zudem zu einer geringeren Lubrikation. Es bedarf einer längeren Zeit für die körperliche Erregung. Mithilfe von Gleitmitteln lassen sich diese Beschwerden gut lindern. Der Grad der Feuchtigkeit unterscheidet sich bei Frauen vor und nach der Menopause vor allem im nicht erregten Zustand. Frauen im gebärfähigen Alter haben im nicht erregten Zustand eine größere vaginale Feuchtigkeit als Frauen nach der Menopause. Dies wird als physiologischer Schutz vor Verletzungen bei ungewolltem Sex interpretiert. Im erregten Zustand ist der Feuchtigkeitsgrad der Vagina von Frauen vor und nach der Menopause vergleichbar (Laan a. van Lunsen 1997). Das heißt für die sexuelle Erregung der älteren Frau, dass sie sexuell ausreichend angesprochen sein will und genügend Zeit zur Verfügung stehen muss, die Erregung aufzubauen.

In höherem Alter sind Geschlechtskrankheiten heute keine Seltenheit mehr. Das resultiert insbesondere daher, dass ältere Menschen vermehrt auch mit neuen Partnern Sex haben. Zum einen ist das einer zunehmenden gesellschaftlichen Akzeptanz ebenso wie einem größer werdenden Selbstbewusstsein älterer Menschen und ihrer verbesserten Gesundheit im Allgemeinen geschuldet. Zum anderen trägt der risikoarme Einsatz der PDE-5-Hemmer dazu bei, dass sich ältere Männer und Frauen auf die sexuelle Funktionsfähigkeit des Mannes verlassen können. Jeder siebte Mann hat gemäß einer amerikanischen Studie schon PDE-5-Hemmer benutzt. Nicht selten sind es sogar die Frauen, die sich von ihren Partnern wünschen, dass sie PDE-5-Hemmer benutzen, weil sie sich für ihre eigene Erregung eine »richtige Erektion« wünschen. Übrigens: Zur Behandlung der benignen Prostatahyperplasie wird die Medikation mit PDE-5-Hemmern in der Schweiz inzwischen von den Krankenkassen bezahlt.

So steht seit der Einführung der PDE-5-Hemmer für die Behandlung der häufigsten Beeinträchtigung der männlichen Sexualität im Alter eine effektive medizinische Therapie zur Verfügung. Die Beachtung partnerschaftlicher Aspekte oder die Herausforderung, einen anderen Umgang mit Versagensängsten zu suchen, traten dadurch in den Hintergrund. Inzwischen regt sich ein aufkeimender Widerstand bei Männern, diese medikamentösen Helfer unkritisch zu benutzen und sexuell funktionieren zu müssen.

Eine erfüllte sexuelle Begegnung und eine Intimität, die als tiefe Verbundenheit und als etwas Besonderes erlebt wird, gehen weit über ein körperliches sexuelles Funktionieren hinaus. Ältere Menschen haben im Laufe ihres Beziehungslebens guten wie schlechten Sex erlebt. In ihrer Kompetenz angesprochen, wissen sie meistens, dass ihr bester Sex nicht der mit dem besten Orgasmus war und der schlechteste nicht der, bei dem es »nicht funktionieren wollte«. Viel stärker hängen die sexuellen Begegnungen, die als besonders intim, berührend und erfüllend in Erinnerung bleiben, von anderen Aspekten ab: von einem Moment, in dem sich ein Partner hingeben konnte, in dem sich der eine vom anderen getragen fühlte, in dem ein Gefühl uneingeschränkter Präsenz erlebt wurde, in dem »es nur uns zwei gab«. Zum Beispiel beschreibt es Kleinplatz folgendermaßen: »Obwohl sexuelles Funktionieren bei gewöhnlicher sexueller Aktivität erwartet wird, ist es weder nötig noch ausreichend für außergewöhnlichen Sex. Es ist nicht der ›sexuelle Akt‹, der die optimale Sexualität ausmacht, sondern mehr die persönliche Art und Weise, mit dem Partner / der Partnerin zu sein« (Kleinplatz 2012, S. 114; Übersetz.: H.B.S.). Ihr Ansatz des »sex worth wanting« nimmt eine Sexualität ins Visier, für die sich ein Einsatz lohnt. Die Aufmerksamkeit wendet sich ab von den körperlichen wie psychischen Defiziten, die der Sexualität im Wege stehen. Sie wendet sich hin zu einer persönlich gewünschten intimen, körperlichen und psychischen Begegnung, die für die Beteiligten bedeutungsvoll ist. In dem Beispiel von Irene und Heinrich ging es um die Frage ihrer Zugehörigkeit zueinander. Sie hatten wenig Möglichkeiten entwickelt, sich Zärtlichkeit und Zuneigung zu zeigen. Ihr routinierter Sex stand dafür, dass sie sich als Paar zugehörig fühlten. In der Paartherapie konnte Heinrich von Irene hören, dass auch für sie »Sex dazugehörte«, dass sie nicht auf den gemeinsamen Sex verzichten wollte. Der routinierte Sex war für beide wichtig, um das Gefühl von Zugehörigkeit und Intimität pflegen zu können.

In der therapeutischen Arbeit mit älteren Menschen, ob im Einzel- oder im Paarsetting, ist ein ressourcenstärkendes Vorgehen essenziell. Das heißt, im Blick auf das schon gelebte Leben bedeutungsvolle positive Erfahrungen zu reaktivieren und die Fähigkeiten der Personen zu betonen. Hilfreich können dabei Fragen sein wie »Das war eine anstrengende Zeit für Sie, als Ihre Kinder so klein und immer wieder krank waren. Wie haben Sie es da geschafft, sich trotzdem immer wieder einmal kleine Auszeiten für Ihre Zweisamkeit zu nehmen?« oder »Damals haben Sie eine ernste Krise durchgestanden. Was hat Ihnen die Kraft gegeben, durchzuhalten?« oder »Sie hatten oft Zeiten, in denen Ihr Sexualleben kaum noch existent war. Wie haben Sie das geschafft, es immer wieder aufleben zu lassen?«. In diesen Formulierungen liegt der Fokus der Frage auf der Bewältigung anstatt auf den Problemen selbst. Es wird so ein Bewusstsein für die eigene Kompetenz geweckt. So lässt es sich leichter mit einem Gefühl von Mut, Selbstbestimmung und Gestaltungsmöglichkeiten in die Zukunft blicken. Körperliche und altersbedingte Einschränkungen müssen dann nicht als Hindernisse erlebt werden, sondern stellen höchstens komplizierende Umstände dar, die nach kreativen Lösungen verlangen.

10 Ausführliches Fallbeispiel

Alice und Steve: *Alice ist 30 Jahre und Steve 35 Jahre alt. Beide sind Amerikaner. Sie sind verheiratet und vor zwei Jahren in die Schweiz gekommen. Steve hat eine Stelle in einem wissenschaftlichen Projekt an der Universität angenommen. Alice war in Amerika in Vollzeit berufstätig. In der Schweiz arbeitet sie in einer englischen Krippe und absolviert ein Fernstudium in Gesundheitsprävention.*

Alice meldet sich und ihren Ehemann auf Empfehlung ihrer Psychiaterin zur Paartherapie wegen sexueller Probleme an.

Im Erstgespräch begrüße ich zwei freundliche, offenherzige Personen. Beide sind groß und sportlich leger gekleidet. Er trägt eine typisch amerikanische Kappe, die er auch während der Stunden aufbehält. Sie gehöre zu ihm seit seiner Jugend, sagt er. Bei ihr fällt eine Bewegungsunruhe auf, vor allem in den ersten Stunden. Sie wirkt »hektisch und unruhig«.

In der ersten Sitzung erfahre ich zu ihrem Anliegen, dass sie aufgrund der unterschiedlichen sexuellen Wünsche oft in heftige Streits geraten, unter denen sie beide sehr leiden. Sie fühlen sich durch die Probleme in ihrer Sexualität so unzufrieden in ihrer Partnerschaft, dass beide auch schon über eine Trennung nachgedacht haben.

Als Auftrag für die Paartherapie formulieren sie, ihre Sexualität verbessern und eine größere Zufriedenheit in ihrer Partnerschaft erreichen zu wollen.

Zur sexuellen Problematik schildern sie, dass sie am Anfang ihrer Beziehung eine rege und intensive Sexualität gelebt haben. Heute wolle er öfter Sex als sie. Er würde sich Sex drei- bis viermal pro Woche wünschen, während für sie einmal pro Woche ausreichen würde. Er übernehme inzwischen kaum noch die Initiative für die Sexualität, da ihn ihre Zurückweisung kränke und er das nicht mehr erleben möchte. So ist sie zur Initiantin in der Sexualität geworden. Sie möge es eher »schnell und normal«, während er den Sex genießen und ihm gerne viel Zeit einräumen möchte. Wenn es zu wenig Sex gäbe, werde die Stimmung zwischen ihnen angespannt, er äußere öfter Ärger und Unmut. Sie fühle sich für die Stimmung verantwortlich, was dazu führe, dass sie Sex initiiere.

Aus ihren persönlichen Geschichten erfahre ich, dass sie sich an der Universität kennengelernt haben. Beide leiden unter rezidivierenden Depressionen und sie erhalten Antidepressiva. Lustmindernde oder anderweitig sexualitätsbezogene Nebenwirkungen der Antidepressiva verneinen beide. Beide stehen diesbezüglich in psychiatrischer Behandlung. Versuche, die Medikation abzusetzen, schlugen bis jetzt fehl. Bisher konnten sie sich unterstützen, wenn der eine oder der andere in eine Depression fiel. Im letzten Herbst erlebten sie beide gleichzeitig eine depressive Krise. Für beide dauerte es lange, bis sie wieder herausfanden.

Steve habe eine schwere Jugend erlebt. Seine Mutter erlitt einen Schlaganfall, als er 10 Jahre alt war, und sein Vater verstarb, als er 14 Jahre war. Er ist das einzige Kind seiner Eltern. Er habe der gelähmten Mutter viel helfen müssen, obwohl sie mit ihrem Willen vieles selber tat. So war sie als Dozentin an der Universität tätig und ging später wieder arbeiten. In seiner Jugend habe er eine Zeitlang Drogen- und Alkoholprobleme gehabt und sich »durch so manches durchgekämpft«. Die Sexualität habe in seinen früheren Beziehungen »immer funktioniert« und »einfach dazugehört«.

Alice hat einen jüngeren Bruder. Ihre Familie sei sehr chaotisch. Die Eltern hätten nie gut mit Geld umgehen können und sie seien oft umgezogen. Sie habe sich nie »so richtig sicher« fühlen können. Es sei vorgekommen, dass bis zum Tag vor dem Umzug nichts gepackt worden sei und sie als Jugendliche dann alles habe organisieren müssen. Ihre Eltern seien noch heute so chaotisch.

Im psychischen Befund zeigten sich im Erstgespräch bei beiden keine Anzeichen aktueller depressiver Symptomatik oder anderer psychopathologischer Symptome, weder auf den Ebenen der Wahrnehmung, der Auffassung, der Kognition, des Denkens oder des Icherlebens. Die Zeiten depressiven Erlebens würden sich bei Steve in starkem Rückzug, tagelangem Aufenthalt im Bett und langen Schlafphasen, gedrückter Stimmung und dem Gefühl, seinen Ansprüchen nicht gerecht zu werden, zeigen. Alice fühle sich in ihrem depressiven Erleben meist hoffnungslos, verlassen, überfordert, ohne Antrieb. Sie ist von so starker innerer Unruhe geplagt, dass diese für sie kaum auszuhalten sei.

Es wird am Ende des Erstgesprächs eine Therapie im Paarsetting vereinbart, deren Ziel die Verbesserung der partnerschaftlichen Sexualität und Zufriedenheit in der Beziehung ist.

Diagnostisch ließe sich an eine Luststörung der Frau denken. Die Häufigkeit des sexuellen Interesses bei der Frau (einmal pro Woche) lässt sich aber aus vergleichender Perspektive durchaus in einem normalen Bereich einordnen. Zudem leidet sie subjektiv nicht unter ihrer seltenen Lust, sondern unter dem partnerschaftlichen Druck und der Verantwortung, die sie sich für die Zufriedenheit ihres Mannes auferlegt. Insofern ist das präsentierte Symptom zwar spezifisch, aber weniger auf die sexuelle Lust ausgerichtet. So wurde hier die Diagnose »spezifische sexuelle Funktionsstörung« (ICD-10 F52.8) gewählt. Die Diagnosestellung war vor allem gegenüber dem Kostenträger relevant.

Bei Steve wurde zunächst ebenfalls die Diagnose »spezifische sexuelle Funktionsstörung« (ICD-10 F52.8) gewählt. Im Verlauf der Therapie wurde eine Ergänzung vorgenommen, als seine Tendenz zu vorzeitigem Samenerguss ersichtlich wurde. Er erhielt zusätzlich die Diagnose »Ejaculatio praecox« (ICD-10 F52.4).

Die Indikation für ein paartherapeutisches Setting bestand hier klar. Die Bedeutung der Sexualität für die Zufriedenheit und Identität mit der Partnerschaft waren offensichtlich und wurde auch von beiden Partnern so erlebt.

In den beiden folgenden Sitzungen geht es um eine vertiefte Sexualanamnese. Wie gestalten Alice und Steve ihre Sexualität? Was bedeutet sie ihnen? Welche Beziehungswünsche haben sie? Welche Vorerfahrungen in Bezug auf Sexualität und Partnerschaften bringen sie mit? Und welche biografischen Erfahrungen sind relevant für ihre jetzigen Probleme?

Auch in der zweiten Sitzung bestimmt Alice stärker die Themen. Sie spricht schnell, unterbricht ihren Mann öfter oder spricht für ihn, versucht sich zurückzunehmen, was ihr immer wieder für kurze Zeit gelingt. Sie wirkt getrieben. Sie bewegt sich viel hin und her auf ihrem Stuhl. In der Gesprächsführung bin ich gefordert, Alice zu unterbrechen, um auch Steve Raum zu geben, sich zu erklären. Mein Ziel ist es, eine präzisere Vorstellung ihrer sexuellen Interaktion zu erhalten und ihnen beiden meine Wertschätzung und meinen Respekt zu zeigen.

Im Folgenden sollen einige Sequenzen als Transkripte wiedergegeben werden, um lebendiger werden zu lassen, wie Alice und Steve ihre Anliegen darstellen und wie die Therapeutin diese aufnimmt.

THERAPEUTIN *Sie haben ein intensives Sexualleben miteinander. Es gehört zu Ihrem Leben dazu. Das ist gut zu hören. Und wenn Sie Sex miteinander haben, mögen Sie, was Sie tun? Wie erleben Sie Ihr Sexualleben? Was geschieht zwischen Ihnen?*

STEVE *Ich meine, so generell ist es o. k. Jedes Mal für sich genommen ist befriedigend. Jetzt gerade sind wir in einer etwas schwierigeren Zeit, wir hatten schon länger keinen Sex mehr. Es ist einfach nicht so, dass wir regelmäßig Sex haben. Jeder Sex steht so isoliert für sich da, es gibt keine Kontinuität (hebt ratlos die Hände in die Luft).*

Therapeutin nickt ermunternd zum Fortfahren.

STEVE *Es fühlt sich jedes Mal so wie neu an. Obwohl, es ist meistens nicht so weit auseinander.*

ALICE *Oft haben wir Sex dreimal hintereinander, aber dann hört's auch wieder für eine Weile auf.*

STEVE *Es fühlt sich so sporadisch an. Ich vermisse die Kontinuität. Jedes Mal denken wir: »Oh ja, so fühlt sich das an, zusammen zu sein. Toll.« Und dann gibt's wieder irgendeinen Unterbruch und dann sind wir wieder wie zurückgeworfen. Das überschattet alles so.*

THERAPEUTIN *Wenn es so bliebe mit dem sporadischen Sex und Sie könnten das als eine Form von Kontinuität erleben, wäre es dann besser für Sie?*

STEVE *Das wäre nicht mein Ziel, glaube ich. So wie jetzt fühle ich mich einfach »sexlos«. Meine Sexualität war immer ein sehr bestimmender Teil meiner Person – vielleicht mehr als bei anderen. Sie war immer sehr wichtig für mich und wichtig in meinen Beziehungen. Ich habe das sehr ernst genommen. Es gehörte eng zusammen, Sex und Beziehung meine ich. Und jetzt habe ich das Gefühl, ich muss das unterdrücken und ich habe auch schon nicht mehr dasselbe Verlan-*

gen. Ich denke, das kommt daher, dass ich so frustriert bin mit mir selber, mit Alice und mit meiner Beziehung und unserem Sexleben. Das ist einfach zu viel für mich, mit dem allem fertigzuwerden. Ich gehe grade wohl so damit um, dass ich mich gar nicht damit befasse – irgendwie.

ALICE *Das ist aber relativ neu, erst in den letzten 6 Wochen so.*

STEVE *Ja, das stimmt.*

ALICE *Darf ich was dazu sagen? Ich halte das für wichtig.*

THERAPEUTIN *Natürlich.*

ALICE *Wegen des sporadischen Musters. Wir können z. B. dreimal guten Sex haben, dann sage ich einmal: »Nein, ich bin müde«, wenn er Sex anfängt. Und dann wird er total wütend. Er meint dann, ich wolle ihn zurückweisen und jetzt ist alles aus. Er nimmt das sofort persönlich.*

STEVE *Wir sehen das nun einmal verschieden. Aber wir haben beide recht – bis zu einem gewissen Grad. Es stimmt, wir haben auch Zeiten, wo wir regelmäßig Sex haben, uns körperlich und emotional sehr verbunden fühlen, und dann plötzlich kann das aufhören.*

ALICE *Nur wegen einem Mal, wo ich nicht will?*

STEVE *Nein, nicht wegen einem Mal, sondern weil es abbricht. Irgendwas bricht einfach ab. – Wir haben es gut und schön, sind uns sehr nah und sind intim. Dann kommt irgendwas dazwischen, aus dem Alltag oder so. Das ist für mich wie ein Trigger. Dann mache ich mir viele Sorgen und werde wütend. Ich weiß, das hilft nicht, aber es passiert eben. Dann geht's mir ganz schlecht und ich fühle mich so unverbunden. Es entrinnt mir alles.*

ALICE *Aber ich will dich doch nicht bestrafen. Denkst du das?*

STEVE *Nein, das weiß ich. – Es beginnt einfach so ein Kreis in meinem Kopf, einer, der immer wieder auftaucht …*

THERAPEUTIN *Dann wird ein Kreislauf von Gedanken angestoßen in Ihrem Kopf, wenn Sie sich zurückgestoßen fühlen. Einer, der Sie befürchten lässt, etwas, das Ihnen ganz wichtig ist, zu verlieren?*

STEVE *Ja.*

THERAPEUTIN *Und das Gefühl von Kontinuität wäre dann ganz wichtig? Sie sagen ja, es ist wie ein Teil Ihrer Persönlichkeit.*

STEVE *Ja. Ich denke auch, es macht mir jetzt so viel aus, weil wir doch geheiratet haben und eine Familie gründen wollen. Ich will einfach nicht, dass es immer wieder zum Streit kommt deswegen. Deshalb ist es wichtiger jetzt. Und ich will auch nicht für alles Regeln aufstellen. Es gibt schon genug: Wir regeln, wie wir mit dem Geld umgehen, mit dem Haushalt und wie wir Abendessen machen. Nicht auch noch, wie wir Sex haben.*

ALICE *Da muss ich widersprechen. – Wir sind doch dabei zu lernen. Wir lernen uns gegenseitig kennen, auch sexuell. Und ich finde, wir sind schon sehr weit gekommen.*

THERAPEUTIN *Also, Sie meinen, zusammen schon ganz weit gekommen zu sein?*

ALICE *Ja, sehr. Ich war früher oft so neben mir. Ich habe mehr eine Rolle gespielt, was getan, wovon ich dachte, das kommt jetzt als Nächstes, das wird jetzt erwartet von dir. Aber im letzten Winter, da hatte ich, als wir Sex hatten, mehrmals nacheinander das Gefühl, ganz dabei zu sein, ganz in dem Moment. Das war anders, das war großartig. Da habe ich plötzlich gewusst, um was es gehen kann. Das meine ich damit, dass ich schon große Schritte geschafft habe, und da geht auch noch mehr, hoffe ich.*

THERAPEUTIN *Steve, was ist das für ein Teil von Ihnen, für den Sexualität so bedeutsam ist?*

STEVE *Mmmh, ich weiß es nicht so genau. Aber ein Teil von meiner Lust hat damit zu tun, dass ich dabei großes Vertrauen und Nähe erlebe. Da ist dann eine ganz enge Verbindung mit jemandem. Das hat wohl auch mit den Erfahrungen in der Vergangenheit zu tun. – Ich weiß, das mag Alice nicht gerne hören. – Ich habe immer Sex mit Frauen gehabt, die ich geliebt habe und denen ich vertraut habe. Sex ist für mich Teil einer gesunden Partnerschaft, in der ich mich geliebt fühle. Das suche ich. Alice hat da ganz andere Erfahrungen mit Sex gemacht. Deshalb kommen wir von so unterschiedlichen Punkten her.*

ALICE *Wir haben schon viel miteinander über unsere Geschichte geredet.*

THERAPEUTIN *Darf ich mal zusammenfassen, was ich bisher verstanden habe? – Für Sie, Steve, bedeutet mit jemandem Sex zu haben eine tiefe Verbundenheit, Vertrauen und Nähe zu jemand anderem zu spüren, den Sie lieben?*

STEVE *Ja, genau.*

THERAPEUTIN *Und der Sex ist wie eine Bestätigung für diese besondere Nähe und macht die Beziehung stärker. Es bedeutet: »Wir sind zusammen! Es geht nur um uns zwei.« Verstehe ich das richtig?*

STEVE *Ja, eine große Intimität mit dem Vertrauen, dass jeder dieses Intime schützt und achtet. Das geht nur zwei an.*

ALICE *Das mit dem Vertrauen ist ein bisschen komplizierter, würde ich sagen. Wenn ich was im Sex nicht gewollt habe, hast du mir vorgeworfen, dir nicht genug zu vertrauen.*

THERAPEUTIN *Alice, welche wichtigen Erfahrungen gehören zu Ihrem bisherigen sexuellen Leben?*

ALICE *Zuerst einmal habe ich als Kind nicht viel Aufmerksamkeit von meinen Eltern gehabt. Mein Vater hatte immer meinen Bruder vorgezogen und meine Mutter war psychisch zu instabil, um überhaupt jemandem genug Aufmerksamkeit zu schenken. Ich war sehr übergewichtig als Kind und ich war wohl eines der Mädchen, die überhaupt von jemandem mal geliebt und akzeptiert werden wollten. So habe ich mich in meiner ersten Beziehung von dem Jungen total ausnützen lassen. Er hat mich benutzt, sexuell und auch in anderen Bereichen. Er hat das Auto meiner Eltern gestohlen und bis das rauskam, hat er einen Monat weiter mit mir geschlafen und mir gesagt, er liebe mich und so.*

THERAPEUTIN *Da fühlten Sie sich sehr durcheinander?*

ALICE *Das sind so die Dinge, die man weiß, dass sie da sind, aber die man nicht wahrhaben will. Ich war da nicht stark genug, mir einzugestehen, dass ich nur benutzt wurde. Er war ein guter Lügner. Er konnte mir so viel Nettes sagen, dass ich mich nicht blöd fühlte, und dann tat, was er wollte. Ich habe ihn zu Freundinnen gefahren, dann blieb er dort die Nacht und ich habe ihn wieder abgeholt. Er hat mich emotional ausgenutzt. Selbst als er das Auto gestohlen hat, konnte ich kaum Schluss machen. Nach einem Jahr sind wir sogar nochmals zusammengekommen. Ich fühlte mich so alleine und schwach. Und ich dachte, es wäre schön, sich für einen kurzen Moment besser zu fühlen. Wir hatten getrunken – oh Gott, ich war so betrunken. Wir hatten Sex, aber eigentlich wollte ich das gar nicht. Sie haben noch Fotos gemacht und da habe ich gelächelt. Ich wusste einfach nicht mehr, was los war, so betrunken war ich. Er hatte dann Sex mit mir, ich bin fast ohnmächtig geworden, und dann wollte er, dass ich ihn nach Hause fahre. Ich habe mich einfach nicht wehren können. Es ist Gott sei Dank nichts passiert. Als wir vor seinem Haus ankamen, habe ich ihn gebeten, über Nacht bleiben zu können. Ich war nicht mehr in der Lage weiterzufahren. Da hat er gemeint, ich könne ja im Auto schlafen. Er ließ mich einfach draußen stehen. Erst da war's für mich zu Ende als ich dachte: »Der Kerl behandelt dich wie Dreck.« Aber es war hart.*

THERAPEUTIN *Gab es später weitere Beziehungen?*

ALICE *Ich habe mich verbessert. Ich hatte viele kurze Beziehungen. Sex war immer ein Mittel, um Aufmerksamkeit, Nähe und ein bisschen Wärme zu bekommen. Ich habe mich oft sexy gegeben, aber das war eine Rolle.*

Vor Steve hatte ich einen Partner, der war der Erste, dem es im Sex wichtig war, was ich empfand und was ich wollte. Da ging es zum ersten Mal auch um mich. Und mit Steve habe ich schon viel gelernt, z. B., nicht mehr so viele Witze zu machen. Aber der Anfang war schlimm.

THERAPEUTIN *Wenn ich auch Ihre Erfahrungen zusammenfassen darf: Sex zu haben mit jemandem, war für Sie vor allem ein Weg, etwas Aufmerksamkeit, Wärme und Nähe zu bekommen, etwas, das Sie schon in Ihrer Herkunftsfamilie vermisst hatten?*

ALICE *Mhmm.*

THERAPEUTIN *Und Sex hat auch damit zu tun, dass Sie nicht sicher sind, werden Sie jetzt für etwas benutzt oder ist es Ausdruck einer Stärke und einer guten vertrauensvollen Beziehung?*

ALICE *Ja und ich wusste bisher gar nicht, wie das geht. Das ist das Problem.*

THERAPEUTIN *Wie denken Sie heute über Sex und Vertrauen, Nähe und Verbundenheit zu jemandem?*

ALICE *Mit Steve fühle ich mich wohl, zusammen zu sein. Ich vertraue ihm und ich mache mir kaum Gedanken darüber, wie ich aussehe. Ich spüre, ich bin bei ihm aufgehoben. Das hilft sehr. Es ist noch nicht »wow, der Sex« aber ich fühle mich wohl. Wie soll ich sagen, »Sex aus Liebe«, Sex, bei dem es um mich geht, ist noch sehr neu für mich. Es ging immer um die Bedürfnisse der anderen. Und ich habe eine Show gespielt. Ich hatte mal ein Buch gelesen: »Wenn Frauen zu sehr lieben«[11]. Darin fand ich mich sehr wieder. Und als ich es jetzt nochmals las, merkte ich, es trifft auf mich nicht mehr zu.*

THERAPEUTIN *Harte Frage: Spielen Sie Steve manchmal eine Show vor?*

ALICE *Nein. Ich versuche ehrlich zu sein, keine Spiele zu spielen. Manchmal ziehe ich sexy Unterwäsche an, weil ich es mag. Aber immer wieder frage ich mich auch, ob ich das wirklich will oder jetzt nur wieder gefallen will. Meistens fühle ich mich wohler in T-Shirt und Shorts.*

Diese zweite Stunde offenbart zahlreiche wesentliche Erfahrungen im Zusammenhang mit Bindung, primären Bedürfnissen, Sexualität und Beziehungsgestaltung beider Partner. Für Steve ist ein kontinuierliches Sexualleben wichtiger Teil einer lebendigen Beziehung. Er erlebt dadurch Intimität und Verbundenheit. Zumindest bis vor Kurzem war er auch der initiierende Partner. Es scheint im ersten Moment, als ob Alice diejenige mit den größeren Problemen ist. Sie scheint emotional bedürftiger, wurde in ihrer ersten Beziehung sexuell ausgebeutet und erniedrigend behandelt. Sie lernte Sex auf Wunsch der Männer mitzumachen und erhoffte sich dafür eine gewisse Beachtung und Wärme. Nichtsdestotrotz hat sie selbstbestimmte Seiten. Sie hat aus ihrer Perspektive schon viele Schritte vorwärts gemacht, auch in ihrer Sexualität, und erlebt Sex meistens als körperliches Vergnügen. Sie erlebt aber auch eine Verantwortung für die Stimmung ihres Mannes, weil er so wütend wird, wenn sie mal keinen Sex will.

11 Robin Norwood (1986): Originaltitel »Women who love too much«

In der dritten Sitzung nach vier Wochen beschreiben Alice und Steve, eine harte Zeit hinter sich zu haben. Er sei in eine längere Depression verfallen, oft nicht aus dem Bett gekommen und habe sich immer wieder für seine mangelnde Disziplin und Erfolglosigkeit angeklagt. Das sei auch für sie schwer aushaltbar. Sie kenne diese Phasen ja ebenfalls. Er sei dann sehr zurückgezogen, auch von ihr. Jetzt gehe es ihm schon wieder besser. Trotzdem meinen beide, sie hätten es sexuell besser gehabt in den letzten Wochen.

ALICE *Ja, ich habe es ein paar Mal versucht und die Initiative übernommen, obwohl er so depressiv war. Dann geht bei ihm gar nichts, keine Lust, keine Erektion, einfach keine Energie. Aber ich wollte ihm nah sein und ich dachte, vielleicht tut es auch ihm gut. Einmal habe ich mich sexy angezogen, das war schön. Und ein anderes Mal wollte ich einfach seine Nähe spüren. Er war da sehr passiv, hatte kaum Energie. Da hatte er auch kaum einen harten Penis. Aber ich dachte, es könnte ihm guttun, und habe ihn oral zum Orgasmus gebracht. Und dann habe ich den Vibrator genommen und mich befriedigt, aber in seinen Armen, das war schön. Und er hat das zugelassen. Er lag einfach da. Ich hatte die ganze Zeit die Führung. Es ist sowieso so, dass wir meistens den Vibrator benutzen. Ich komme nur so.*

THERAPEUTIN *Dann waren Sie (an Alice) dieses Mal in der aktiven Rolle und Steve in der passiven. Wie war das für Sie?*

ALICE *Dieses Mal gut, normalerweise mag ich gar nicht die Aktive sein. Das erinnert mich immer an die Zeit vor Steve. Ich habe ja immer vorgespielt, ich sei so souverän, aktiv und ich fände das und jenes toll, aber eigentlich war es nur ein Teil von der Rolle. Was ich wirklich wollte, habe ich ja gar nicht gemerkt.*

THERAPEUTIN *Aber jetzt vor Kurzem, als Sie bei Steve aktiv waren, der so wenig Energie hatte, da war das anders. Spannend! Denn oft ist es doch so, dass man lieber vermeidet, was man in früheren Situationen mit negativen Gefühlen verbindet.*

ALICE *Ja, als ich benutzt wurde.*

THERAPEUTIN *Da könnte man ja der Depression Dank sagen, dass sie Steve so passiv gemacht hat, dass Sie, Alice, die aktive Rolle übernehmen konnten, um Nähe für Sie beide herzustellen.*

ALICE *Ja, sonst hatten wir immer keinen Sex mehr, wenn einer von uns in die Depression fiel. Aber das war da jetzt anders. Ich dachte, es könnte guttun.*

Hier wird einerseits deutlich, dass Alice und Steve in ihren depressiven Episoden kaum Lust auf Sex haben. Der depressive Partner zieht sich stark zurück. Alice beschreibt in dieser Sequenz eine Ausnahme, nämlich wie sie trotz seiner depressiven Stimmung bestimmend eine sexuelle Begegnung forciert und dabei erkennt, dass sie sich in der aktiven Rolle auch anders fühlen kann, als sie es bisher von sich annahm. Therapeutisch wird diese Erfahrung betont und herausgehoben. Alice wird bewusst, wie sie ihre aktive Rolle in der sexuellen Begegnung positiv nutzen kann, um eine gewünschte emotionale Nähe zueinander wiederherzustellen.

Später in derselben Sitzung geht es um die Bedeutung der 69er-Stellung, die sie oft anwenden.

THERAPEUTIN (AN STEVE GEWANDT) *Sie haben schon mehrmals beschrieben, dass Sie im Sex die 69er-Stellung mögen. Was ist für Sie das besonders Schöne in dieser Stellung?*

STEVE (ZÖGERT EIN WENIG) *Nun ja, den ganzen Körper von ihr so über mir zu spüren, ihren Bauch so nah an meinen Gesicht, das fühlt sich toll an.*

ALICE *Na, ich mag es heute auch schon mehr als früher. Aber es ist für mich nicht ganz so einfach, gleichzeitig den anderen zu streicheln und sich selbst ins Erregtwerden fallen zu lassen. Deshalb mochte ich es nicht so, weil ich dabei so Mühe habe, mich auf eine Sache zu konzentrieren.*

STEVE *Mir hilft es eben dabei, nicht nur bei mir selbst zu sein. Das kann schnell zum Problem werden, weil ich dann so schnell komme.*

THERAPEUTIN *Sie können Ihre Ejakulation länger hinauszögern, wenn Sie sich für eine Weile mit der Stimulation von Alice befassen. Meinen Sie das?*

STEVE *Ja.*

THERAPEUTIN *Wenn Sie Sex in einer anderen Position haben, wie schaffen Sie es dann, Ihre Ejakulation zu kontrollieren?*

STEVE Dann muss ich für kurze Zeit was anderes tun.

THERAPEUTIN Was zum Beispiel?

ALICE Er legt z. B. seinen Kopf in meinen Schoß.

STEVE Oder ich muss kurz aus dem Bett gehen oder Alice streicheln.

ALICE Oder er stoppt mich, wenn ich ihn stimuliere, meistens wenn ich ihn oral stimuliere.

THERAPEUTIN Warum wäre es wichtig für Sie, nicht so schnell zu ejakulieren?

STEVE Ich mag das Gefühl des Erregtseins. Ich will nicht, dass es so schnell vorbei ist. Und ich weiß, dass sie das auch mag. Ich weiß nicht, ob sie durch unseren Geschlechtsverkehr zum Orgasmus kommen könnte, aber es wäre doch intensiver.

ALICE Er kommt schon schnell, nach 5–7 Stößen. Wir schauen uns an dabei, wenn er in mir ist, das ist so schön. Es ist nur leider so schnell vorbei.

STEVE Ja.

ALICE Es wäre schön, wenn wir etwas länger Geschlechtsverkehr haben könnten.

THERAPEUTIN Abgesehen von der Erektion, was mögen Sie noch?

ALICE Wir streicheln uns. Aber wenn Steve eine richtige Erektion hat, ich meine eine harte, dann will ich auch Sex. Denn manchmal, wenn wir zu lange warten, kann's auch wieder vorbeigehen. Steve will das Ganze oft gerne hinauszögern, dass es länger geht. Mir ist das nur manchmal zu lang. – Aber wir mögen es auch mit dem Vibrator, einem, der in der Vagina und draußen stimuliert, den mag ich. Und Steve mag es auch, mich damit zu stimulieren. Da habe ich schon einen intensiven Orgasmus manchmal dabei, so wie's letzte Mal.

THERAPEUTIN Erleben Sie Ihren Orgasmus in der Vagina oder eher an Ihrer Klitoris?

ALICE Ich mag es, wenn es in der Vagina kribbelt, aber der Orgasmus ist schon eher durch die Klitoris. Ich bin noch nie gekommen nur mit einem Dildo in der Vagina. Es braucht schon die Stimulation der Klitoris, doch ja.

Einige Zeit später in derselben Sitzung beklagt sich Alice, dass Steve sie nie in der Öffentlichkeit in den Arm nehme oder sie außerhalb des Schlafzimmers liebkose. Steve bejaht das, kann aber selbst keine plausible Begründung dafür angeben. Es entspräche ihm einfach nicht. Ihm sei bewusst, dass er damit Alice enttäusche. Er brauche diese klaren Grenzen für sein Gefühl von Unabhängigkeit. Die Autorin hat die Hypothese, dass Steve möglicherweise der gelähmten Mutter in ihrer Intimpflege helfen musste und dies eine Irritation für ihn in der eigenen psychosexuellen Entwicklung bedeutet haben könnte. Die Einhaltung strikter Grenzen in verschiedenen Kontexten körperlicher Nähe (Intimpflege der Mutter ohne eigene Erregung, Lust auf seine Frau) half ihm, diese Irritation zu bewältigen. Sexuelle Lust und Aktivität erlaubte er sich nur im eigenen Schlafzimmer. Andere Umgebungen für Intimität wie Öffentlichkeit verbot er sich kategorisch. Sie bietet dieses Verständnis als sinnstiftende Erklärung an. Steve berichtet, dass er seiner Mutter ab und zu helfen musste, den Katheter zu wechseln, wenn die Krankenschwester nicht kommen konnte. Er tat das seiner Mutter zuliebe, aber es war ihm immer sehr unangenehm. Er hatte dabei das Gefühl, Grenzen von Würde zu überschreiten, sowohl für sich wie für seine Mutter. Steve wirkt betroffen, als er das erzählt. Inwiefern diese strikte Beschränkung von Zärtlichkeit im Schlafzimmer heute noch notwendig ist, bleibt in dem Moment als offene Frage im Raum. Alice hört Steve aufmerksam zu. Sie wirkt am Ende weicher.

Alice und Steve können offen über ihre sexuellen Praktiken reden. Sie nutzen verschiedene Stellungen und Sextoys zur Stimulation und es ist ihnen wichtig, dass jeder von ihnen einen Orgasmus erleben kann. Sie wirken kreativ im Umgang mit seiner raschen Ejakulation und ihrer Stimulation durch einen Vibrator. Daneben werden aber auch die Unsicherheiten in Bezug auf Gesten von Zärtlichkeit, Intimität und Zugehörigkeit in ihrer Beziehung deutlich. Während sich Alice mehr intime körperliche Berührungen und Gesten außerhalb der Sexualität wünscht, kann Steve seine Intimität und Bindung »nur« im Sexuellen zulassen. Sich in der sexuellen Begegnung auch mit ihren nicht sexuellen Beziehungswünschen zu zeigen, mit Unsicherheiten, Scham oder Ängsten, fällt ihnen schwer. Ihre Sexualität dient ihnen in hohem Maße zur Sicherung der Beziehung und wahrscheinlich auch zur Reduktion von Ängsten. Die emotionale Bedürftigkeit und die Versagensangst werden besonders in den depressiven Episoden deutlich.

Am Ende der dritten Stunde wird ihnen das »ideale sexuelle Szenario« vorschlagen. Die kommende Stunde findet aufgrund von einer Terminabsage ihrerseits erst einige Wochen später statt. Sie haben beide einen Umschlag dabei, in dem sie jeweils ihr ideales sexuelles Szenario aufgeschrieben haben. Er deklariert, dass er sein Szenario ihr nicht vorlesen will, auch wenn es nicht etwas sei, was sie nicht wüsste. Und sie deklariert, dass sie seines nicht hören will, aus Angst, sie müsse etwas zustimmen, was sie nicht tun will. Somit bleiben die Szenarien verschlossen. Es entsteht aus dieser Situation heraus eine berührende Reflexion darüber, welche Entwicklung vor allem sie während der gemeinsamen Jahre in ihrer Sexualität gegangen sei. Sie habe früher Sex nur mitgemacht, um eine Beziehung zu erhalten. Mit Steve habe sie erfahren, dass Sex ihr Freude bereite, sie habe vieles ausprobiert und zum ersten Mal erfahren, dass sie als Person »ganz dabei sei«, wenn sie Sex hätten. Aber sie denke, er habe sexuelle Wünsche, die sie nicht erfüllen mag, diese abzulehnen, falle ihr jedoch enorm schwer. Deshalb möchte sie seine Fantasie lieber jetzt nicht hören. Steve beschreibt, wie sehr er Alice liebt und sie mit seinen Fantasien nicht erschrecken möchte. Er habe gelernt, dass er auch Seiten von sich verschlossen halten müsse, wenn er sie nicht in Not bringen will. Sex sei am Anfang wie ein Tabu gewesen, wahrscheinlich mehr ein notwendiges Übel für sie als Genuss. Zuerst sei es gut gegangen, aber als sie dann auch »Ja« zur Beziehung gesagt hätten, wurde es plötzlich schwieriger.

Obwohl sie sich ihre idealen sexuellen Szenarien nicht vorlesen, entwickelt sich mit Unterstützung der Therapeutin zwischen ihnen ein ehrliches, offenes Gespräch über ihre sexuellen Wünsche und die Wichtigkeit einer reifen Sexualität, in der sie aufeinander bezogen sind, Rücksicht nehmen und sich zumuten. Vonseiten der Therapeutin wird immer wieder nach diesen stimmigen Situationen gefragt, d. h., es werden Erfahrungen hervorgehoben, die in die gewünschte Richtung weisen. Steve beschreibt, wie schön für ihn ein Moment war, in dem er sie in ihrer sexuellen Lust lebendig erlebte und sie sich weder über ihr Aussehen noch ihre Figur sorgte oder als sie sich einmal verletzlich und traurig zeigte. Alice beschreibt, wie sie erlebte, dass er sie nicht bloßstellen oder zu etwas zwingen wollte, sondern dass seine sexuellen Wünsche ohne Hintergedanken zu seinem Wesen gehören. Das mache es ihr leichter, sie anzunehmen und nicht mehr wütend zu werden, weil sie sich in die Enge gedrängt fühle. Es wird für Alice und Steve deutlicher, dass selbstbestimmte Sexualität wesentlich heißt, zu sich selber zu stehen und damit einhergehende Ängste auszuhalten.

Alice wirkt in den folgenden Stunden entspannter, sitzt ruhiger, spricht langsamer und unterbricht ihn oder die Therapeutin seltener. Alice bemerkt von sich aus, dass sie hinter ihren »Jokes« oft ihre Unsicherheit versteckt. Steve zieht einige Sitzungen später seine Baseballkappe ab, was als ein Zeichen verstanden wird, dass er sich mehr zu zeigen wagt. Als sie beschließen, nach Amerika zurückzugehen, und er sich auf universitäre Stellen bewirbt, beschäftigt er sich in einem weiteren Kontext mit dem Thema: »Wie viel will ich von mir zeigen?«. Er setzt sich sowohl im Zusammenhang mit seiner Beziehung als auch mit seinen beruflichen Zielen mit seinen hohen Leistungsansprüchen auseinander und erkennt, wie seine tagelangen Rückzüge als deren Kehrseite verstanden werden können.

Weitere Themen der Beziehungsgestaltung wie ihre Wünsche nach Nähe, Sicherheit, Vertrauen auf den anderen, danach, sich angenommen fühlen zu können, und der Aufbau einer gemeinsamen Familie rücken ins Zentrum. In den Therapiesitzungen erhalten verbindende Erfahrungen mehr Raum. Mithilfe der Intervention des Liebesbaumes werden die gemeinsame Basis, die gegenseitigen Verdienste und auch die Zukunftsperspektiven visualisiert. Als Basis ihrer Beziehung spüren sie ein Vertrauen in den anderen, ein Angenommensein. Die Zukunftsvisionen beziehen sich kaum noch auf sexuelle Wünsche, sondern vielmehr auf die Schaffung eines gemeinsamen Zuhauses und die Gründung einer Familie.

Sowohl ihre Sexualität wie auch ihre Kommunikation erleben sie als deutlich verbessert. Mit charakterlichen Unterschieden können sie konstruktiver umgehen. Wenige Monate später ist sie schwanger. Ihre aktive Beziehungsgestaltung ist auf verschiedenen Dimensio-

nen wie partnerschaftliche Kooperation, gegenseitige Unterstützung ebenso wie dezidiertere Äußerungen eigener Anliegen an den anderen spürbar. In der Abschlussevaluation nach einem Jahr und 22 Paarsitzungen erleben sie beide die Therapie als wertvoll und hilfreich.

STEVE *Ich verstehe die Bedürfnisse meiner Frau heute besser und ich kann sinnvoller darauf reagieren. Dass ich jetzt der Hauptternährer der Familie bin, halte ich besser aus.*

ALICE *Ich kann heute sagen, was ich fühle, und dabei fühle ich mich o. k. Ich spüre in vielen Bereichen unsere Verbundenheit und unser Vertrauen. Ich bin ruhiger geworden. Und der Sex hat an Bedeutung verloren. Aber sexuell geht es uns auch besser, ich fühle mich freier.*

STEVE *Ja das stimmt. Wir haben nicht häufiger Sex, eher wohl seltener. Aber ich spüre, wenn sie auch will und dass sie »dabei ist«.*

Ein paar Monate später erhalte ich die Geburtsanzeige einer gesunden Tochter und Alice bedankt sich nochmals für die hilfreiche Paartherapie.

Dieses Fallbeispiel spiegelt keine spektakuläre Heilung durch spezifische Interventionen wieder. Für das Paar war ihre Beziehung der Ort des sicheren Hafens, des Vertrauens und des Angenommenseins. Die Suche nach der Bedeutung der sexuellen Aktivität für das Paar ebenso wie ein Verständnis für ihre Ängste brachten diese Bedürfnisse zutage. Auf direktive manualisierte Anweisungen sexueller Verhaltensweisen wurde verzichtet. In dem Maße, in dem den emotionalen Bedürfnissen mehr Verständnis und Akzeptanz entgegengebracht werden konnte, traten die sexuellen Praktiken oder eine bestimmte Häufigkeit hier in den Hintergrund. Je gefestigter sie ihre Beziehung erleben konnten, desto mehr wurden ihre sexuellen Begegnungen von Ängsten befreit.

Die therapeutische Prozesssteuerung war von Wertschätzung sowie der Suche nach ihren Stärken und ihrem Engagement füreinander geprägt. Der Mut, sich gerade mit ihren persönlich belastenden Erfahrungen gegenseitig zu öffnen und zu zeigen, wurde stets herausgestrichen. So entstand immer wieder eine Atmosphäre, in der die gegenseitigen Verdienste betont wurden und somit ein Erleben von Kompetenz ermöglicht wurde. Weder die Depressionen noch seine Ejaculatio praecox wurden als behindernde oder erschwerende Pathologien bewertet. Sie stellen durchaus erschwerende Rahmenfaktoren dar, aber es wurde auch hier auf Bewältigungsverhalten und die eigenen Lösungswege fokussiert, sodass ein Kompetenzgefühl gefördert werden konnte. Gemäß dem systemischen Verständnis von der Orientierung am Auftrag und den Veränderungszielen der Patienten ging es um die Verbesserung des Beziehungserlebens. Alice und Steve bestätigen in ihrer Evaluation, ihren Zielen nähergekommen zu sein.

In diesem Fallbeispiel wurde auf jegliche konkreten Anweisungen zu sexuellen Verhaltensweisen verzichtet. Sie hätten nicht zum Auftrag des Paares gepasst. Handlungsanweisungen zu einer direkten sexuellen Interaktion können durchaus sinnvoll sein. Sie müssen in meinem Verständnis allerdings gemeinsam mit den Patienten erarbeitet werden.

11 Stand der Forschung

Viele Disziplinen der Medizin, der Psychologie und der Soziologie widmen sich heute der Erforschung der menschlichen Sexualität und ihrer Zusammenhänge. Die Sexualtherapie, d. h. die Therapie sexueller Störungen, ist aber zeitgeschichtlich noch eine junge Disziplin. Es liegen inzwischen systematische Übersichtsarbeiten vor ebenso wie Studien zur Wirksamkeit von Sexualtherapie, wie z. B. von Schmidt et al. (Schmidt, Höhn, Widmeier u. Berner 2017a; Schmidt, Höhn, Widmeier u. Berner 2017b). Zur systemischen Sexualtherapie liegen positive Erfahrungsberichte – wie hier im Buch dargestellt – vor, aber noch keine Evaluationsstudien mit großen Patientenzahlen, die sich ausschließlich auf die systemische Therapie stützen. Es ist zu hoffen, dass sich das in Zukunft ändern wird.

Psychotherapie ist mit einer Effektstärke von 0.8 ein hochwirksames Heilverfahren. Eine Effektstärke von 0.8 bedeutet, dass 79 % aller Patienten von Psychotherapie profitieren (Berns 2006; Hartmann 2017). Diese Effektstärke ist mit dem Erfolg von Bypassoperationen in der Herzchirurgie vergleichbar! Die Psychotherapieforschung konnte belegen, dass für den Therapieerfolg weit weniger verfahrensbezogene Faktoren als vor allem allgemeine Wirkfaktoren verantwortlich sind. Vergleichende Studien kommen zum Ergebnis, dass die Effekte der einzelnen Therapieverfahren gleich stark sind, insbesondere wenn Verlaufsdaten mit einbezogen werden (Wampold et al. 1997). Trotz dieser Studienerkenntnisse werden immer noch Diskussionen über die Überlegenheit bestimmter Therapieverfahren oder störungsspezifischer Vorgehensweisen geführt.

Zu den entscheidenden Wirkfaktoren des Therapieerfolgs zählen die therapeutische Beziehung, die Empathie und die Übereinstimmung der Ziele von Patient und Therapeut. Diese Faktoren zusammen bestimmen die Qualität des therapeutischen Arbeitsbündnisses. Ebenso muss der Therapeut von seinen Interventionen überzeugt sein und sie entsprechend vertreten können. Denn der Glaube des Patienten an die Wirksamkeit der Intervention hat ebenfalls einen wesentlichen Einfluss auf den Therapieerfolg (von Sydow u. Borst 2018; Wampold a. Imel 2015). Die Persönlichkeit des Therapeuten ist also in mehrfacher Hinsicht relevant.

Anstatt des »medizinischen Denkmodells«, in dem einer spezifischen Intervention oder einem spezifischen Verfahren die heilsame Wirkung zugeschrieben wird, sollte besser in einem kontextuellen Denkmodell gedacht werden. Das heißt, dass konkrete Interventionen erst dann wirksam werden, wenn sie im Rahmen der therapeutischen Allianz für den Patienten Sinn machen (Berns 2006). Die Fähigkeit des Therapeuten, eine tragfähige Beziehung zum Patienten aufbauen zu können, ihm mit Empathie zu begegnen und anschlussfähige Interventionen im passenden Moment einzusetzen, sind für den Erfolg einer Psychotherapie entscheidend.

Die Wirksamkeit der systemischen Therapie steht außer Frage. Die qualitativ hochstehende Metaanalyse von Pinquart, Oslejsek a. Teubert (2016) konnte belegen, dass die systemische Therapie im Vergleich zu einer unbehandelten Kontrollgruppe signifikant bessere Kurz- und Langzeiteffekte aufweist. Im Vergleich mit anderen Therapieverfahren werden sogar größere Kurzzeiteffekte nachgewiesen. Der langfristige Therapieeffekt zeigt einen zwar nicht signifikanten, aber positiven Trend für die systemische Therapie (Pinquart, Oslejsek a. Teubert 2016). Dies ist ein allgemeiner Befund systemischer Therapie, kein spezifischer für sexuelle Störungen.

Die Forschung zur Psychotherapie sexueller Funktionsstörungen ist überschaubar, bei Frauen wie bei Männern. Psychosoziale Interventionen sind allerdings für Frauen verbreiteter als für Männer. Durch die Verfügbarkeit der PDE-5-Hemmer wurden Männer vor allem pharmakologisch behandelt (Schmidt et al. 2017b).

In einer systematischen Übersicht wurden von Schmidt et al. (2017b) 19 randomisierte kontrollierte Therapiestudien (RCTs) zu psychosozialen Interventionen bei Frauen mit sexuellen Funktionsstörungen analysiert. RCTs stellen in der medizinischen und psychologischen Forschung das beste Studiendesign dar, um zu einer spezifischen Frage eine spezifische Antwort zu erhalten. RCTs gelten als *golden standard*, also als Studien von höchster Qualität. Die in die Übersicht eingeschlossenen Studien wurden zwischen 1985 und 2014 veröffentlicht.

Für die Therapie sexueller Funktionsstörungen lassen sich grundsätzlich operative, pharmakologische, hormonelle und psychotherapeutische Behandlungsansätze unterscheiden. Kriterien für die eingeschlossenen psychotherapeutischen Verfahren waren, dass die behandelten Frauen eine relevante Diagnose einer sexuellen Störung gemäß ICD-10/9 oder DSM-IV/IIIR hatten. Die therapeutischen Ansätze der einbezogenen Studien orientierten sich mehrheitlich am Konzept von Masters und Johnson (z. B. Sensate Focus und Masturbationsübungen) oder an verhaltenstherapeutischen Interventionen. Letztere beinhalteten systemische Desensibilisierung, Biofeedback und Training mit Vaginaldilatatoren. Eine Studie untersuchte die emotionsfokussierte Therapie (H. Schmidt u. Berner 2013). Die Mehrheit der Studien betrachtete einzeltherapeutische Behandlungsangebote. Immerhin vier der 19 Studien untersuchten paartherapeutische Angebote und sechs gruppentherapeutische. Die Mehrheit von 15 Studien verglichen psychotherapeutische mit operativen und hormonellen Interventionen. Die zwei spätesten Studien bezogen sich auf neuere Verfahren, namentlich auf achtsamkeitsbasierte Methoden und das expressive Schreiben.

Gemäß der Metaanalyse von Schmidt befassten sich vier Studien mit sexuellen Appetenzstörungen. Sie konnten zeigen, dass sich die Symptomatik reduziert und die Appetenz verbessert. Wird der Partner in die Therapie einbezogen, verbessert sich auch die sexuelle Zufriedenheit. Eine Studie verglich eine Gruppentherapie für Frauen alleine mit einer Paartherapie und im Vergleich zu einer Wartegruppe. Beide Therapieangebote bestanden in einer kognitiv-behavioralen Therapie kombiniert mit einem Orgasmustraining (z. B. Beckenbodentraining, Training mit Vaginaldilatatoren oder Liebeskugeln). Beide Behandlungsgruppen waren in Bezug auf eine Verbesserung der Appetenz der Wartegruppe überlegen. Die Patienten, die Paartherapie erhalten hatten, zeigten darüber hinaus eine größere sexuelle Zufriedenheit und in der Nachuntersuchung nach sechs Monaten auch eine nochmals verbesserte Appetenz (Hurlbert et al. 1993).

In einer weiteren Studie wurden Paare, in denen die Frau unter einer sexuellen Luststörung litt, mit einer Paar- und Sexualtherapie behandelt. Ein Teil der Paare erhielt zusätzlich ein Orgasmustraining nach Masters und Johnson. Letztere Gruppe zeigte eine Zunahme sexueller Erregung und sexuellen Selbstbewusstseins. Im Follow-up nach sechs Monaten waren die Teilnehmenden deutlich zufriedener (Hurlbert 1993).

Eine Studie zur Behandlung von Luststörungen mit EFT (Emotionsfokussierte Paartherapie) zeigte eine Zunahme der Lust bei Frauen, aber keine Veränderung in der sexuellen Aktivität im Vergleich zur Kontrollgruppe. Das Verlangen nach dem eigenen Partner hatte sich bei mehr als einem Drittel der Frauen (36 %) zum Follow-up verbessert, bei weiteren 48 % zeigte sich eine positive Veränderung (Macphee, Johnson a. van Veer 1995).

Die neueste der Studien, die sich mit sexueller Appetenzstörung befasst, stammt von Trudel und Kollegen (2001). Dabei wurde ein 12-wöchiges Gruppenangebot für Paare untersucht. Am Ende des Gruppenprogramms erfüllten von ursprünglich 100 % nur noch 26 % die Diagnosekriterien für eine Appetenzstörung, zum Follow-up nach einem Jahr waren es wieder 36 %. Sowohl die sexuelle Zufriedenheit stieg als auch die sexuelle Aktivität (Trudel et al. 2001). Die Befunde zeigen deutlich, dass ein paartherapeutisches Angebot bei sexuellen Luststörungen geeignet ist, die Symptomatik zu verbessern und insbesondere die sexuelle Zufriedenheit zu erhöhen.

Für die Therapie von Orgasmusstörungen lassen sich keine signifikanten Therapieeffekte feststellen. Einschränkend halten Schmidt und Kollegen allerdings fest, dass die drei diesbezüglichen Studien bereits aus den 1980er-Jahren stammen und nur kleine Fallzahlen umfassen (Schmidt et al. 2017b).

Sechs Studien der Metaanalyse untersuchten Interventionen zu sexuell bedingten Schmerzen. Davon untersuchten vier Studien die Vulvodynie (Missempfindungen und Schmerzen im Bereich der äußeren weiblichen Genitalien) und zwei Studien den Vaginismus (Schmidt et al. 2017b). Für die Vulvodynie wurde in diesen Studien der Erfolg der Vestibulektomie, der chirurgischen Entfernung der schmerzhaften Stelle, untersucht. In Bezug auf Koitusfrequenz und Schmerzlinderung wurden gute Erfolge verzeichnet. Allerdings wollen sich viele Frauen nicht operieren lassen. Die Interventionen der kognitiven Verhaltenstherapie zeigen in den Studien gleich gute Resultate. Vor allem langfristig, d. h. nach sechs Monaten und zweieinhalb Jahren, sind die Resultate der Psychotherapie denen der Vestibulektomie mindestens ebenbürtig. Zwischen dem frühen und späten Follow-up haben sich die Schmerzen aus der subjektiven Bewertung der Frauen nochmals reduziert (Bergeron et al. 2008). Dieser Befund bestätigt, was aus anderen Untersuchungen auch bekannt ist, dass sich die Effekte nach Abschluss der Psychotherapie weiter verbessern können. Für die Behandlung des Vaginismus hat der Einsatz von Vaginaldilatatoren (Stäbe unterschiedlicher Dicke zur stufenweise Dehnung des Eingangs der Vagina) einen größeren positiven Effekt als eine alleinige kognitiv-verhaltenstherapeutische Intervention.

In einer neueren Studie wurde bei verschiedenen sexuellen Funktionsstörungen eine achtsamkeitsbasierte Gruppentherapie eingesetzt. Verbesserungen zeigten sich durch die Behandlung bei der sexuellen Zufriedenheit, der Appetenz, der Erregung und der Lubrikation (Brotto a. Basson 2014).

Eine interessante Studie von Meston, Lorenz a. Stephenson (2013) untersuchte die Wirkung expressiven Schreibens von Patientinnen, die unter verschiedenen sexuellen Funktionsstörungen aufgrund sexuellen Missbrauchs in der Kindheit litten. Die Patientinnen schrieben zunächst in den Therapiesitzungen jeweils einen freien Aufsatz. Die eine Gruppe folgte einem Traumafokus und fokussierte auf die Auswirkungen der Missbrauchserfahrung auf ihre Intimität, ihr Kontrollbedürfnis, ihr Vertrauen und ihr Sicherheitsgefühl. Die andere Gruppe folgte einem Schemafokus und fokussierte im Aufsatz auf den Einfluss der Missbrauchserfahrung auf Gedanken und Gefühle allgemein. Der Unterschied scheint auf den ersten Blick gering. In der ersten Gruppe werden allerdings bestimmte Erlebensbereiche vorgegeben, während in der zweiten Gruppe die Anweisung allgemeiner gehalten war. In beiden Gruppen kam es zu einer deutlichen Verbesserung in allen Bereichen der sexuellen Funktionen wie Lust, Erregung und Orgasmuserleben (Meston, Lorenz a. Stephenson 2013).

Für psychotherapeutische Interventionen bei sexuellen Funktionsstörungen der Männer wurden in einer systematischen Übersicht 20 Studien, 19 RCTs und eine CCT (kontrollierte klinische Studie) ausgewertet (Berner a. Günzler 2012; Schmidt et al. 2017a).

Für die Therapie der Erektionsstörungen konnte die Wirksamkeit psychotherapeutischer Interventionen nachgewiesen werden. Dabei spielte die therapeutische Methode keine Rolle. Es kamen Sexualtherapie, Kommunikationstraining, Hypnose, Psychoedukation, internetbasierte Beratung nach kognitiv-behavioralen Konzepten oder Gruppentherapie zum Einsatz. In den meisten Studien wurde die psychotherapeutische Intervention mit einer Pharmakotherapie (PDE-5-Hemmer oder Antidepressiva) verglichen. Die Resultate der Studien kommen allerdings zu unterschiedlichen Ergebnissen, was die Überlegenheit der Psychotherapie oder der Pharmakotherapie betrifft. Die Autoren kommen zum Schluss, dass für die Therapie der Erektionsstörungen die Möglichkeit verschiedener therapeutischer Ansätze hilfreich ist (Berner a. Günzler 2012).

Für die Behandlung der Ejaculatio praecox konnte gezeigt werden, dass psychotherapeutische Interventionen effektiv sind. Der Einsatz direkter Übungen wie der Start-Stopp-Technik oder der Squeeze-Technik zur verbesserten Kontrolle über die Ejakulation sind wichtig. Das Prinzip der Start-Stopp-Technik beruht darauf, dass der Mann seine Erektion gehen lässt, d. h. stoppt, und sie dann wieder aufbaut, d. h. startet. So lernt er eine bessere Wahrnehmung und Kontrolle. Bei der Squeeze-Technik drückt der Mann, kurz bevor er ejakuliert, auf einen bestimmten Punkt seiner Eichel. Damit wird die Ejakulation gestoppt. Ein Selbstmanagement mithilfe von Fachbüchern und einem gelegentlichen Kontakt zu einem Berater/Therapeuten ist ähnlich wirksam wie eine Therapie im intensiven Therapeut-Patient-Kontakt. Bei einem ausschließlichen Selbstmanagement ohne jeglichen Therapeutenkontakt brechen fast 50 % die Behandlung ab. Das heißt, der Kontakt zum Therapeuten ist essenziell (Berner a. Günzler 2012).

Entscheidend ist für Männer wie Frauen, dass die therapeutischen Interventionen die unmittelbare sexuelle Interaktion berücksichtigen. Ohne neue körperliche sexuelle Erfahrungen mit sich alleine und mit dem Partner ist keine Therapie erfolgreich.

Erstaunlich ist, dass die meisten Studien nach wie vor einzeltherapeutische Settings wählen, obwohl die diagnostischen Kriterien für sexuelle Funktionsstörungen die Belastung des Partners und der Beziehung einschließen. Es gibt aber immer mehr Hinweise darauf, dass ein Paarsetting oder ein gemischtes Setting aus Einzel- und Paargesprächen einer ausschließlichen Einzeltherapie überlegen ist (Fawcett a. Crane 2013).

In der Praxis setzt sich immer stärker ein integratives Vorgehen durch. Weniger die Frage, welche Intervention zu welcher Schule gehört, ist relevant, sondern mehr, welche Intervention zum Anliegen und Auftrag des Patienten und zur Persönlichkeit des Therapeuten passt. Die systemische Therapie mit ihrer Beachtung von wechselseitiger Beeinflussung von Partnern, von Kompetenz- und Auftragsorientierung, Ressourcenstärkung, Perspektivenvielfalt und Lösungsneutralität stellt eine Vielzahl geeigneter Interventionen für ein integratives Handeln zur Verfügung.

Onlinematerial

Im Downloadbereich des Carl-Auer Verlages stehen verschiedene Dokumente zur Verfügung, die in diesem Buch aufgeführt und erläutert wurden.

Die Grafiken können als Kurzinformation über relevante Modelle genutzt werden. Einige Arbeitsblätter helfen zur Orientierung in der Therapie, wie z. B. die Auswahl mit Fragen zu Sexualität, Intimität und Beziehung oder eine interaktive Grafik. Weitere Dokumente dienen als Vorlagen und können für die Arbeit mit Patienten vervielfältigt werden, wie z. B. das 4-Säulen-Modell oder die 9-Felder-Tafel.

Mein Ziel ist es, dass interessierte Therapeuten mit den Interventionen rasch und unkompliziert ihre eigenen therapeutischen Erfahrungen machen können.

Alle Grafiken und Tabellen stehen im Downloadbereich zur Verfügung: www.carl-auer.de/machbar/sexualstoerungen

Verzeichnis der Abbildungen und Tabellen

Literatur

Ahlers, C. J. (2015): Himmel auf Erden und Hölle im Kopf. München (Goldmann).

Arentewicz, G. u. G. Schmidt (Hrsg.) (1986): Sexuell gestörte Beziehungen. Konzept und Technik der Paartherapie. Berlin (Springer), 2. neu. bearb. Aufl.

Bancroft, J., C. A. Graham, E. Janssen a. S. A. Sanders (2009): The Dual Control Model. Current Status and Future Directions. *The Journal of Sex Research 46 (2-3): 121-142. https://DOI: doi.org/10.1080/00224490902747222.*

Basson, R. (2000): The female sexual response. A different model. *Journal of Sex & Marital Therapy* 26 (1): 51-65.

Beck, J. G. (1995): Hypoactive sexual desire disorder. An overview. *Journal of Consulting and Clinical Psychology* 63 (6): 919-927. DOI: https://doi.org/10.1037/0022-006X.63.6.919.

Beckman, N., M. Waern, D. Gustafson a. I. Skoog (2008): Secular trends in self reported sexual activity and satisfaction in Swedish 70 year olds. Cross sectional survey of four populations, 1971-2001. *British Medical Journal* 337 (7662): 151-154. DOI: https://doi.org/10.1136/bmj.a279.

Bergeron, S., S. Khalifé, H. I. Glazer a. Y. M. Binik (2008): Surgical and Behavioral Treatments for Vestibulodynia. Two-and-One-Half-Year Follow-up and Predictors of Outcome. *Obstetrics & Gynecology* 111 (1): 159-166. DOI: https://doi.org/10.1097/01.AOG.0000295864.76032.a7.

Berner, M. a. C. Günzler (2012): Efficacy of Psychosocial Interventions in Men and Women with Sexual Dysfunctions. A Systematic Review of Controlled Clinical Trials. *The Journal of Sexual Medicine* 9 (12): 3089-3107. DOI: https://doi.org/10.1111/j.1743-6109.2012.02970.x.

Berns, U. (2006): Psychotherapieausbildung im Licht empirischer Psychotherapieforschung. *Psychotherapeut* 51 (1): 26-34. DOI: https://doi.org/10.1007/s00278-005-0448-8.

Beutel, M. E., F. Siedentopf u. E. Brähler (2009): Sexuelle Aktivität und Zufriedenheit mit Sexualität und Partnerschaft im Alter. In: E. Brähler u. H. J. Berberich (Hrsg.): Sexualität und Partnerschaft im Alter. Gießen (Psychosozial).

Beutel, M. E., Y. Stöbel-Richter a. E. Brähler (2008): Sexual desire and sexual activity of men and women across their lifespans. Results from a representative German community survey. *BJU International* 101 (1): 76-82. DOI: https://doi.org/10.1111/j.1464-410X.2007.07204.x.

Bitzer, J. (2013): Somatische Faktoren und sexuelle Probleme der Frau. In: P. Briken u. M. Berner (Hrsg.): Praxisbuch Sexuelle Störungen. Stuttgart (Thieme).

Bitzer, J., A. Giraldi a. J. Pfaus (2013): Sexual Desire and Hypoactive Sexual Desire Disorder in Women. Introduction and Overview. Standard Operating Procedure (SOP Part 1). *The Journal of Sexual Medicine* 10 (1): 36–49. DOI: https://doi.org/10.1111/j.1743-6109.2012.02818.x.

Bodenmann, G. u. C. Klingler (2013): Stark gegen Stress. Zürich (Springer).

Brähler, E. u. H. Berberich (Hrsg.) (2009): Sexualität und Partnerschaft im Alter. Gießen (Psychosozial).

Briken, P. u. M. Berner (Hrsg.) (2013): Praxisbuch Sexuelle Störungen. Sexuelle Gesundheit, Sexualmedizin, Psychotherapie sexueller Störungen. Stuttgart (Thieme).

Brotto, L. A. a. R. Basson (2014): Group mindfulness-based therapy significantly improves sexual desire in women. *Behaviour Research and Therapy* 57: 43–54. DOI: https://doi.org/10.1016/j.brat.2014.04.001.

Bruchhaus Steinert, H. (2012): Affäre, Geheimnis und Vertrauensverlust. Anlässe für Paartherapie. *Familiendynamik* 37 (3): 160–167.

Bruchhaus Steinert, H. (2017): Was hat die Liebe in der Paartherapie zu suchen? *Familiendynamik* 42 (03): 172–181. DOI: https://doi.org/10.21706/fd-42-3-172.

Burri, A. a. T. Spector (2011): Recent and lifelong sexual dysfunction in a female UK population sample: prevalence and risk factors. *The Journal of Sexual Medicine* 8 (9): 2420–2430. DOI: https://doi.org/10.1111/j.1743-6109.2011.02341.x.

Butler, R. N. a. M. I. Lewis (2002): The new love and sex after 60. New York (Ballantine), 3rd revised ed.

Chivers, M. L., M. C. Seto, M. L. Lalumière, E. Laan a. T. Grimbos (2010): Agreement of Self-Reported and Genital Measures of Sexual Arousal in Men and Women. A Meta-Analysis. *Archives of Sexual Behavior* 39 (1): 5–56. DOI: https://doi.org/10.1007/s10508-009-9556-9.

Christensen, B. S., M. Grønbaek, M. Osler, B. V. Pedersen, C. Graugaard a. M. Frisch (2011): Sexual dysfunctions and difficulties in Denmark. Prevalence and associated sociodemographic factors. *Archives of Sexual Behavior* 40 (1): 121–132. DOI: https://doi.org/10.1007/s10508-010-9599-y.

Clement, U. (2004): Systemische Sexualtherapie. Stuttgart (Klett-Cotta).

Clement, U. (2014): Trends in der Sexualtherapie. *Familiendynamik* 39 (1): 4–11.

Clement, U. (2016): Dynamik des Begehrens. Heidelberg (Carl-Auer).

Clement, U. u. A. Eck (2014): Weibliches Begehren. In: A. Stirn, R. Stark, K. Tabbert, S. Wehrum-Osinsky u. S. Oddo (Hrsg.): Sexualität, Körper und Neurobiologie. Stuttgart (Kohlhammer), S. 366–376.

Connaughton, C., M. McCabe a. G. Karantzas (2016): Conceptualization of the Sexual Response Models in Men. Are There Differences Between Sexually Functional and Dysfunctional Men? *The Journal of Sexual Medicine* 13 (3): 453–463. DOI: https://doi.org/10.1016/j.jsxm.2015.12.032.

Critelli, J. W. a. J. M. Bivona (2008): Women's erotic rape fantasies. An evaluation of theory and research. *Journal of Sex Research* 45 (1), 57–70. DOI: https://doi.org/10.1080/00224490701808191.

Dilling, H., W. H. Mombour, M. H. Schmidt, E. Schulte-Markwort a. Weltgesundheitsorganisation (Hrsg.) (2000): Internationale Klassifikation psychischer Störungen: ICD-10. Kapitel V (F). Klinisch-diagnostische Leitlinien. Bern (Huber), 4. durchges. u. erg. Aufl.

Driemeyer, W. u. J. Signerski-Krieger (2013): Sexuelle Funktionsstörungen. *Psychotherapie im Dialog* 14 (02): 16–25. DOI: https://doi.org/10.1055/s-0033-1348362.

Eck, A. (2014): Der erotische Raum. *Zeitschrift für Sexualforschung* 27 (03): 258–277. DOI: https://doi.org/10.1055/s-0034-1385033.

Eck, A. (Hrsg.) (2016): Der erotische Raum: Fragen der weiblichen Sexualität in der Therapie. Heidelberg (Carl-Auer).

Falkei, P., H.-U. Wittchen, M. Döpfner, W. Gaebel, W. Maier, W. Rief, H. Saß, M. Zaudig u. American Psychiatric Association (Hrsg.) (2015): Diagnostische Kriterien DSM-5®. Göttingen (Hogrefe).

Fawcett, D. a. D. R. Crane (2013): The Influence of Profession and Therapy Type on the Treatment of Sexual Dysfunctions. *Journal of Sex & Marital Therapy* 39 (5): 453–465. DOI: https://doi.org/10.1080/0092623X.2012.665814.

Freudenfeld, E. (2016): Raum für die eigene Lust. Was Frauen brauchen, damit sie wollen können. In: A. Eck (Hrsg.): Der erotische Raum: Fragen der weiblichen Sexualität in der Therapie. Heidelberg (Carl-Auer).

Gabrielson, A. T., R. A. Sartor a. W. J. G. Hellstrom (2018): The Impact of Thyroid Disease on Sexual Dysfunction in Men and Women. *Sexual Medicine Reviews* 7 (1): 57–70. DOI: https://doi.org/10.1016/j.sxmr.2018.05.002.

Giraldi, A., E. Kristensen a. M. Sand (2015): Endorsement of Models Describing Sexual Response of Men and Women with a Sexual Partner. An Online Survey in a Population Sample of Danish Adults Ages 20–65 Years. *The Journal of Sexual Medicine* 12 (1): 116–128. DOI: https://doi.org/10.1111/jsm.12720.

Greenberg, L. S. u. R. N. Goldman (2010): Die Dynamik von Liebe und Macht. München (Ernst Reinhardt).

Hartmann, U. (Hrsg.) (2017): Sexualtherapie: ein neuer Weg in Theorie und Praxis. Berlin (Springer).

Hartmann, U. u. C. Hartmann (2017): Hypersexuelles Verhalten. *Psychotherapie im Dialog* 18 (01): 60–65. DOI: https://doi.org/10.1055/s-0042-121692.

Hauch, M. (2005): Lust – Funktion – Verstörung. Zur aktuellen Präsentation sexueller Probleme. *Zeitschrift für Sexualforschung* 18 (2): 164–184. DOI: https://doi.org/10.1055/s-2005-836779.

Hauch, M. (2006): Paartherapie bei sexuellen Störungen. Stuttgart (Thieme).

Hauch, M. (2019): Paartherapie bei sexuellen Störungen. Stuttgart (Thieme), 3., vollst. Überarb. Neuaufl.

Herbenick, D., T. J. Fu, J. Arter, S. A. Sanders a. B. Dodge (2018): Women's Experiences With Genital Touching, Sexual Pleasure, and Orgasm. Results from a U. S. Probability Sample of Women Ages 18 to 94. *Journal of Sex & Marital Therapy* 44 (2): 201–212. DOI: https://doi.org/10.1080/0092623X.2017.1346530.

Herbenick, D., M. Reece, V. Schick, S. A. Sanders, B. Dodge a. J. D. Fortenberry (2010): Sexual Behavior in the United States. Results from a National Probability Sample of Men and Women Ages 14–94. *The Journal of Sexual Medicine* 7: 255–265. DOI: https://doi.org/10.1111/j.1743-6109.2010.02012.x

Hurlbert, D. F. (1993): A comparative study using orgasm consistency training in the treatment of women reporting hypoactive sexual desire. *Journal of Sex & Marital Therapy* 19 (1): 41–55. DOI: https://doi.org/10.1080/00926239308404887.

Hurlbert, D. F., L. C. White, R. D. Powell a. C. Apt (1993): Orgasm consistency training in the treatment of women reporting hypoactive sexual desire. An outcome comparison of women-only groups and couples-only groups. *Journal of Behavior Therapy and Experimental Psychiatry* 24 (1): 3–13.

Joyal, C. C., A. Cossette a. V. Lapierre (2015): What Exactly Is an Unusual Sexual Fantasy? *The Journal of Sexual Medicine* 12 (2): 328–340. DOI: https://doi.org/10.1111/jsm.12734.

Kerner, J. (2005): She comes first. London (Souvenir).

Kindl-Beilfuß, C. (2012): Einladung ins Wunderland. Heidelberg (Carl-Auer), 2. Aufl. 2017.

Kleinplatz, P. J. (2008): Sexuality and older people. *British Medical Journal* 337 (7662): 121–122. DOI: https://doi.org/10.1136/bmj.a239.

Kleinplatz, P. J. (2011): Arousal and desire problems. Conceptual, research and clinical considerations or the more things change the more they stay the same. *Sexual and Relationship Therapy* 26 (1): 3–15. DOI: https://doi.org/10.1080/14681994.2010.521493.

Kleinplatz, P. J. (2012): New Directions in Sex Therapy. Innovations and Alternatives. Brunner (Routledge), 2nd ed.

Kleinplatz, P. J. (2016): Sexualtherapie bei Vaginismus. In: A. Eck (Hrsg.): Der erotische Raum: Fragen der weiblichen Sexualität in der Therapie. Heidelberg (Carl-Auer), S. 88–103.

Kleinplatz, P. J., A. D. Ménard, M.-P. Paquet, N. Paradis, M. Campbell a. D. Zuccarino (2009): The Components of optimal sexuality. A portrait of »great sex«. *Canadian Journal of Human Sexuality* 18: 1–13.

Kleinplatz, P. J., A. D. Ménard, N. Paradis, M. Campbell a. T. L. Dalgleish (2013): Beyond sexual stereotypes. Revealing group similarities and differences in optimal sexuality. *Canadian Journal of Behavioural Science / Revue canadienne des sciences du comportement* 45 (3): 250–258. DOI : https://doi.org/10.1037/a0031776.

Kröger, C. (2010): Sexuelle Außenkontakte und -beziehungen in heterosexuellen Partnerschaften. *Psychologische Rundschau* 61 (3): 123–143. DOI: https://doi.org/10.1026/0033-3042/a000027.

Kukkonen, T. M., Y. M. Binik, R. Amsel a. S. Carrier (2007): Thermography as a physiological measure of sexual arousal in both men and women. *The Journal of Sexual Medicine* 4 (1): 93–105. DOI: https://doi.org/10.1111/j.1743-6109.2006.00399.x.

Laan, E. a. R. H. van Lunsen (1997): Hormones and sexuality in postmenopausal women. A psychophysiological study. *Journal of Psychosomatic Obstetrics and Gynaecology* 18 (2): 126–133.

Laumann, E. O., A. Paik a. R. C. Rosen (1999): Sexual Dysfunction in the United States: Prevalence and Predictors. *JAMA* 281 (6): 537–544. DOI: https://doi.org/10.1001/jama.281.6.537.

Lieb, H. (2014): Störungsspezifische Systemtherapie. Heidelberg (Carl-Auer).

Lindau, S. T., L. P. Schumm, E. O. Laumann, W. Levinson, C. A. O'Muircheartaigh a. L. J. Waite (2007): A study of sexuality and health among older adults in the United States. *The New England Journal of Medicine* 357 (8): 762–774. DOI: https://doi.org/10.1056/NEJMoa067423.

Macphee, D. C., S. M. Johnson a. M. M. C. van D. Veer (1995): Low sexual desire in women. The effects of marital therapy. *Journal of Sex & Marital Therapy* 21 (3): 159–182. DOI: https://doi.org/10.1080/00926239508404396.

Maß, R. u. R. Bauer (2016): Lehrbuch Sexualtherapie. Stuttgart (Klett-Cotta).

Masters, W. u. V. Johnson (1984): Die sexuelle Reaktion. Reinbek bei Hamburg (Rowohlt).

Maturana, H. R. u. F. J. Varela (2009): Der Baum der Erkenntnis. Frankfurt/M. (Fischer), 7. Aufl.

McCabe, M. P. a. D. L. Goldhammer (2013): Prevalence of women's sexual desire problems. What criteria do we use? *Archives of Sexual Behavior* 42 (6): 1073–1078. DOI: https://doi.org/10.1007/s10508-013-0107-z.

Meana, M. (2010): Elucidating women's (hetero) sexual desire. Definitional challenges and content expansion. *Journal of Sex Research* 47 (2): 104–122. DOI: https://doi.org/10.1080/00224490903402546.

Meiss, O. (2017): Hypnosystemische Therapie bei Depression und Burnout. Heidelberg (Carl-Auer).

Meston, C. M. a. D. M. Buss (2007): Why humans have sex. *Archives of Sexual Behavior* 36 (4): 477–507. DOI: https://doi.org/10.1007/s10508-007-9175-2.

Meston, C. M., T. A. Lorenz a. K. R. Stephenson (2013): Effects of Expressive Writing on Sexual Dysfunction, Depression, and PTSD in Women with a History of Childhood Sexual Abuse. Results from a Randomized Clinical Trial. *The Journal of Sexual Medicine* 10 (9): 2177–2189. DOI: https://doi.org/10.1111/jsm.12247.

Meuleman, E. J. H. a. J. J. D. M. van Lankveld (2005): Hypoactive sexual desire disorder. An underestimated condition in men. *BJU International* 95 (3): 291–296. DOI: https://doi.org/10.1111/j.1464-410X.2005.05285.x.

Mitchell, S. (2004): Kann denn Liebe ewig sein? Gießen (Psychosozial).

Mücke, K. (2019): Probleme sind Lösungen. Berlin (ÖkoSysteme).

Müller, A. (2002): Sechzig+. Erotische Fotografien. Tübingen (Konkursbuch).

Pinquart, M., B. Oslejsek, a. D. Teubert (2016): Efficacy of systemic therapy on adults with mental disorders. A meta-analysis. *Psychotherapy Research* 26 (2): 241–257. DOI: https://doi.org/10.1080/10503307.2014.935830.

pro familia (2015): Wenn Sexualität sich verändert. Frankfurt/M. (pro familia).

Pujols, Y., B. N. Seal a. C. M. Meston (2010): The association between sexual satisfaction and body image in women. *The Journal of Sexual Medicine* 7 (2 Pt 2): 905–916. DOI: https://doi.org/10.1111/j.1743-6109.2009.01604.x.

Reed, G. M., J. Drescher, R. B. Krueger, E. Atalla, S. D. Cochran, M. B. First, P. T. Kohen-Kettenis, I. Arango-de Montis, S. J. Parish, S. Cottler, P. Briken a. S. Saxena (2016): Disorders related to sexuality and gender identity in the ICD-11. Revising the ICD-10 classification based on current scientific evidence, best clinical practices, and human rights considerations. *World Psychiatry* 15 (3): 205–221. DOI: https://doi.org/10.1002/wps.20354.

Reid, R. C., B. N. Carpenter, J. N. Hook, S. Garos, J. C. Manning, R. Gilliland, E. B. Cooper, H. McKittrick, M. Davtian a. T. Fong (2012): Report of Findings in a DSM-5 Field Trial for Hypersexual Disorder. *The Journal of Sexual Medicine* 9 (11): 2868–2877. DOI: https://doi.org/10.1111/j.1743-6109.2012.02936.x.

Retzer, A. (2005): Systemische Paartherapie. Stuttgart (Klett-Cotta), 2. Aufl.

Richter, D., E. Brähler u. B. Strauss (Hrsg.) (2014): Diagnostische Verfahren in der Sexualwissenschaft. Göttingen (Hogrefe).

Riehl-Emde, A. (2003): Liebe im Fokus der Paartherapie. Stuttgart (Klett-Cotta).

Riehl-Emde, A. (2014): Wenn alte Liebe doch mal rostet. Stuttgart (Kohlhammer).

Sand, M. a. W. A. Fisher (2007): Women's Endorsement of Models of Female Sexual Response. The Nurses' Sexuality Study. *The Journal of Sexual Medicine* 4 (3): 708–719. DOI: https://doi.org/10.1111/j.1743-6109.2007.00496.x.

Schmidt, G., S. Matthiesen, A. Dekker u. K. Starke (2006): Spätmoderne Beziehungswelten. Report über Partnerschaft und Sexualität in drei Generationen. Wiesbaden (Verlag für Sozialwissenschaften).

Schmidt, H. u. M. Berner (2013): Sexuelle Störungen bei psychiatrischen Erkrankungen. In: P. Briken u. M. Berner (Hrsg.): Praxisbuch Sexuelle Störungen. Stuttgart (Thieme).

Schmidt, H. M., C. Höhn, E. Widmeier u. M. M. Berner (2017a): Psychosoziale Interventionen für sexuelle Funktionsstörungen bei Männern. *Zeitschrift für Sexualforschung* 30(2): 95–137. DOI: https://doi.org/10.1055/s-0043-109077.

Schmidt, H. M., C. Höhn, E. Widmeier u. M. M. Berner (2017b): Psychosoziale Interventionen für sexuelle Funktionsstörungen bei Frauen. *Zeitschrift für Sexualforschung* 30 (03): 213–247. DOI: https://doi.org/10.1055/s-0043-117321.

Schnarch, D. (2006): Die Psychologie der sexuellen Leidenschaft. Stuttgart (Klett-Cotta).

Schulz von Thun, F. u. W. Stegemann (Hrsg.) (2004): Das innere Team in Aktion. Hamburg (Rowohlt).

Schweitzer, J. u. A. von Schlippe (2012): Lehrbuch der systemischen Therapie und Beratung II. Göttingen (Vandenhoeck & Ruprecht).

Shifren, J. L., B. U. Monz, P. A. Russo, A. Segreti a. C. B. Johannes (2008): Sexual problems and distress in United States women. Prevalence and correlates. *Obstetrics and Gynecology* 112 (5): 970–978. DOI: https://doi.org/10.1097/AOG.0b013e3181898cdb.

Silverstein, J. L. (1989): Origins of psychogenic vaginismus. *Psychotherapy and Psychosomatics* 52 (4): 197–204. DOI: https://doi.org/10.1159/000288324.

Sims, K. E. a. M. Meana (2010): Why Did Passion Wane? A Qualitative Study of Married Women's Attributions for Declines in Sexual Desire. *Journal of Sex & Marital Therapy* 36 (4): 360–380. DOI: https://doi.org/10.1080/0092623X.2010.498727.

Statistisches Bundesamt (Hrsg.) (2015): Die Generation 65+ in Deutschland. Wiesbaden (Statistisches Bundesamt).

Stirn, A. u. C. Pika (2016): »Nur die schönen Vögel sperrt man in Käfige«? Das Streben nach dem perfekten Körper und seine Folgen. In: A. Eck (Hrsg.): Der erotische Raum: Fragen der weiblichen Sexualität in der Therapie. Heidelberg (Carl-Auer), S. 152–165.

Stoléru, S., V. Fonteille, C. Cornélis, C. Joyal a. V. Moulier (2012): Functional neuroimaging studies of sexual arousal and orgasm in healthy men and women. A review and meta-analysis. *Neuroscience and Biobehavioral Reviews* 36 (6): 1481–1509. DOI: https://doi.org/10.1016/j.neubiorev.2012.03.006.

Toates, F. (2014): How Sexual Desire Works. Cambridge (Cambridge University).

Trudel, G., A. Marchand, M. Ravart, S. Aubin, L. Turgeon a. P. Fortier (2001): The effect of a cognitive-behavioral group treatment program on hypoactive sexual desire in women. *Sexual and Relationship Therapy* 16 (2): 145–164. DOI: https://doi.org/10.1080/14681990120040078.

Tschacher, W. u. M. Storch (2012): Die Bedeutung von Embodiment für Psychologie und Psychotherapie. *Psychotherapie* 17 (2): 259–267.

Velten, J. (2018): Sexuelle Funktionsstörungen bei Frauen (Bd. 68). Göttingen (Hogrefe).

Von Schlippe, A. u. J. Schweitzer (2013): Lehrbuch der systemischen Therapie und Beratung I. Göttingen (Vandenhoeck & Ruprecht).

Von Sydow, K. u. U. Borst (Hrsg.) (2018): Systemische Therapie in der Praxis. Weinheim (Beltz).

Von Sydow, K. u. A. Seiferth (2015): Sexualität in Paarbeziehungen (Bd. 8). Göttingen (Hogrefe).

Wagner, E., K. Henz u. H. Kilian (2016): Persönlichkeitsstörungen. Heidelberg (Carl-Auer).

Waite, L. J., E. O. Laumann, A. Das a. L. P. Schumm (2009): Sexuality. Measures of Partnerships, Practices, Attitudes, and Problems in the National Social Life, Health, and Aging Study. *The Journals of Gerontology Series B: Psychological Sciences and Social Sciences* 64B (Supplement 1): i56- i66. DOI: https://doi.org/10.1093/geronb/gbp038.

Wampold, B. E. a. Z. E. Imel (2015): The Great Psychotherapy Debate. New York (Routledge).

Wampold, B. E., G. W. Mondin, M. Moody, F. Stich, K. Benson a. H. Ahn (1997): A meta-analysis of outcome studies comparing bona fide psychotherapies. Empirically, »all must have prizes«. *Psychological Bulletin* 122 (3): 203–215. DOI: https://doi.org/10.1037/0033-2909.122.3.203.

Weber, G., G. Schmidt u. F. B. Simon (2016): Aufstellungsarbeit revisited. Heidelberg (Carl-Auer), 3. Aufl.

Weber, R. (2008): Paare in Therapie. Stuttgart (Klett-Cotta), 2. Aufl.

Weber, R. (2012): Navigieren auf Sichtweite. Prozessteuerung in der Paartherapie. Stuttgart (Klett-Cotta).

White, M. (2010): Landkarten der narrativen Therapie. Heidelberg (Carl-Auer).

Willi, J. (1996): Ökologische Psychotherapie. Göttingen (Hogrefe).

Willi, J. (2002): Psychologie der Liebe. Persönliche Entwicklung durch Partnerbeziehungen. Stuttgart (Klett-Cotta).

Woertman, L. a. F. van den Brink (2012): Body image and female sexual functioning and behavior. A review. *Journal of Sex Research* 49 (2–3): 184–211. DOI: https://doi.org/10.1080/00224499.2012.658586.

Über die Autorin

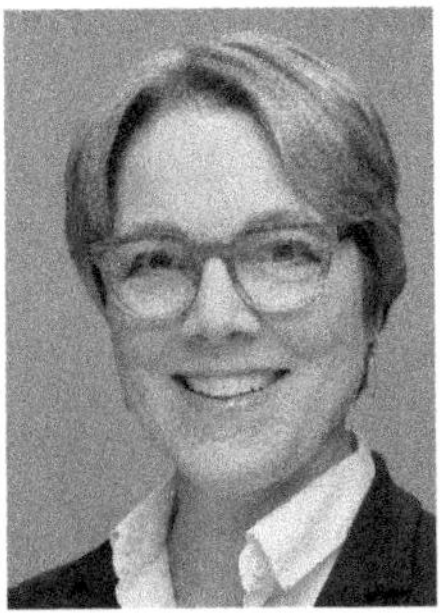

© Yves Roth

Helke Bruchhaus Steinert, Dr. med.; Fachärztin für Psychiatrie und Psychotherapie; Weiterbildungen in tiefenpsychologischer und systemischer Psychotherapie sowie Sexualtherapie; seit 2002 in eigener Praxis niedergelassen; Sexualtherapeutin der Deutschen Gesellschaft für Sexualforschung (DGfS); Dozentin, Supervisorin und Vorstandsmitglied am Institut für Ökologisch-systemische Therapie Zürich; Dozentin und Co-Leiterin des Studiengangs DAS Sexualmedizin/Sexualtherapie der Universität Basel. Mitglied des wissenschaftlichen Beirats der Fachzeitschrift „Familiendynamik". Schwerpunkte: Beziehungsthemen, Paartherapie, Sexualtherapie im Einzel- und Paarsetting, Partnerschaft und Sexualität im Alter, Umgang mit Affären.

Kontakt: *www.helkebruchhaus.ch*

Thomas Gruber

Sexuell deviantes Verhalten von Jugendlichen

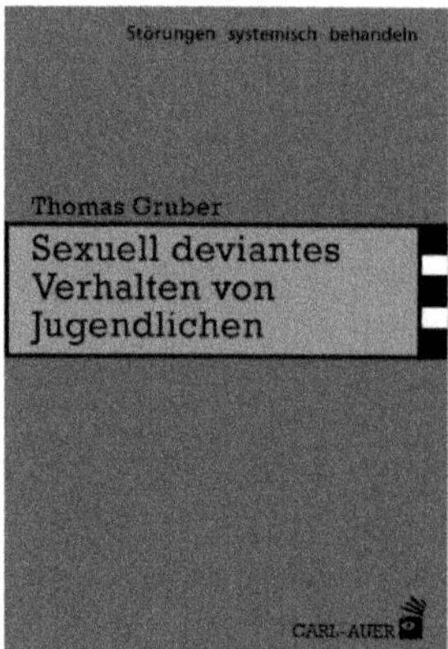

Störungen systemisch behandeln, Bd. 11
174 Seiten, Kt, 2018
ISBN 978-3-8497-0218-2

Auch als eBook erhältlich!

Die Mehrzahl der sexuell übergriffigen Verhaltensweisen von Jugendlichen ist nicht primär sexuell motiviert. Diese Erkenntnis eröffnet neue Horizonte für die Arbeit mit sexuell devianten Jugendlichen. An die Stelle von psychoedukativen Bemühungen tritt in diesem Buch eine psychotherapeutisch orientierte Vorgehensweise. Sie verbessert nachhaltig die Beziehungsfähigkeit und damit die Prognose der Jugendlichen.

Thomas Gruber gehört zu den Pionieren dieses Ansatzes und hat maßgeblich an der Entwicklung des „Viersener Modells" zur Therapie von jugendlichen Sexualstraftätern mitgewirkt. Er liefert zahlreiche, teilweise überraschende Lösungsansätze aus dem umfangreichen Methodeninventar der systemischen Einzel- und Gruppenberatung.

Als erfahrener Praktiker behält der Autor immer die Integration hilfreicher Angebote aus anderen Therapieschulen im Blick. Zahlreiche Fallbeispiele machen das therapeutische Konzept leicht nachvollziehbar.

Carl-Auer Verlag • www.carl-auer.de